U0397376

精神运动康复技术

在中国认知障碍人群中的实践

许豪勤　严丽荣　吕年青　主编

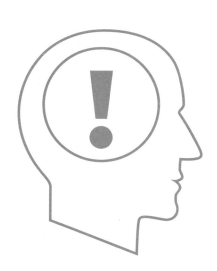

东南大学出版社

南京

图书在版编目（CIP）数据

精神运动康复技术在中国认知障碍人群中的实践 / 许豪勤，严丽荣，吕年青主编 . — 南京：东南大学出版社，2019.12
ISBN 978-7-5641-8768-2

Ⅰ.①精… Ⅱ.①许… ②严… ③吕… Ⅲ.①阿尔茨海默病 – 康复 – 研究 – 中国 Ⅳ.① R749.109

中国版本图书馆 CIP 数据核字（2019）第 283142 号

精神运动康复技术在中国认知障碍人群中的实践
Jingshen Yundong Kangfu Zhenliao Jishu Zai Zhongguo Renzhi Zhangai Renqunzhong De Shijian

主　　编：许豪勤　严丽荣　吕年青
出版发行：东南大学出版社
社　　址：南京市四牌楼 2 号　邮编：210096
出 版 人：江建中
责任编辑：宋华莉
网　　址：http://www.seupress.com
电子邮箱：press@seupress.com
经　　销：全国新华书店
印　　刷：江苏扬中印刷有限公司
开　　本：700mm × 1000mm　1/16
印　　张：21.5
字　　数：362 千字
版　　次：2019 年 12 月第 1 版
印　　次：2019 年 12 月第 1 次印刷
书　　号：ISBN 978-7-5641-8768-2
定　　价：118.00 元

本社图书若有印装质量问题，请直接与营销部联系。电话：025-83791830

编写人员

主　编：许豪勤　严丽荣　吕年青

副主编：夏欣一　欧阳晓俊　周宏图　孟云霞　于　明

编　委：（按姓氏笔画排序）

丁晓燕　于淑萍　王冠融　王楠楠　巴　磊　伏　兵　刘雅玲

朱海琼　孙志明　杨月华　杨　艳　吴玉璘　吴旭明　邹文霓

陆　冰　张伟伟　张伟婧　张卓玉　张学宁　李　敏　陈　虹

张清龙　林　宁　范宏娟　苗曼悌　周定杰　周　健　徐　宁

徐宇浩　桂祈亮　梁　爽　程　雁　傅雅丽　韩　薇　赖书苑

助　理：张伟婧

前　言

　　随着老龄化社会的加速到来,如何更好地保障老年人群的健康、促进健康老龄化,已经成为一个国家和社会密切关注的、重大而迫切的民生课题。党的十九大报告指出:"积极应对人口老龄化,构建养老、孝老、敬老政策体系和社会环境,推进医养结合,加快老龄事业和产业发展。"这为我们开展工作指明了方向。

　　当前,"健康中国"战略全面实施,要求我们突出解决好老年人、残疾人等重点人群健康问题。我国人口老龄化形势严峻,是全世界老年人口最多的国家,而江苏则是全国最早进入老龄化社会和老龄化程度较高的省份之一。人口、社会、经济、环境等多种因素迅速变化的共同作用,使社会养老问题日益突出,老年健康问题更为复杂,各种健康需求激增,但是民众对老年健康服务的多样化需求尚未得到充分满足。

　　其中,老年人最常见的神经系统变性疾病阿尔茨海默病(AD)在我国患者数量已经超过 700 万,每年新增病例约 30 万,数量庞大,严重影响了患者的生存质量,给病人及家属带来了极大痛苦。而且我国还存在着"三低"(就诊率低、诊断准确率低、治疗率低)的现状,面临着公众认识和防病意识不足、专业服务队伍亟待增强、治疗手段单一、效果不明显等现实问题。

　　新时代呼唤新探索,新探索孕育新著作。面对人民群众日益增长的健康新需求与服务供给之间不平衡、不充分的矛盾,我们必须勇立潮头,积极探索新技术、新方法,从需求方和供给方同时发力,创造性地推进老年卫生健康服务新实践。

　　在"大卫生、大健康"理念指引下,江苏省计划生育科学技术研究所深入贯彻落实国家创新驱动战略和江苏省"科技改革 30 条"政策,大力拓展科学研究和技术服务范围,2018 年成功申报实施中法合作项目"精神运动康复学诊疗技术在儿童和老年等人群中的应用研究"(BM2018033-1)。

　　精神运动康复学疗法源自法国,是由法国宜世高等精神运动与康复学院创立的一项比较成熟的技术。其针对基因、发育或机能紊乱及退变等各种原因引起的精神运动功能障碍,采取非药物治疗的理论与方法,是集临床医学、康复医学、心理学、教育学、社会学为一体的综合性辅助医疗方法。近年来应用于儿童精神和行为障碍及阿尔茨海默病（AD）、帕金森病等的预防、治疗与康复。10多年来精神运动康复学疗法已成为适用于法国卫生部众多健康计划的主要疗法。随着中法交流与合作的深入，精神运动疗法是法国卫生部主动向中国推荐的唯一一个康复医学范畴的项目。

我们实施"精神运动康复学诊疗技术在儿童和老年等人群中的应用研究"（BM2018033-1）项目，旨在引进法国精神运动康复学疗法，对儿童孤独症谱系障碍、老年阿尔茨海默病等国际难题联合攻关，探索形成中国化的技术规范，培养一支涵盖医疗单位、社区卫生服务中心和家庭的多层次专业技术队伍，探索建立以三甲医院、妇幼保健计划生育服务中心、社区卫生服务中心为基础的中国化诊疗体系。

该项目从省、市、县3个层面在苏南、苏中、苏北共选择建立27个项目点开展多中心临床研究，不仅涵盖了南京脑科医院、东部战区总医院、南京医科大学附属儿童医院、南京市妇幼保健院等国内一流的医疗机构，纳入了沭阳县、邳州市、淮安市淮阴区妇幼保健院等基层机构，还包含了南京普斯康健养老服务中心、南京瑞芝康健老年公寓等民营健康养老机构。我们开展了大量工作，包括组织人员赴法国研修、开展专业技术培训、评估诊断、康复干预、健康宣教、信息收集、数据分析、社会学调查等，得到了基层群众和有关机构工作人员的热情响应和大力支持。广泛的参与度和基层覆盖面，进一步推动了研究的深入开展，也积累了大量宝贵的第一手数据和资料。

我们编写的《精神运动康复技术在中国认知障碍人群中的实践》，就是"精神运动康复学诊疗技术在儿童和老年等人群中的应用研究"项目（BM2018033-1）的重要成果之一，是诸位临床、科研一线专家综合多年的临床经验和精神运动康复诊疗技术的学习培训及项目实践的集体创新成果，汇集了运用精神运动康复诊疗技术开展阿尔茨海默病中国化诊疗的探索智慧，既有该技术的总体引介，有关于神经细胞可塑性的核心原理，也有通过本项目多中心临床研究和社会学调查总结出来的实践案例和具体方法，突出针对性和可操作性。希望能对从事阿尔茨海默病诊疗及相关老年健康技术服务的医疗卫生机构、社区、健康养老机构工作人员以及广大家庭带来有益参考，促进精神运动康复学科、教育和职业在我国的引进推广、技术进步和本土化发展，对相关领域科技服务新格局的建立带来一定助益。

衷心感谢为《精神运动康复技术在中国认知障碍人群中的实践》编写付出辛劳的各位专家，以及参与"精神运动康复学诊疗技术在儿童和老年等人群中的应用研究"（BM2018033-1）项目的所有工作人员！

本书是一个大胆而初步的探索，难免存在不足之处，祈请各位读者不吝批评指正！我们将在不断的开拓和实践中，继续推动中国化的精神运动康复学诊疗方法体系逐步建立，为进一步降低医疗成本、提高患者生活质量，为公共卫生健康决策、慢性病康复护理，提供更多、更有力的支撑，为"健康中国"建设作出新的贡献！

编者

2019 年 10 月

目录

第三章 精神运动康复诊疗技术

附录：教具

参考文献

第一章

认知功能障碍痴呆

1

第一节　概述

认知是人脑接受外界信息，并进行加工、储存和提取信息的心理过程。认知功能由记忆、计算、视空间定向、结构能力、执行能力、语言理解和表达及应用等多个认知域组成。认知障碍是指上述几项认知功能中的一项或多项受损。

认知功能障碍疾病泛指各种原因导致的各种程度的认知功能损害所引起的疾病，根据认知障碍程度分为轻度认知功能障碍和痴呆。

轻度认知功能障碍（Mild Cognitive Impairment, MCI）是指记忆力或其他认知功能进行性减退，但不影响日常生活能力，且未达到痴呆的诊断标准。MCI 分为 4 个亚型，即单认知域遗忘型 MCI、多认知域遗忘型 MCI、单认知域非遗忘型 MCI 和多认知域非遗忘型 MCI。痴呆（dementia）是一种以获得性认知功能损害为核心，并导致患者日常生活能力、学习能力、工作能力和社会交往能力明显减退的综合征。

痴呆有多种分类方法：（1）按照是否为变性疾病，将痴呆分为变性病痴呆和非变性病痴呆，前者包括阿尔茨海默病（Alzheimer's Disease, AD）、额颞叶变性（FrontoTemporal Lobar Degeneration, FTLD）、路易体痴呆（Dementia with Lewy Body, DLB）和帕金森病性痴呆（Parkinson Disease with Dementia, PDD）等，后者包括血管性痴呆（Vascular Dementia, VaD）、正常颅压脑积水以及包括颅脑损伤、中枢神经系统感染、免疫、肿瘤、中毒和代谢性疾病等因素在内的其他疾病引起的痴呆。（2）按病变部位分类可分为皮质性痴呆、皮质下痴呆、皮质和皮质下混合性痴呆以及其他痴呆。另外，近年来病情发展较快的"快速进展性痴呆（Rapidly Progressive Dementias, RPD）"备受关注。

认知障碍性疾病的病因及发病机制复杂，包括脑组织调节分子异常（神经递质及其受体异常、神经肽异常、神经营养因子缺乏），脑组织蛋白质异常聚集，缺血性、脑外伤、脑老化、环境及代谢毒素等引起的慢性脑损伤，心血管和内分泌等系统引起的慢性全身性疾病，以及精神、心理异常、人文因素的影响。

除了完善病史采集及体格检查，神经心理学测试、脑脊液检查及结构性 CT 或 MRI 检查常作为出现认知障碍损害的患者进行疾病诊断、鉴别诊断及评价预后的常规检查；血液检查（甲状腺功能、甲状旁腺功能、电解质、血糖、叶酸、维生素 B_{12}、同型半胱氨酸、HIV、梅毒螺旋体抗体等）可以为病因及危险因素的识别提供重要参考依据；有明确痴呆家族史患者建议行基因检测；另外功能影像检查、电生理、活组织检测等可作为辅助诊断。

认知功能障碍的发展是个长期的过程，可能在临床前数十年即已开始。在疾病进展的后期，特别是发生痴呆后再开始治疗，虽仍可能延缓认知功能衰退的进程，但对已有的损害多不能逆转。因此，早期识别、干预认知功能障碍具有重要意义。随着发病机制研究的深入，已经出现有关干细胞移植、基因等颇有前景的新疗法的研究，但应用于临床尚需时日。

第二节　代表性疾病

一、阿尔茨海默病

（一）定义

阿尔茨海默病（Alzheimer's Disease, AD）是一种主要发生于老年人的慢性、原发性、不可逆性的中枢神经系统变性疾病，主要表现为多种认知功能障碍、精神行为异常和生活能力下降，主要病理改变为脑神经细胞外 β–淀粉样蛋白（Aβ）聚集形成的老年斑、脑神经细胞内 Tau 蛋白异常聚集形成的神经原纤维缠结、脑皮层神经细胞减少和皮层小动脉血管淀粉样变性。

（二）流行病学

1. 患病率

AD 的患病率随年龄增加而增加。欧洲居民 AD 患病率在 65～69 岁为 0.16%、90 岁以上为 22.12%，年龄标化患病率为 4.14%；中国居民 AD 患病率 65 岁以上为 3%～8%、85 岁以上则高达 30% 以上，55 岁以上人群年龄总标化患病率为 1.37%。

2. 发病率

20 世纪 90 年代国际报道 65 岁以上 AD 的发病率，英国为 0.92%～1.50%，法国为 1.16%～1.77%，德国为 1.54%；中国 55 岁以上人群 AD 的发病率为 0.42%，60 岁以上为 0.56%，65 岁以上为 0.89%。

3. 地域差别

农村人口 AD 的发病率明显低于城镇人口；发展中国家 AD 的发病率明显低于发达国家。

4. 社会人口因素

（1）年龄：大多数 AD 患者在 60 岁以后发病，AD 通常见于老年人，很少有 60 岁以前发病的情况。AD 的发病率和患病率随年龄增长呈指数升高，在 65 岁后其患病率每 5 年基本会翻 1 倍。高龄是 AD 的一个重要危险因素，AD 的患病率在 65～90 岁之间随年龄增加呈对数增长，而 AD 患病率在 90 岁以上的超高龄人群中则有所降低。也存在罕见的遗传性 AD，一般在 65 岁前（常在 40~50 岁或更早）发病，在所有 AD 病例的占比不到 1%。

（2）性别：女性 AD 患病率约为男性的 2～3 倍，有些地区甚至为 4 倍。

（3）国籍和种族：欧洲西北部国家 AD 的发病率明显高于南部国家；南美人 AD 发病率明显高于黑人。

（三）病理

1. 大体病理

AD 患者脑活检可见大脑半球皮质弥漫性萎缩，脑回皱缩，脑沟增宽。脑萎缩始于内嗅皮层，以颞、顶和前额叶最明显。初级感觉和运动皮层（枕叶视皮层、中央前回和中央后回）相对保留。大脑切面皮质厚度减小，脑室扩大，尤以侧脑室颞角明显。小脑一般正常，但小脑蚓部有中度萎缩。萎缩多对称，也有部分表现为不对称性萎缩，甚至局灶性萎缩。见图 1-1。

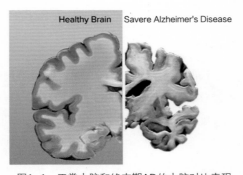

图1-1　正常大脑和终末期AD的大脑对比表现

2. 组织病理

可见大量神经元脱失、皮质突触显著减少、胶质细胞增生、神经元颗粒空泡变性、淀粉样蛋白血管病等。其中特征性的病理改变是：神经元内的神经原纤维缠结（Neurofibrillary Tangles, NFTs），淀粉样蛋白为核心的神经炎性斑块（Neuritic Plaques,

NP），亦称老年斑（Senile Plaques, SP）。见图1-2。

（1）神经炎性斑又称老年斑（Senile Plaques, SP）：SP是AD特征性病理学改变，为50～200μm大小的球形斑块。① 种类：在传统的银染色下，将SP分为三种类型，即原始斑或早期斑、经典斑或成熟斑、燃尽斑或致密斑。② 组成：SP核心成分为淀粉样蛋白，其内还含有ApoE、PS-1、PS-2、α1-抗糜蛋白酶、α2-巨球蛋白、泛素及神经递质（5-羟色胺、儿茶酚胺、P物质、神经肽Y、神经降压素等），周围是变性的轴突、树突、类淀粉纤维、胶质细胞突起和小胶质细胞组成的冠状物。③ 分布：SP分布在AD患者中差异很大，总体来说，新皮质联合区分布较感觉区分布要多，以颞顶枕结合区分布最多，且主要累及颞叶边缘区和扣带回后部。

（2）神经原纤维缠结（Neurofibrillary Tangles, NFTs）：NFTs是AD另一特征性病理改变，但其对AD却不特异，也可存在于正常老化和其他神经变性疾病（关岛肌萎缩侧索硬化—帕金森—痴呆复合征、脑炎后帕金森综合征、拳击家痴呆、铅性脑病、亚急性硬化性全脑炎和强直性肌萎缩等）。① 组成：由胞质内高度磷酸化的微观相关Tau蛋白构成。正常情况下，Tau蛋白与微管结合以维持细胞骨架的稳定。而在AD患者脑内，Tau蛋白异常磷酸化，与微管结合点减少，导致自身结合形成双股螺旋细丝，最终导致NFTs形成。虽然NFTs是神经元胞浆内的包涵体，但其在神经元死亡后可被释放到细胞外。在AD晚期阶段，神经元外NFTs由直的微丝组成，常见于海马和内嗅区皮质。② 分布和意义：SP在脑内的分布并不均匀，个体间差异较大。根据美国国立老化研究所和阿尔茨海默病协会（NIA-AA）指南推荐，根据NFTs分布将AD神经病理改变分为三个等级，B1（内嗅皮质期，即Braak I和II期），NFTs分布于全内嗅区，患者有情节记忆障碍；B2（边缘叶期，即Braak III和IV期），患者有词语能力、视空间能力、注意力和执行功能受损表现；B3（新皮质期，即Braak V和VI期），患者有远记忆损害。见图1-2。

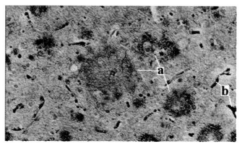

图1-2 AD镜下表现（a-老年斑；b-神经纤维缠结）

（3）神经元丢失：各种病理过程最终导致 AD 脑内神经元丢失，尤其以海马和基底前脑胆碱能神经元丢失严重，神经元缺失可达 47%。随病情进展，颞叶与额叶皮层也出现严重的神经元减少，初级感觉和运动皮层较少受累。

（4）其他：淀粉样脑血管病也常见于 AD 患者，发生率接近 90%，血管中的淀粉样物质与神经炎性斑及其他沉淀中的 β-淀粉样蛋白（Aβ）是相同的蛋白，病变血管主要位于软脑膜及脑皮质。AD 患者的淀粉样血管病不同于单纯淀粉样变性脑血管病，后者是一独立的疾病，不伴 AD 的病理改变。

细胞外老年斑或神经炎性斑、细胞内神经元纤维缠结和颗粒空泡变性，称为三联病理改变。老年斑和神经原纤维缠结大量出现于大脑皮层中，是诊断老年痴呆症的两个主要病理依据。

（四）病因和发病机制

自 1907 年德国医生 Alois Alzheimer 首先对 AD 进行描述以来，许多学者对 AD 的病因和发病机制进行了深入研究。20 世纪 70 年代发现 AD 患者脑中存在着胆碱能神经元相对选择性退变，从而提出了"胆碱能假说"。后来研究发现用胆碱能单一假说不能完全解释清楚 AD 复杂的发病机制，又先后提出了基因突变、β-淀粉样蛋白沉积、Tau 蛋白过度磷酸化、神经递质障碍、细胞骨架改变、氧化应激和自由基损伤、钙平衡失调、免疫炎性反应、血管性因素参与、铝或硅等神经毒素在脑内蓄积以及代谢紊乱等多种学说。但迄今为止 AD 确切病因和发病机制一直未明，目前认为是遗传、代谢和环境等综合因素相互作用所致。

1. 遗传因素

（1）目前已经确定四种基因的突变或多态性与 AD 有关，包括 21 号染色体的淀粉样蛋白前体（APP）基因、14 号染色体的早老素 -1（PS-1）基因、1 号染色体的早老素 -2（PS-2）基因和 19 号染色体的载脂蛋白 E（ApoE）基因。APP、PS-1和 PS-2 基因与家族性 AD 有关，这部分患者占所有 AD 患者数的 5% 以下，往往 40～50 岁就具有痴呆综合征的表现。ApoE 有三种亚型 E2、E3、E4，分别由三种等位基因 ε2、ε3、ε4 编码，ε4 等位基因是 AD 的危险因素，与散发性 AD 有关。晚发型 AD 家族史调查结果表明，具有两个 ApoE4 基因者发生晚发型 AD 的危险性是具有两个 ApoE3 者的 8 倍；而 ε2、ε3 等位基因对 AD 具有保护作用。有学者指出，多达 75% 的晚发型 AD 患者在某种程度上与 ApoE 有关。

（2）除了此四种基因与 AD 发病有关外，其他诸如 Tau 蛋白基因、极低密度脂蛋白受体基因、低密度脂蛋白受体相关蛋白基因、α-Synuclein 基因、α1-抗糜蛋白酶基因、α2-巨球蛋白基因、丁酰胆碱酯酶K变异体等与AD的关系，尚处在研究之中。

2.β-淀粉样蛋白（Aβ）沉积

Hardy 和 Higgins 提出的淀粉样瀑布假说为大多数学者所认可，该假说认为 Aβ 的过量产生是 AD 病理的重要诱发因素之一。Aβ 易于聚集而对突触产生毒性，包括二聚体、寡聚体和纤丝三种亚型。虽然这三种 Aβ 形态中何种为毒性亚型尚存争议，但均认为突触（特别是突触后部）是 Aβ 毒性作用的主要靶点。Aβ 急性处理可致动物的突触和树突棘丧失。尽管突触后部可能仅存在单一受体介导 Aβ 毒性，但朊毒体（prion）蛋白、α7-烟碱能受体、代谢型谷氨酸受体（mGluR），尤其是 N-甲基 -D- 天冬氨酸受体（NMDAR）等多种突触后受体均被涉及。Aβ 的神经毒性涉及促进自由基形成、破坏细胞内钙稳态、降低钾通道功能、增加致炎细胞因子引起的炎症反应等多种复杂的分子机制。因此，Aβ 引起的神经毒性作用被公认是 AD 发病的最终共同通路，是 AD 形成和发展的关键因素。

3.Tau 蛋白过度磷酸化

Tau 蛋白属于磷酸蛋白，作为启动子促进神经元内微管蛋白聚合形成微管，并在神经元内与微管结合发挥其稳定微管装配作用。正常情况下，人体内 Tau 蛋白磷酸化与去磷酸化处于平稳状态。在 AD 患者脑内，Aβ 能诱导 Tau 蛋白过度磷酸化，使 Tau 蛋白磷酸化与去磷酸化失去平衡，过磷酸化的 Tau 蛋白形成双螺旋丝及神经原纤维缠结，引起细胞骨架结构异常、神经细胞凋亡，最终导致神经元变性。

4.Aβ 与 Tau 蛋白的协同毒性效应

Aβ 和 Tau 蛋白各自导致的下游毒性效应，分别针对同一系统的不同成分，从而放大了各自的效应。这种交互作用的典型表现就是 AD 小鼠模型的线粒体功能障碍，此种发病机制在神经变性疾病中的作用越来越多被关注。在三重转基因小鼠中发现，Aβ 和 Tau 蛋白均可损害线粒体呼吸，可见 Aβ 斑块和 Tau 蛋白病变。研究发现，培养的 Tau 蛋白神经元在 Aβ 诱导的细胞死亡过程中得以保存而使神经元受到保护。减少 Tau 蛋白也可防止 Aβ 诱导的线粒体轴突运输受损，而 Tau 蛋白正是通过这种运输方式介导 Aβ 毒性。

5. 神经递质改变

（1）胆碱能系统：胆碱能缺陷是 AD 最显著的病变之一。AD 患者海马和新皮质胆碱乙酰转移酶（ChAT）活性显著下降、乙酰胆碱（ACh）合成障碍引起皮层胆碱能神经元递质功能紊乱，尤以 Meynert 基底核、内侧隔核和 Broca 斜角带核神经元最为显著。ChAT 是反映胆碱能神经功能的标志性酶，其下降与痴呆严重程度、老年斑及神经原纤维缠结数量增多有关。因此，胆碱能神经元的退化被认为是造成痴呆的重要病理因素。

（2）非胆碱能系统：AD 患者脑内 5- 羟色胺（5-HT）、γ- 氨基丁酸（GABA）、去甲肾上腺素（NE）、5-HT 受体及谷氨酸受体等均明显减少。

6. 炎症学说

AD 可能是中枢神经系统内免疫活性细胞过度激活而导致的免疫炎症反应。AD 患者中 Aβ 沉积与局部炎症反应有关。Aβ 沉积过程中首先引起小胶质细胞活化和星形胶质细胞聚集，随后细胞分泌一系列细胞因子和神经毒性产物，导致神经元退行性变和细胞死亡。

7. 溶酶体贮积

除了蛋白质斑块，溶酶体贮积也存在于 AD 患者的大脑中。神经细胞非常脆弱，几乎不能分裂或再生，特别是当溶酶体大量贮积时，神经细胞容易受到溶酶体影响，这是导致 AD 的根本原因之一。

8. 高盐饮食

研究发现高盐饮食会直接减少静息血液流向大脑，从而影响神经血管，导致认知障碍，有研究者用高盐饲料喂养小鼠几周后，就可以观察到大脑中有关学习及记忆部分区域的血流明显减少，而这些部位血流减少将大幅度影响认知功能和学习记忆功能。

9. 牙龈炎

美国加州的微生物学家 Jan Potempa 在已逝的 AD 患者大脑中发现了牙龈卟啉单胞菌。在动物实验中，这种病原体口腔感染的结果是细菌"侵入"大脑，导致与老年痴呆症有关的 Aβ 增加。流行病学数据显示，有 10 年慢性牙周炎病史的人和没有牙周炎病史的人相比，患 AD 的比例要高出 1.7 倍。

10. 其他危险因素

女性雌激素水平降低、膳食因素、高胆固醇、高血糖、高同型半胱氨酸、血管因素、脑外伤、铝或硅中毒、低教育程度、高龄、母亲怀孕年龄小、一级亲属患有 Down 综合征、丧偶、独居、经济窘迫和生活颠沛流离、抑郁等均可增加 AD 患病的风险。

AD 的病因和发病机制可以概括为 ABC 学说，即 A（aging 脑老化）、B（β 淀粉样蛋白）、C（channel 神经递质通道），三者相互作用、相互关联、相互制约，共同作用导致 AD 的发生。其中,Aβ 被认为是导致 AD 发生的始动因素,其他如神经原纤维缠结、神经元丢失等病理变化均是 Aβ 解离与凝聚、清除与产生的失衡所致。淀粉样蛋白级联反应在 AD 中的作用,见图 1-3。

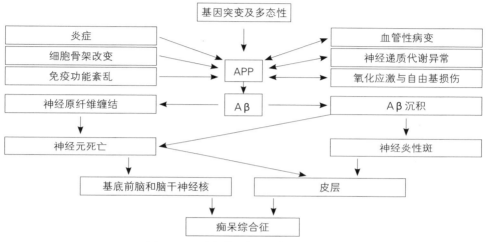

图 1-3 AD淀粉样蛋白的瀑布样反应学说

(五)临床表现

AD 常隐匿起病,呈持续进行性,主要表现为认知功能减退和非认知性神经精神症状。按照最新分期,AD 包括痴呆前阶段和痴呆阶段两个阶段。

1. 痴呆前阶段

分为轻度认知功能障碍前期(pre-Mild Cognitive Impairment, pre-MCI)和轻度认知功能障碍期(Mild Cognitive Impairment, MCI)。AD 患者处于 pre-MCI 期没有任何认知障碍的表现或者仅有极轻微的记忆力减退,这个概念目前主要用于临床研究。AD 患者 MCI 期,即 AD 源性 MCI,是引起非痴呆性认知损害(Cognitive Impairment Not Dementia, CIND)的多种原因中的一种,主要表现为记忆力轻度受损,学习和保存新知识的能力下降,注意力、执行能力、语言能力和视空间能力等其他认知域也可出现轻度受损,但不影响基本日常生活能力。

2. 痴呆阶段

即传统意义上的 AD,此阶段患者认知功能损害导致日常生活能力下降,根据认知损害的程度大致可分为轻、中、重三度。

(1)轻度痴呆:主要表现是记忆障碍。首先出现的是近事记忆障碍,随着病情的发展,可出现远期记忆减退。部分患者出现视空间障碍,外出后找不到回家的路,不能精确地临摹立体图。面对生疏和复杂的事物容易出现疲乏、焦虑和消极情绪,还会表现出人格方面的障碍,如不爱清洁、暴躁易怒、自私多疑。

(2)中度痴呆:除记忆障碍继续加重外,工作、学习新知识和社会接触能力减退,特别是原已掌握的知识和技巧出现明显的衰退。出现逻辑思维、综合分析能力、计算力减退,有重复性语言,有明显的视空间障碍(如在家中找不到自己的房间),还可出现失语、失用、失认等,有些患者还可出现癫痫、强直-少动综合征。此时患者常有较明显的精神行为异常,性格内向的患者变得易激惹、言语增多,而原来性格外向的患者则变得沉默寡言,对任何事情提不起兴趣,出现人格改变。

(3)重度痴呆:除上述各项症状逐渐加重外,还有情感淡漠、哭笑无常、言语能力丧失以致不能完成穿衣、进食等简单的日常生活事项,终日无语而卧床,与外界逐渐丧失接触能力。此期患者常可并发全身系统疾病的症状,如肺部及尿路感染、压疮以及全身性衰竭症状等,最终因并发症而死亡。

(六)辅助检查

1.实验室检查

血液和脑脊液 $A\beta_{40}$、$A\beta_{42}$ 水平降低,抗 $A\beta$ 抗体浓度升高,总 Tau 蛋白和磷酸化 Tau 蛋白增高,尿常规和血生化检查均正常。

2.影像学

CT 检查见脑萎缩,脑室扩大;MRI 检查见双侧颞叶、海马萎缩;SPECT 灌注成像和 PET 成像可见双侧颞叶的海马区血流和代谢降低。见图1-4、图1-5。

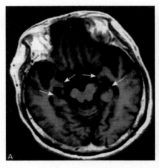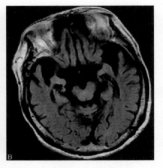

图1-4　MRI显示阿尔茨海默病颞叶和海马萎缩

A图:T_1加权像示双侧脑室颞角扩大,颞叶萎缩,以内颞叶、海马沟回萎缩明显(箭头);B图:FLAIR序列示萎缩的内颞叶、海马沟回呈高信号。

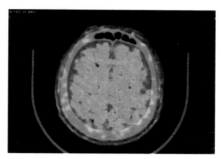

图1-5 ^{18}F-AV45 PET显示脑内Aβ沉积

3. 脑电图

AD早期脑电图改变主要是 α 节律减慢和波幅降低,若脑电图早期就有慢波增多,则预示患者认知障碍将有明显下降;晚期则表现为弥漫性慢波。

4. 神经心理学检查

AD常用评估量表包括:(1)大体评定量表:简易精神状况检查量表(MMSE)、蒙特利尔认知测验(MoCA)、阿尔茨海默病认知功能评价量表(ADAS-cog)、长谷川痴呆量表(HDS)、认知能力筛查量表(CASI)、日常生活能力评定量表(ADL);(2)分级量表:临床痴呆评定量表(CDR)、总体衰退量表(GDS);(3)精神行为评定量表:汉密尔顿抑郁量表(HAMD)、痴呆行为障碍量表(DBD)、神经精神问卷(NPI);(4)用于鉴别诊断的量表:Hachinski 缺血量表(HIS)、老年抑郁量表(GDS)等。

5. 基因检查

有明确家族史的患者可进行 APP、PS1、PS2 和 ApoE ε4 基因检测,突变的发现有助于疾病的确诊和提前预防。

(七)诊断

目前临床广泛应用 NINCDS-ADRDA 诊断标准,由美国国立神经病语言障碍卒中研究所(NINCDS)和阿尔茨海默病及相关疾病协会(ADRDA)1984年制定。此标准包含三个方面:① 符合痴呆的标准;② 痴呆的发生和发展符合 AD 的特征(隐匿起病、缓慢进行性恶化);③ 需排除其他原因导致的痴呆。

2014年国际工作组(IWG)修订了该标准,首次将 AD 生物标志物分为诊断标志物和进展标志物。① 脑脊液 Aβ 和 tau、淀粉样蛋白正电子发射型计算机断层显像(PET)和 AD 致病基因携带为 AD 的诊断标志物。② 脑结构磁共振成像(MRI)和 2-氟 -2- 脱 氧 -D- 葡 萄 糖(2-deoxy-2-[^{18}F] fluoro-d-glucose,^{18}F-FDG)PET 为 AD 的进展标志物。③ 此外,此诊断还对非典型 AD 和混合型 AD 的诊断标准做了详细的描述,其中不典型 AD 包括后部变异型 AD（后皮质萎缩）、少词变异型 AD（logopenic 失语）、额部变异型 AD 及 Down 综合征变异型 AD,临床上应提高对不典型 AD 的诊断意识。

1. 很可能 AD

（1）诊断标准：临床检查和认知量表测查确定有痴呆；两个或两个以上认知功能缺损,呈进行性恶化；无意识障碍；40～90 岁起病,多见于 65 岁以后；排除其他引起进行性记忆和认知功能损害的系统性疾病和脑部疾病。

（2）支持标准：如言语（失语症）、运动技能（失用症）、知觉（失认症）等特殊性的认知功能进行性损害；日常生活功能损害或行为方式改变；家庭中有类似疾病史,特别是有神经病理学或实验室证据；腰穿脑脊液压力正常,脑电图正常或慢波增加等无临床意义的改变,CT 或 MRI 证实有脑萎缩,且随诊检查有进行性加重。

（3）排除标准：突然起病或卒中样发作；早期有局灶性神经系统体征,如偏瘫、感觉丧失、视野缺损、共济失调；起病或疾病早期有癫痫发作或步态异常。

2. 不典型 AD

（1）诊断标准（病程任何阶段出现①＋②）：① 具有下述之一的特异性临床表现：后部变异型 AD,又分为枕颞叶变异型（早期出现对目标、符号、单词、面孔的进行性视觉理解障碍或视觉识别障碍）和双侧顶叶变异型（早期出现以 Gerstmann 综合征、Balint 综合征、肢体失用或忽视为特征的进行性视空间障碍）；少词变异型 AD（早期出现进行性单词检索障碍和句子复述障碍、而语义和句法及运动言语能力保留）；额部变异型 AD（早期出现原发性淡漠或行为脱抑制等进行性行为改变或执行功能障碍）；Down 综合征变异型 AD（出现以早期行为改变和执行功能障碍为特征的痴呆）。② 体内存在下述之一的 AD 病理改变证据：脑脊液 A β 1-42 水平下降伴 T-tau 或 P-tau 水平升高,淀粉样蛋白 PET 示踪剂滞留增加,存在 AD 常染色体显性遗传突变（PSEN1、PSEN2 或 APP 基因）。

（2）排除标准：补充血液检测和颅脑 MRI 等辅助检查,详细询问病史（突然起病、早期普遍的情景性记忆障碍）,排除足以引起记忆和认知障碍相关症状的其他疾病（抑郁症、脑血管病、中毒、炎症或代谢障碍）。

（八）鉴别诊断

1. 轻度认知功能障碍

轻度认知功能障碍（Mild Cognitive Impairment, MCI）多见于老年人,仅有记忆减退而无其他认知功能障碍,部分患者可能就是 AD 的早期表现。

2. 额颞叶痴呆

额颞叶痴呆（FrontoTemporal Dementia, FTD）较少见, 起病隐袭, 比 AD 进展快, 以缓慢发展的人格改变、行为异常和认知障碍为主要临床特征。头颅 CT 或 MRI 显示额叶结构萎缩。PET 或 SPECT 显示额颞叶大脑活性降低。镜下可见 Pick 细胞、胞浆内可见 Pick 小体。见图 1-6。

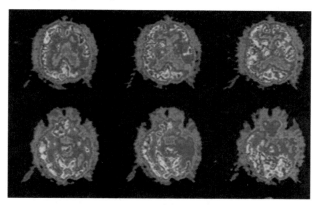

图1-6　PET显示额颞叶活性降低

3. 路易体痴呆

路易体痴呆（Dementia with Lewy Bodies, DLB）患者表现为帕金森病症状、视幻觉、波动性认知功能障碍, 伴注意力、警觉异常, 运动症状通常出现于精神障碍后一年以上, 患者易跌倒, 对精神病药物敏感。镜下可见 Lewy 小体。见图 1-7。

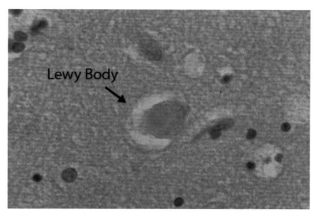

图1-7　DLB患者脑组织活检镜下见Lewy小体

4. 亨廷顿病

亨廷顿病（Huntington Disease, HD）为常染色体显性遗传病，由错误基因表达产生亨廷顿蛋白所致。患者后代遗传该病的概率为50%。此病可导致多处大脑区域和脊髓出现退行性变。多于30~40岁发病，诊断后的平均预期寿命约15年。发病初期多表现为全身不自主运动或手足徐动，伴有易激惹、淡漠、压抑等行为异常；数年后智能逐渐减退，早期以记忆力、视空间功能障碍和言语欠流畅为主，后期发展为以运用障碍为显著表现的全面认知衰退。根据典型家族史、运动障碍和进行性痴呆，结合影像学检查手段，诊断不难。见图1-8。

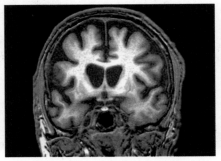

图1-8 HD患者头颅MRI见明显的脑萎缩

5. 血管性痴呆

血管性痴呆（Vascular Dementia, VaD）常急性发病，症状具有波动性，既往可有高血压、动脉硬化或脑卒中病史，出现记忆下降、情感不稳，CT和MRI检查可以发现局部病灶。见图1-9。

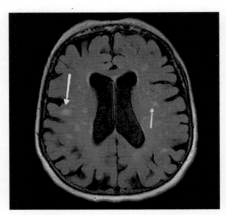

图1-9 VaD患者头颅MRI见侧脑室旁多发腔隙性梗死灶

6. 帕金森病痴呆

帕金森病痴呆（Parkinson Disease Dementia, PDD）的发病率可高达30%，常见于帕金森病后期，表现为近事记忆明显减退，执行功能差，但不具有特异性，神经影像学无鉴别价值。

7. 正常颅压脑积水

正常颅压脑积水（Normal-Pressure Hydrocephalus, NPH）多发生于蛛网膜下腔出血、头颅外伤和中枢神经系统感染等脑部疾患，或为特发性，患者出现痴呆、步态障碍和排尿障碍等典型三联征。CT可见脑室扩大，腰椎穿刺脑脊液检查示压力正常。

8. 其他

AD尚需与酒精性痴呆、颅内肿瘤、慢性药物中毒、肝功能衰竭、恶性贫血、甲状腺功能减低或亢进、亨廷顿舞蹈病、肌萎缩侧索硬化症、神经梅毒、朊蛋白病、艾滋病等引起的痴呆综合征鉴别。

（九）治疗

参照本章第三节。

二、血管性痴呆

（一）定义

血管性痴呆（Vascular Dementia, VaD）是指由脑供血减少或阻断导致的脑组织的破坏，即多发性梗死、关键部位的单一梗死、大面积梗死、分水岭区梗死、腔隙性梗死、皮层下动脉硬化性脑病等脑血管病变导致的获得性智能和认知功能障碍。VaD可累及大脑皮质、皮层下白质、基底节、丘脑和脑干等部位。镜下可见神经元缺失的反应性神经胶质增生、皮质颗粒萎缩和层状坏死、白质见空泡形成和脑室周边髓鞘缺失。

（二）流行病学

VaD通常被认为是仅次于阿尔茨海默病居第二位的常见痴呆亚型，占北美和欧洲痴呆病例的15%~20%，在亚洲及其他地区发展中国家痴呆病例中占30%。

痴呆的发病率与血管性疾病的严重程度相关，痴呆的发病率从短暂性脑缺血发作后1年的5%到严重中风后1年的34%不等。

与阿尔茨海默病类似，VaD的发病率随着年龄的增长而剧增，导致全球老龄人口中痴呆的流行日益严重。根据一项研究的数据，VaD患病率估计在71~79岁为

0.98%、80~89 岁为 4.09%、90 岁以上为 6.10%，由于多种限制性因素，血管性认知障碍的患病率可能会被低估。

（三）病理

VaD 主要与脑血管病变导致局部或全脑缺血或缺氧后引起脑部特定神经组织的损害有关。因此对于 VaD 而言，存在着脑组织的血供不足和一般性脑神经元缺血缺氧的病理生理性改变。脑缺血缺氧导致痴呆主要是由于中枢神经系统对缺血缺氧的敏感性很高，并且神经功能的变化与血氧分压（PO_2）密切相关。脑内灰质氧耗量较白质多 5 倍；大脑皮层摄氧量最多的不是细胞层，而是突触密度最大、神经递质最密集的树突层。动物实验显示，缺氧时皮层细胞的突触首先受损伤。见图 1-10。

a. 楔形区域为梗死灶，白质、灰质均受累

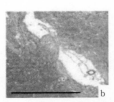
b. 腔隙性脑梗死遗留的不规则腔和中央的血管

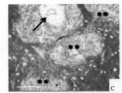
c. 白质髓鞘脱失（**）和扩大的血管周围间隙（–>）

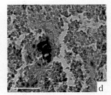
d. 淀粉样血管病的 Aβ 沉积和血管周围微出血

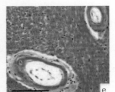
e. 脑小血管病的小动脉硬化

图1-10 VaD患者脑组织活检大体和镜下所见的主要病理改变

（四）病因与发病机制

迄今为止，关于 VaD 的病因研究较多，可归纳总结为以下几个方面。① 缺血缺氧性低灌注：大脑皮层、基底核及其他对缺血缺氧敏感的重要脑区，若长时间处于缺血缺氧环境之下，会发生神经元迟发且缓慢的坏死、凋亡甚至缺失，致使出现不同形式的认知障碍。临床可见 VaD 患者反复发生短暂性脑缺血，并出现记忆力的迅速减退及性格、情绪变化。而其他可能引起脑灌注不足的原因（如心力衰竭、心律失常），也可造成 VaD 患者病情的迅速进展。② 皮质下脑白质病变：各种原因导致的皮质下白质内小动脉玻璃样变性，管壁纤维样增厚，呈脱髓鞘改变，使神经元与皮质下之间的联系发生障碍，从而出现相应的认知功能障碍。③ 出血性疾病：颅内出血性疾病通过对脑实质的直接破坏和间接压迫，可阻塞脑脊液的循环通路，从而产生不同

程度和不同类型的痴呆。④其他炎症性脑血管病：包括中枢神经系统血管炎、中枢神经系统脱髓鞘疾病、非特异性炎症以及结核、梅毒、真菌、寄生虫感染等，它们均可引发脑缺血及脑梗死，进而出现相应的痴呆症状。

目前，关于VaD的神经生化机制有两种学说。①胆碱能传导环路损伤：胆碱能突触是一种记忆突触，任何原因导致的胆碱能环路任何位点的损伤均可引起记忆及学习功能障碍。②突触改变：记忆及学习功能的神经生理学基础是突触及突触之间的传递。而发生于脑血管病后的脑组织缺血缺氧性损害可以诱发相关部位的突触改变，所以这可能是导致VaD患者学习、记忆功能障碍的原因之一。

已证实钙调素、钙调素依赖性蛋白激酶Ⅱ是参与大脑记忆形成和储存的分子机制之一。而降钙素、内皮素1通过缩血管和神经细胞毒性作用可以加重脑缺血，还可能对脑神经元或神经胶质细胞造成直接损害，故也是构成VaD的分子机制之一。VaD患者脑中存在活化的小胶质细胞、炎性介质、C反应蛋白、补体因子等炎性因子，且多数在出现痴呆临床症状前就已升高，说明炎症反应在VaD的发病机制中起重要作用。

载脂蛋白Eε4、对氧磷酶1、甾醇反应元件结合蛋白1、脂蛋白受体相关蛋白等与胆固醇相关的基因通过不同位点作用于血浆胆固醇及低密度脂蛋白，加速动脉硬化的形成，从而促进VaD的发生。而血管紧张素转换酶、内皮型一氧化氮合酶、纤维蛋白原等是与血管相关的基因，该类基因多直接作用于血管壁，调控血压或增加血栓形成的风险，从而促进VaD的发生。另外，包括亚甲基四氢叶酸还原酶蛋白（TT型）、谷胱甘肽S转移酶ω1、血小板内皮细胞黏附因子1、白细胞介素6等与氧化应激和炎症反应相关，因启动细胞膜损伤而促进VaD的发生。过氧化物酶体增殖物激活受体是与葡萄糖代谢相关的基因，它可广泛参与脂肪的生成及代谢、葡萄糖代谢、炎症反应、血压调整等多种生物学过程，从而促进VaD的发生。

（五）临床表现

1.VaD患者主要临床表现

VaD患者主要临床表现包括早期症状、局限性神经系统症状和痴呆症状。

（1）早期症状：①早期多为躯体不适感和自主神经功能失调等非特异性表现，患者常有头痛、眩晕、肢体麻木、睡眠障碍和耳鸣等症状，还常有食欲不振、胃肠功能紊乱、心悸等症状，有的患者还会出现疲乏、注意力不集中、情绪低落、易怒、易悲哀、情绪极不稳定，容易激动和伤感，往往为一些微不足道的小事而痛哭流涕、大发脾气或欣喜忘形。②早期认知功能障碍症状可表现为近事记忆减退，如患者想不起来上顿饭吃的什么,而对二三十年前的事却能较好地回忆,对人名、地名、日期等遗忘较为突出。工作能力下降,对工作缺乏主动性,工作效率低。思考能力和理解力比较迟缓和困难。智能过程慢、决策困难、组织能力差、难以调节、注意力不集中和表情淡漠等。虽然患者早期出现记忆障碍,但患者在相当长时期内存在自知力,知道自己记忆力下降、易忘事情,为防止遗忘而准备好备忘录。③ 有些患者会因记忆力减退等早期症状的出现而产生焦虑和抑郁情绪。④ 虽然患者出现记忆力减退,智力下降,但其日常生活的自理能力、理解力、判断力、待人接物、处理事情及礼仪习惯能较长时间保持良好状态,人格保持也较好。⑤ 由于脑血管病的波动性,故 VaD 患者的各种症状也有波动。

(2)局限性神经系统症状:较突出的表现有假性球麻痹、构音障碍、吞咽困难、中枢性面神经麻痹、不同程度的偏瘫、失语、失用或失认、癫痫大发作及尿失禁等。

(3)痴呆症状:随着患者病情的加重、严重的躯体合并症、强烈的精神创伤、急剧的环境改变,特别是发生急性脑血管病的情况下,患者的痴呆症状会呈现阶梯式的加重。至晚期表现为全面性痴呆,患者的记忆力、计算力、思维能力、自知力、定向力等均发生障碍,人格也明显改变。

2.临床常见的血管性痴呆类型

(1)多发性脑梗死性痴呆:多发性脑梗死性痴呆(MID)由加拿大神经病学家 Hachinski 于 1974 年提出,是 VaD 最常见的类型,约占 39.4%。由于反复发生卒中,双侧半球大脑中动脉或后动脉多个分支供血区的皮质、白质或基底核区受累,导致智能及认知功能障碍综合征,是老年性痴呆的常见病因之一。临床表现为偏瘫、失语、偏盲、假性球麻痹,可能伴有语言障碍、小步态、强哭强笑,巴彬斯基征阳性。CT 检查发现大脑双侧低密度阴影,可伴有一定程度的脑皮质萎缩。

(2)关键部位梗死性痴呆:关键部位梗死性痴呆是与高级皮质功能相关的特殊关键部位缺血性病变引起的梗死所致的痴呆。这些损害常为局灶性小病变,可位于皮质或皮质下,皮质部位有海马、角回和扣带回等,皮质下部位有丘脑、穹隆、基底节等。可出现记忆障碍、淡漠、缺乏主动性和忍耐力、发音困难、意识障碍等。

(3)分水岭梗死痴呆:脑分水岭梗死是指发生于脑内相邻较大动脉供血区之间的脑组织缺血性坏死,可见于大脑皮层动脉之间、皮层支和深穿支之间以及深穿支与深穿支之间的边缘带。当出现诸如休克、心力衰竭、严重心律失常、心脏骤停、脱水、严重腹泻或呕吐等导致的低血压和低血容量时,易引起病变血管的血供及代偿性血供的明显减少而导致病变血管供血区远端出现缺血。主要分为：① 皮层型：影像学表现为基底朝外、尖端朝向脑室的楔形低密度灶或表现为 C 形分布的低密度区。② 皮层下型：表现为条束状低密度灶。

（4）出血性痴呆：如慢性硬膜下血肿、蛛网膜下腔出血、脑出血、血管瘤和血管炎引起的脑血管破裂都可以产生血管性痴呆。

（5）皮层下动脉硬化性脑病：1894 年 Binswanger 对 8 例慢性进行性痴呆患者进行脑活检，这些患者被诊断为 Binswanger Disease（简称 BD）。1902 年 Alzheimer 先后对本病的病理学进行了更改和补充，正式将此病命名为"皮层下动脉硬化性脑病"。皮层下动脉硬化性脑病多见于 > 60 岁的老年人，常伴有高血压及动脉硬化病史，多数有思维迟钝、记忆障碍，严重时可有精神错乱和情绪不稳等痴呆表现。CT 表现为两侧大脑白质有斑片状、点状或弥漫性互相融合的低密度区，边缘模糊呈月晕状，以侧脑室前角、后角周围最为明显，严重者大脑各脑叶白质全部明显累及，往往双侧对称分布。MRI 表现为双侧脑室旁深部白质及半卵圆中心大小不等的异常信号，呈长 T1 和长 T2，形状不规则，边缘不清，无占位效应。

（六）辅助检查

1. 神经心理检查

临床常用简易精神状态量表、长谷川痴呆量表、Blessed 痴呆量表、日常生活功能量表、临床痴呆评定量表等确立痴呆及其程度，Hachinski 缺血量表 ≥ 7 分支持 VaD 诊断。

2. 电生理检查

临床常用脑电图（EEG）、视觉诱发电位（VEP）、脑干听觉诱发电位（BAEP）、运动诱发电位（MEP）、体感诱发电位（SEP）和事件相关电位（ERP）对 VaD 患者进行常规检查。

3. 影像学检查

（1）头颅 CT：头颅 CT 对 VaD 的诊断具有极为重要的意义，表现为脑皮质和脑白质内多发的大小不等的低密度梗死灶，可见皮质下白质或侧脑室旁白质的广泛低密度区，多位于侧脑室旁、基底节、丘脑等处，常伴有侧脑室或第三脑室扩大。

（2）头颅 MRI：与 CT 相同，其优点是能显示 CT 难以分辨的微小病灶及位于脑干的病灶，脑皮质及白质内多发性长 T1、长 T2 病灶，病灶周围可见脑萎缩。

（3）头颅 PET 和 SPECT：可见局限性、非对称性脑血流低下。

（4）数字减影全脑血管造影（DSA）：可以清楚地显示脑血管主干及分支的走行是否有狭窄、闭塞、畸形，及侧支循环的代偿情况。

4. 其他

某些特殊病因需要有针对性的血清学、免疫学、生化或组化检查。

（七）诊断

VaD 是由缺血性脑血管病、出血性脑血管病或缺血—缺氧脑损伤引起的复合性疾病。NINDS-AIREN 的 VaD 诊断分可能（probable）、可考虑（possible）和肯定（definite）3 个等级，具体如下。

1. 临床可能（probable）VaD 的诊断

（1）痴呆：认知功能较以往减退，表现为记忆力损害及 ≥ 2 项认知领域内的功能损害（定向、注意力、语言、视空功能、执行功能、运动控制和实施功能）。最好由临床和神经心理测试确定。这些功能缺陷足以影响患者日常生活，而不单纯是由卒中所致的躯体障碍引起。

排除标准：有意识障碍、谵妄、精神病、重度失语、明显感觉运动损害，但无神经心理测验证据的病例；同时要排除其他能引起记忆、认知功能障碍的系统性疾病与其他脑部疾病。

（2）脑血管病：神经病学检查有中枢性面瘫、巴彬斯基征、偏瘫、感觉缺失、偏盲、构语障碍等局灶性体征。颅脑 CT 或 MRI 影像学检查提示有与此次脑血管疾病相关的证据，包括多发性大血管卒中、单发性重要区域内梗死（角回、丘脑、前脑基底部、前脑动脉和后脑动脉的供血区域）、多发性基底神经节和白质内的腔隙性病灶，以及广泛性脑室周围缺血性白质损害，或二者兼有。

（3）以上两个疾病诊断具有相关性，至少有下列 1 个或 1 个以上的表现：①痴呆表现发生在卒中后 3 个月；②有突发的认知功能恶化，或波动性、阶段性进展的认知功能缺损。

与可能 VaD 诊断一致的特征包括：早期的步态不稳（小步态、共济失调步态或帕金森步态）；有不稳定的、频发的、原因不明的跌倒情况；早期有不能用泌尿系统疾病解释的尿频、尿急和其他尿路症状；假性球麻痹；人格改变、情感淡漠、抑郁、情感失禁，精神运动迟缓和执行功能异常等其他皮层下缺损症状。

排除 VaD 诊断的特征包括：早期表现为记忆缺损，渐进性加重，同时伴有语言（经皮层的感觉性失语）、运动技巧（失用）、感知觉（失认）等其他认知功能的损害，且脑影像学检查未见相应的责任病灶；除认知功能损害外，无局灶性神经体征；颅脑 CT 或 MRI 上无血管性病损。

2. 临床可考虑（possible）VaD 的诊断

存在痴呆并有局灶性神经体征，但无颅脑影像学检查上的 CVD 发现；或痴呆和卒中之间缺乏明显的短暂联系；或虽有 CVD 存在，但缓慢起病、病程特征不符（没有平台期及改善期）。

3. 临床肯定（definite）VaD 的诊断

（1）临床上符合可能（probably）VaD；

（2）活检或尸体解剖等组织病理学检查证实为 VaD；

（3）没有超过年龄限定数目的神经纤维缠结和老年斑；

（4）没有引起痴呆的临床和病理的其他疾病。

（八）鉴别诊断

1. 阿尔茨海默病

阿尔茨海默病（AD）系病因未明的原发性退变性脑部疾病，常有一定的遗传背景，女性患病率稍高，隐匿起病，病程缓慢进展，自知力和人格损害早，呈全面性痴呆。AD 一般缺乏局灶性神经损害体征。Hachinski 缺血评分能较好地初步鉴别这两种痴呆，> 7 分则 VaD 可能性大、< 4 分则 AD 可能性大。见表 1-1。

表 1-1　VaD 与 AD 的主要鉴别

	AD	VaD
起病形式	缓慢	较急
高血压病史	无	常有
病程	进行性缓慢发展	波动或阶梯恶化
早期症状	近记忆障碍、人格改变	脑衰弱综合征、人格保持较好
精神症状	全面性痴呆 判断力、自知力丧失 早期即有人格改变 情感淡漠或欣快	以记忆障碍为主的局限性痴呆 判断力、自知力较好 人格改变不明显 情感不稳、脆弱多见
神经系统	早期多无局限性体征	存在局限性症状和体征
脑影像学	弥漫性脑皮质萎缩	多发梗死、腔隙性梗死或软化灶
Hachinski 评分	< 4	> 7

2.Pick 病

Pick 病是额颞痴呆的一种类型，是以额颞叶萎缩为特征的一组神经变性疾病。临床上以行为异常和人格改变为早期症状，而记忆、视空间症状不明显，或以进行性语言障碍为特征。病理表现为双侧额叶、颞叶前端的局限性萎缩，胞质内含有嗜银包涵体–Pick 小体。CT 或 MRI 示脑萎缩主要局限于额叶和（或）颞叶，颞极萎缩，对称或不对称性额颞叶萎缩，侧脑室可扩大，尾状核头部可见萎缩。

3. 帕金森病

帕金森病（Parkinson's Disease ）又称震颤性麻痹（Paralysis Agitans），临床表现为震颤、肌强直、姿势步态不稳、起步及止步困难、假面具样面容等，60 岁以上老年人好发锥体外系疾病。其发生与纹状体黑质多巴胺系统损害有关，30% 患者在病程中可合并严重程度的痴呆。

4. 路易体痴呆

路易体痴呆（DLB）最初是由日本学者 KOSAKA 等于 1984 年提出。他们报道了在痴呆患者脑皮质存在路易小体（LB）。典型病程为缓慢进展，经过数年后最终呈全面痴呆。大部分病例早期的认知功能为颞顶叶型，表现为记忆、语言和视觉空间技能损害，与 AD 表现相似。DLB 是以波动性认知障碍、视幻觉和帕金森综合征为临床特点，神经系统无定位体征，以路易小体为病理特征的神经变性病，影像学上无梗死灶。

（九）治疗

参见本章第三节。

三、额颞叶痴呆

（一）定义

额颞叶痴呆（FrontoTemporal Dementia, FTD）是指临床上以人格改变、行为异常和进行性语言障碍为主要表现，而记忆、视空间症状不明显；影像学及大体形态上以额叶或额颞叶局限性萎缩为特征的一组神经变性疾病。

（二）流行病学

该病在国内尚无准确的流行病学资料。国外资料显示，FTD 占老年前期痴呆的 15%~20%，发病年龄为 45～70 岁，绝大部分患者在 65 岁之前发病。

（三）病因和发病机理

FTD 的病因和发病机理尚不清楚。研究显示 FTD 患者额叶和颞叶皮质 5–羟色胺能递质减少,推测额颞叶功能减退可能与 5- 羟色胺系统改变有关。另有研究发现,在无 Pick 小体 FTD 患者的颞叶中,毒蕈碱样乙酰胆碱受体的数量明显减少,尤以 M1 型受体为著,这种胆碱能受体神经元损害比突触前胆碱能神经元损害更为严重,并且胆碱酯酶抑制剂治疗无效。

研究显示 FTD 与遗传密切相关,呈常染色体显性遗传,部分 FTD 患者检出 tau 基因突变。病理研究发现也有部分 FTD 患者缺乏 Tau 蛋白的异常改变,但在其胞浆或胞核内存在着泛素阳性包涵体或泛素阳性神经突起,这一群体被称为泛素阳性额颞叶变性(FTLD-U)。临床将 FTLD-U 分为三个亚型:1 型与语义性痴呆有关,2 型与额颞叶痴呆行为异常型以及额颞叶痴呆 - 运动神经元病叠加综合征有关,3 型与额颞叶痴呆行为异常型以及进行性非流利性失语有关。此外,也有一小部分 FTD 患者病理上既无 Tau 蛋白、又无泛素。

(四)病理

FTD 在大体上主要病理特征是脑萎缩,主要累及额叶和 / 或前颞叶,通常双侧不对称,多数以左侧大脑半球受累严重,灰质和白质均可受累,侧脑室呈轻中度扩大,杏仁核萎缩较海马明显,纹状体和黑质也可有改变,但 Meynert 基底核则相对完好。

组织学可见皮质及皮质下白质星形胶质细胞弥漫性增生伴海绵状改变,萎缩脑叶皮质各层的神经元数目明显减少;部分 FTD 患者可见泛素阳性包涵体;1/4 FTD 患者可以观察到 Pick 小体,称之为皮克病(Pick 病)。根据组织病理学,将 FTD 分为三种类型:① 组织微空泡化型,以皮质神经元丢失、表层神经毡海绵样变性或微空泡化为特征,有轻微的胶质增生,无肿胀的神经元,残留细胞内无 Pick 小体,边缘系统和纹状体可轻微累及;② Pick 型,皮质神经元丢失,伴明显的胶质增生,可见 Pick 小体,tau 和泛素免疫组化染色均阳性,边缘系统和纹状体累及明显;③ FTD 伴 MND- 运动神经元病型,多表现为微空泡化型、极少数为 Pick 型,且同时伴有 MND 的组织病理改变。

(五)临床表现

FTD 缓慢起病,病程各异;好发于老年前期,以 45~65 岁多发;男女均可累及。其主要临床表现包括与早期额叶萎缩相关的行为学改变和与早期颞叶萎缩或者大脑外侧裂周围病变相关的语言障碍。

1. 人格、行为和情感改变

FTD 患者早期主要表现为额叶功能障碍,人格和行为改变最早且最为突出,并贯穿于疾病的全过程。行为异常主要涉及人际交往能力下降、行为放纵、进攻行为、性行为异常、刻板式动作、自我照料能力下降、异常饮食行为、执行功能下降等。情感改变也较常见,表现为缺乏洞悉力、淡漠、无同情心等。

2. 言语障碍

FTD 发展至中期,患者出现沟通能力降低,进行性言语减少,用词困难;可出现语音错误的"进行性非流利性失语";也可出现"流利性失语",即言语流利,但自发性言语空洞、不能被他人所理解。

3. 记忆障碍

FTD 患者早期记忆力相对保留,其记忆障碍与 AD 相比发生较晚,而且其空间记忆多无缺损。

4. 其他

FTD 患者可出现原始反射(如吸吮反射和强握反射)、大小便失禁、低血压或血压不稳等体征;有些患者可出现运动减少、肌强直、体位不稳等帕金森综合征表现;尚有部分患者出现肌肉无力、肌萎缩等运动神经元病表现。

（六）辅助检查

1. 影像学检查

CT 和 MRI 显示额叶和颞叶萎缩,可见额极和前颞极皮质变薄,脑沟增宽,侧脑室额角和颞角明显扩大,可不对称,见图 1-11、图 1-12。SPECT 功能影像可出现大脑半球前部低灌注异常。在疾病早期结构性 MRI 正常时,fMRI 示额颞叶异常。PET 研究表明,FTD 患者的额叶前内侧是主要受影响区域,表现为低代谢异常。

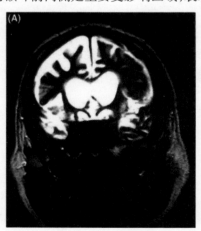

图1-11 头颅MRI显示T$_2$加权像额叶萎缩,右侧较左侧严重

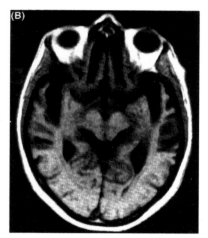

图1-12　头颅MRI显示T$_2$加权像双侧颞叶萎缩

2. 脑电图

FTD 患者的脑电图多有异常表现，常为一侧或双侧额叶和颞叶局限性慢波，但这种改变特异性不强。

3. 神经心理学检查

Wisconsin 卡片分类测验、Stroop 词色匹配测验、连线测验可显示额叶功能障碍。音位流畅性测验、字－图匹配测验异常可检测不同失语类型。

4. 遗传学检查

部分患者可发现 Tau 蛋白基因突变。

（七）诊断

FTD 临床诊断指南于 2000 年提出。目前推荐的 FTD 临床诊断标准为：

1. 有至少下列之一的行为和认知功能障碍表现，且严重程度足以影响社会或者职业功能：（1）在疾病早期即出现进行性人格改变，突出表现为行为调整障碍，导致经常做出不适当的行为反应或行为活动；（2）在疾病早期即出现进行性语言功能障碍，其特征是语言表达障碍或严重的命名障碍、语义障碍。

2. 隐袭起病，缓慢进展。

3. 排除其他可致类似表现的神经系统疾病（如脑血管病）、系统性疾病（如甲状腺功能减退）或药物依赖等因素。

4. 以上表现并非仅发生于谵妄状态下且非精神疾病（如抑郁症）可解释。

（八）鉴别诊断

1. 阿尔茨海默病

症状在病程中出现的时间次序和影像学特征是 AD 和 FTD 的主要鉴别点。① AD 通常早期出现遗忘，空间定向力和计算力受损，而智能改变和社交能力则相对保留；FTD 早期有明显的人格改变、言语障碍和行为障碍，常合并运动障碍，记忆障碍较轻，空间定向力相对保留，日常生活能力障碍重于 AD。② 头颅 MRI 显示 AD 广泛脑萎缩，而 FTD 脑萎缩多局限于额颞叶，顶枕叶皮层常不受累。

2. 其他疾病

FTD 还要与其他原因（如脑血管病、CJD、帕金森病、亨廷顿病、肿瘤、内分泌代谢疾病等）引起的痴呆或失语相鉴别；以精神行为异常为主要表现者应与精神分裂症相鉴别。

四、路易体痴呆

（一）定义

路易体痴呆（Dementia with Lewy Body, DLB）是一种神经系统变性疾病，以进行性痴呆合并波动性认知功能障碍、帕金森综合征以及反复发作的视幻觉为突出代表的精神症状三主征为临床特点，以神经元胞浆内路易小体（Lewy Body, LB）形成为病理特征的神经系统变性疾病。

（二）流行病学

1912 年德国学者 Lewy 首先在一例帕金森病患者的脑干黑质细胞内发现了路易小体，1961 年日本学者 Okazaki 等在一例严重痴呆患者的皮层神经元中也发现了路易小体，于是开始探讨路易小体和痴呆间可能存在的关系。国外尸检统计资料显示，DLB 占痴呆的 10%~20%，起病年龄介于 50~80 岁，平均发病年龄 74.7 岁，多在老年期发病，仅少数为中青年患者，男女患病比例接近，很少有家族遗传倾向。国内尚缺乏相关统计学资料。

（三）病因与发病机制

DLB 的病因和危险因素尚未明确。临床表现与路易小体在皮层神经元的分布有密切关系。路易小体在皮层神经元的分布引起皮层的信息处理功能和传递功能障碍，导致痴呆的发生。研究证实，DLB 患者脑内存在着乙酰胆碱（ACh）、多巴胺（DA）、5- 羟色胺（5-HT）和去甲肾上腺素（NA）等多种神经递质功能障碍，这些递质水平的显著下降导致许多神经元回路受损,引起相关临床症状;但 DLB 特征性的波动性认知功能障碍的原因仍不清楚。

（四）病理

皮层和皮层下有大量的路易小体为本病特征性的病理改变,路易小体是神经元胞浆内球形嗜酸性小体,主要由不溶性 α–突触核蛋白（α–synuclein）异常聚集而形成。α–突触核蛋白是由 140 个氨基酸组成的前突触蛋白,在正常神经元突触中表达,目前认为与突触末梢囊泡释放有关。虽然引起 α–突触核蛋白异常聚集的具体机制尚不清楚,但研究发现 α–突触核蛋白由正常可溶状态转变为异常折叠的丝状蛋白是本病的中心环节。路易小体中同时含有大量泛素,蛋白酶对泛素依赖性蛋白质的降解作用障碍也可能促进 DLB 的发生。Tau 蛋白免疫组化染色可以区别路易小体和神经原纤维缠结,路易小体内 Tau 蛋白染色阴性,而神经原纤维缠结内 Tau 蛋白染色却阳性。

经典的路易小体是神经元胞浆内球形的嗜伊红性包涵体,直径多为 15~25 μm,有球形玻璃样致密的核心,环绕清晰的苍白"晕环",电镜下表现为中心部位嗜锇颗粒混有"螺旋管"或"双螺旋丝",周围聚集直径 8~10 nm 的神经丝,近周边部呈放射状排列。路易小体主要分布于脑干核团（如黑质和蓝斑）、Meynert 基底核、下丘脑的残存神经元内,可为 1 个或数个。大脑皮层型路易小体直径较小,较少嗜伊红,缺乏清晰的"晕环",无典型的同心圆样结构,由直径 8~10 nm 的细纤维构成;皮层型路易小体见于较深皮层的中型、小型非锥体神经元中,多见于扣带回、杏仁核和额叶皮层。

本病大体病理与阿尔茨海默病相似,但大脑皮层萎缩相对不明显,仅呈轻中度萎缩,枕叶相对不受累及,边缘系统萎缩严重。光镜下见黑质、蓝斑等色素细胞丢失,偶有老年斑和神经纤维缠结,皮层、边缘系统和脑干的神经元胞浆内有路易小体,其 α–突触核蛋白染色阳性而 Tau 蛋白染色阴性。

（五）临床表现

路易体痴呆兼具阿尔茨海默病的认知功能障碍和帕金森病的运动功能障碍,但又有其自身特点。本病的临床表现可归结为三大核心症状:进行性痴呆合并波动性认知功能障碍、反复发作形象生动的视幻觉、自发性帕金森样症状。其他具有提示性的表现包括快速动眼期睡眠行为障碍、对神经阻断剂高度敏感、功能神经影像学显示纹状体多巴胺转运体摄取减少。

1. 进行性痴呆

进行性加重的认知功能障碍通常是 DLB 患者最早出现、最为明显的症状。认知功能障碍常表现为执行功能和视空间功能障碍，而近事遗忘功能早期受损较轻。在总体认知功能损害程度很轻时，只可见搭积木、画钟等项目很难完成。视空间功能障碍常表现得比较突出，患者很可能在一个熟悉的环境中迷路。

2. 波动性认知功能障碍

波动性是 DLB 患者认知损害的最主要特点，是该病早期出现且持续存在的症状，发生于 80%~90% 的 DLB 患者中。患者认知功能在正常与异常间波动，可发生在 1 天之中，也可在数天或数周内出现波动。因为患者症状发生之前无先兆而且时间不定，故发生时多被认为在撒谎。这种波动性认知功能障碍不同于 AD 患者的"日落症候群"。

3. 反复发作的视幻觉

视幻觉是最突出的精神症状，是诊断本病最重要的证据之一，而且往往成为患者最感困扰的症状。超过 70% 的 DLB 患者存在视幻觉，通常在出现认知功能障碍的第一年内就出现。视幻觉内容活灵活现，有如亲身经历，常在夜间出现，多为人或动物，往往反复出现，但需排除药物源性因素。约 24% 的 DLB 患者出现错觉，可能导致患者出现攻击和激惹等异常行为，部分患者可合并听幻觉。

4. 自发性帕金森病样症状

可出现于 70% 以上的 DLB 患者，多表现为肌张力增高、运动迟缓、姿势步态异常，但静止性震颤常不明显。面具脸、特殊屈曲体姿、音调低沉、反复跌倒也较常见。该症状用左旋多巴治疗效果不佳。

5. 对神经安定剂高度敏感

约 1/3 的 DLB 患者对神经安定剂呈现高度敏感性，主要表现为帕金森综合征骤然加重、意识障碍改变、恶性高热等，致死率和致残率极高。对神经安定剂高度敏感的痴呆患者，应高度怀疑 DLB，这是本病有别于其他类型痴呆的特点。

6. 其他症状

DLB 患者有睡眠障碍、自主神经功能紊乱和性格改变等症状。快速动眼期睡眠行为障碍被认为是 DLB 最早出现的症状。患者在快速动眼期睡眠会出现肢体运动和梦呓。自主神经功能紊乱常有体位性低血压、性功能障碍、便秘、尿潴留、多汗、晕厥、跌倒等表现。

（六）辅助检查

1.神经心理学检查

DLB患者认知功能各方面均有损害，而且临床表现千差万别。与AD相比，DLB患者记忆障碍可以不明显，但有明显的视幻觉和视觉重建功能障碍。画钟试验和画五边形试验可以发现这些障碍。

2.影像学检查

结构影像学检查（MRI和CT）显示DLB患者海马和颞叶中部结构相对保留，功能影像学检查（SPECT和PET）显示DLB患者纹状体的多巴胺能活性和枕叶皮质的代谢率均降低，这些检查对DLB的诊断有一定的提示意义。同时，这些影像学检查也可用于DLB和AD的鉴别诊断。

3.脑电图

早期DLB患者脑电图多正常，少数背景波幅降低，颞叶 α 波减少伴短暂性慢波。由于DLB患者认知功能障碍具有波动性，因此，DLB的脑电节律也可以有相应变化。多导睡眠图（PSG）作为快速动眼期睡眠行为障碍的确诊依据，表现为快速动眼期睡眠期间间断性或持续性颏下肌和（或）肢体肌张力增高，而脑电图无痫样放电，对DLB的诊断有一定的参考价值。

（七）诊断

1996年第一届路易体痴呆国际工作组会议制定了DLB的诊断标准，2005年又对该标准进行了修订。其临床诊断的必要条件是必须具备进行性认知功能减退，以致影响患者正常的社会、职业能力。

DLB的三组核心症状：① 波动性认知功能障碍，尤其表现为注意力和警觉随时间有显著变化；② 反复发作性的视幻觉，具有形象、具体、生动、反复发作等特点；③ 帕金森综合征，继认知功能下降后出现，呈典型的运动迟缓、肌张力增高、姿势异常，而静止性震颤少见。

DLB的诊断标准：① 可能的DLB，进行性痴呆合并上述一组临床特征，排除其他可能引起痴呆的病因；② 很可能的DLB，进行性痴呆合并上述三组核心症状中的两组临床特征，也需排除其他可能引起痴呆的病因。

提示DLB诊断的其他特征：① 快速动眼期睡眠障碍；② 对镇静药物高度敏感；③ SPECT/PET显像提示基底节区多巴胺转运体摄取减少。

（八）鉴别诊断

DLB临床诊断的特异度和灵敏度还不高，存在许多鉴别诊断问题，其中最主要的是与帕金森病痴呆和阿尔茨海默病鉴别。

1. 帕金森病痴呆（PDD）

PDD与DLB在临床表现和病理上均存在许多重叠，在认知损害领域、神经心理学表现、睡眠障碍、自主神经功能损害、帕金森样症状、神经阻断剂高敏性及对胆碱酯酶抑制剂的疗效等诸多方面均十分相似，有学者指出PDD与DLB可能是广义路易体疾病谱中的不同表现。但两者在症状出现次序、起病年龄以及对左旋多巴制剂反应存在着差异，临床上常根据锥体外系症状和痴呆出现的时间顺序来鉴别PDD和DLB。如果痴呆出现在锥体外系症状一年以后，则倾向于诊断为PDD；若痴呆发生于锥体外系症状前或者锥体外系症状发生的一年内，则倾向于诊断为DLB。然而另有专家认为，如果痴呆症状出现得早且为疾病的突出症状，则考虑为DLB；若痴呆是随着典型的帕金森病症状出现且逐渐加重，则考虑为PDD。此外PDD患者的视幻觉和错觉较少出现，且部分是药物治疗的副作用所致。

2. 阿尔茨海默病（AD）

AD起病隐匿，进行性智能衰退，多伴有人格改变，无波动性认知功能障碍和形象具体生动的视幻觉等症状；即使偶有锥体外系功能异常，也常出现在病程晚期，且程度较轻。与AD患者相比，DLB患者短中期记忆及再认功能均相对保留，而言语流畅性、视觉感知和操作任务的完成等方面的损害更加严重。正电子发射计算机断层扫描（PET）研究发现DLB患者的小脑半球、颞顶枕交界区皮质、尤其是枕叶的葡萄糖代谢降低较AD患者更为显著，而后者主要表现为颞中回和扣带回葡萄糖代谢降低。

3. 血管性痴呆（VAD）

VAD急性起病，有局灶性神经功能缺损体征，影像学可明确显示缺血性病灶。如为多发性脑梗死，偶可有波动性意识或认知功能障碍。

4. 皮质—纹状体—脊髓变性（Creutzfeldt-Jakob病，CJD）

早期CJD患者可出现精神症状，如抑郁、焦虑、错觉，随后出现痴呆和神经系统症状体征，如肌阵挛、小脑性共济失调、锥体外系和锥体系的表现，病程进展较快，脑电图在慢波背景上出现广泛双侧同步的双相或三相周期性尖—慢复合波（PSWCs）。

5.其他

DLB 还需与进行性核上性麻痹、多系统萎缩以及皮质—基底节变性等疾病相鉴别。

五、Creutzfeldt-Jakob 病

(一)定义

Creutzfeldt-Jakob 病(CJD)是最常见的人传染性海绵状脑病(TSE),又称人朊蛋白病,主要累及皮质、基底核和脊髓,故又称皮质－纹状体－脊髓变性。临床以进行性痴呆、肌阵挛、锥体束或锥体外系损伤症状为主要表现。此类疾病是一类少见的、致死性、亚急性中枢神经系统退行性疾病。

朊蛋白病具有以下特点:① 包括 Gerstmann-Straussler 综合征(GSS)、Kuru 病、家族性致死性失眠症(FFI)、朊蛋白相关脑淀粉样血管病(PrP-CAA)、变异型蛋白酶敏感朊蛋白病(VPSPr)以及 CJD。CJD 又包括散发型(sCJD)、遗传型(gCJD)、医源型(iCJD)及变异型(vCJD)。② 动物亦可发生这类疾病,与人朊蛋白病统称为传染性海绵状脑病(TSE)。③ 此类疾病的流行病学复杂,可遗传,可散发,也可为获得性感染。④ 其病原体朊蛋白具有传染性,vCJD 的出现提示该病又可通过食物传播。

(二)流行病学

CJD 呈全球性分布,年发病率为 1/1 000 000 ~ 2/1 000 000。患者多为中老年人,平均发病年龄 60 岁。

多数为散发型(90%),其次为遗传型(9%),医源型和新变异型发病率最低(约1%)。gCJD 是由 PRNP 基因的点突变、插入突变或删除突变引起,呈常染色体显性遗传的特点。iCJD 为医疗诊治过程中使用朊蛋白污染的药物、器材或医疗器械等而获得,常见的感染途径有器官移植(角膜、硬脑膜、肝脏)、垂体来源激素(生长激素、促性腺激素)的应用、输血及血制品。生长因子相关的 iCJD 主要发生在法国,至今已发现 200 余例;经由角膜移植感染 iCJD 者主要发生在日本,共发现 200 余例。vCJD 于 1996 年首次在英国报道,由于摄入 TSE 病牛肉而感染;之后发现,vCJD 还可通过输血传播,至今共有 12 个国家有 vCJD 病例报道。

(三)分子基础与病理改变

CJD 属于神经系统变性疾病,其发生的分子基础在于正常朊蛋白(PrPc)结构改变形成异常的朊蛋白并沉积于神经系统。PrPc 为主要在神经元和神经胶质细胞

中高度表达的、可溶的、富含 α–螺旋的单体细胞膜糖蛋白,能被蛋白酶或去污剂降解。其生理功能尚未明确,可能与突触信号传导及铜离子转运有关。 PrPsc 为 PrPc 构象改变形成的致病分子形式,不可溶解且不被蛋白酶或去污剂降解,易在细胞内形成淀粉样沉积。PrPc 与 PrPsc 的氨基酸序列完全相同,区别在于空间结构不同。故 CJD 还属于由于蛋白质错误折叠的"分子构象病"。

在 gCJD 中,朊蛋白基因 PRNP 突变可使关键位点的氨基酸发生改变,造成 PrPc 折叠错误,引起空间结构改变,形成 PrPsc。老年、应激、紫外线及某些药物也可引起 PrPc 空间结构改变,这些因素可能与 sCJD 的发生有关。在 iCJD 及 vCJD 中,PrPsc 则扮演着"病原体"的角色,赋予 CJD 具有"传染性"这一特点。但 PrPsc 不同于细菌、病毒等一般意义上的病原体,其为不具有核酸结构的蛋白质,其增殖基于自我催化进行蛋白构象转化的过程。

CJD 大体可见脑呈海绵状,皮质、基底核和脊髓萎缩变性。显微镜下可见神经元丢失、星形胶质细胞增生、海绵状变性,即细胞胞质中空泡形成和感染脑组织内可发现异常 PrP 淀粉样斑块,无炎性反应。见图 1-13、图 1-14。变异型 CJD 的病理学改变为海绵状变性以丘脑最为明显,且海绵状区域出现的 PrP 阳性淀粉样斑块与传统的类型不同。不同类型 CJD 累及的神经解剖部位及严重程度不同,从而导致临床表现不同。

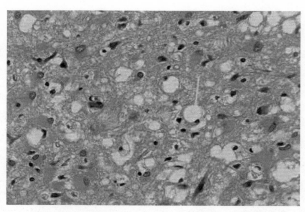

图1-13 脑组织光学显微镜见皮层广泛的空泡变性及相关的神经元损失

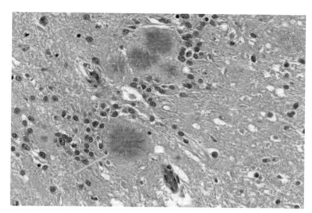

图1-14　脑组织光学显微镜见淀粉样斑块

注：斑块大小各异，由一个外周有辐射状纤维边缘的透明状嗜酸性粒细胞性核心及环绕其外的浅色晕轮组成

（四）病因及发病机制

CJD 的病因为外源性朊蛋白感染和内源性朊蛋白基因突变。外源性朊蛋白感染可通过角膜、硬脑膜移植，经肠道外给予人生长激素制剂和埋藏未充分消毒的脑电极等而传播。手术室和病理实验室工作人员以及制备脑源性生物制品者要提高警惕，医务工作者应避免身体破损处、结膜和皮肤与患者的脑脊液、血液或组织相接触。vCJD 患者脑组织的动物传染实验证实，其与疯牛病（MCD）具有相似的种系特异性，vCJD 被认为是牛海绵状脑病即疯牛病传播给人类所致。内源性发病原因为家族性 CJD 患者自身的朊蛋白基因突变导致，为常染色体显性遗传。健康人体内存在着正常的朊蛋白，即 PrPc，在外来致病的朊蛋白或遗传性突变导致 PrPc 变为 PrPsc 时，PrPsc 会促进 PrPc 转化为越来越多的 PrPsc，致使神经细胞逐渐失去功能，导致神经细胞死亡，而引起中枢神经系统发生病变。

（五）临床表现

CJD 根据流行特征分为 sCJD、gCJD、iCJD 及 vCJD。朊蛋白具有不同的生物化学特点，由此引起的不同类型 CJD 的临床表现亦有区别。见图 1-15。

1.sCJD

一般累及老年人，病程较短。典型 sCJD 的临床表现早期主要为注意力不集中、记忆力减退、性格改变等；中期主要为进行性痴呆、肌阵挛发作和其他癫痫发作；晚期主要为无动性缄默、去皮层强直或昏迷，肌阵挛发作逐渐减少，多因感染等并发症而死亡。临床表现以快速发展的进行性痴呆和肌阵挛最具特征性。根据临床表现 sCJD 亚型可分为 4 型：Heidenhain 型（典型痴呆型，伴有视力障碍、肌阵挛、频发癫痫发作）、Brownell-Oppenheimer 共济失调型（小脑型共济失调，晚期进展至痴呆）、丘脑型和广泛脑病型。

2.gCJD

发病多见于 30～55 岁，数月至数年死亡。临床表现首先出现意识障碍、记忆力下降，继之出现共济失调和肌阵挛。有时也可出现妄想、幻觉等精神症状和其他神经症状，如局灶或全身虚弱、僵硬、运动迟缓、震颤、舞蹈症、癫痫样发作、视力障碍和异手综合征。

3.iCJD

根据感染来源不同其表型不同。硬脑膜移植相关的 iCJD 临床表现与 sCJD 相似，生长激素相关的 iCJD 通常表现为进行性发展的小脑综合征。

4.vCJD

发病早，病程长，初期表现为行为或精神异常，随后出现感觉异常，最后进展至共济失调及痴呆。见图 1-15。

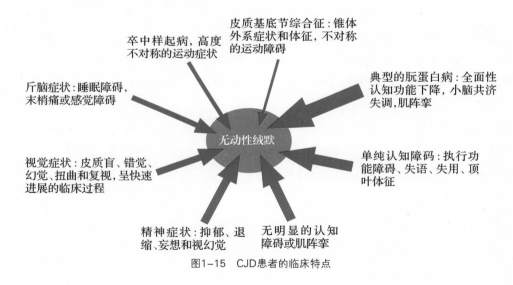

图1-15　CJD患者的临床特点

注：箭头宽度代表症状出现的相对比例，CJD患者随着疾病进展，最终发展为无动性缄默

（六）辅助检查

1. 脑脊液检查

脑脊液常规和生化检查正常或有轻度蛋白增高。脑脊液 14-3-3 蛋白、神经特异烯醇化酶（NSE）、微管相关蛋白（tau）和 S100B 的测定对早期诊断 CJD 有一定意义，其中 14-3-3 蛋白最常用，但其灵敏度及特异度较差，许多急性脑损伤也可升高。脑脊液胸腺素 β4（Tβ4）水平的测定有助于鉴别 CJD 与其他表现为痴呆的疾病，其灵敏度为 100%、特异度为 98.5%。

2. PrPsc 检测

通过免疫组化、免疫印迹、酶联免疫吸附试验、构象免疫分析技术、PrPsc 蛋白错误折叠循环扩增（PMCA）等手段对组织或标本中 PrPsc 进行检测可以确诊 CJD。

3. 脑电图检查

脑电图检查是 CJD 诊断和随访的重要辅助指标。疾病早期常在额叶出现慢波，逐步出现周期性波幅的同步放电（PSW），在弥漫性慢波的背景上出现周期性的尖波、三相波或多相波，周期多为 1～2 次 / 秒。这种周期波为阵发性，反复多次进行脑电图或动态脑电图的检查可显著提高阳性率。MRI 显示基底节异常者 PSW 出现率高，有些患者可始终不出现 PSW。在病程晚期，PSW 消失，无随访脑电图的必要。

4. 神经影像学检查

（1）脑部 CT：早期可无明显异常，后期呈全脑萎缩，脑室扩大。

（2）脑部 MRI：弥散磁共振加权成像（DWI）和液体衰减反转恢复序列（FLAIR）检查对 CJD 早期诊断具有重要价值，较常规 MRI 检查敏感。MRI-DWI 存在着疾病的演变过程：早期特征是皮层（称之花边征）或深部核团高信号（尾状核头）；中期特征是病变逐渐趋向对称，进展累及壳核；晚期特征是病灶对称，全脑萎缩，侧脑室扩大。见图 1-16、图 1-17。DWI 序列花边征的敏感性超过 90%，高于 T2 加权像（40%）与 Flair 序列（50%），通常 DWI 病灶范围大于 Flair，称之为 CJD 的 DWI-Flair mismatch。见图 1-18。

（3）脑部 PET-CT：PET-CT 比 MRI-DWI 更能够早期诊断 CJD，基于研究将 CJD 影像分为三类：皮层模式、皮层下模式与皮层 - 皮层下模式。皮层模式以皮层灰质代谢降低为主，皮层下模式以深部灰质核团代谢降低为主，皮层 - 皮层下模式则两者均出现代谢降低。见图 1-19。CJD 患者存在中央前回回避现象，故患者四肢瘫痪不明显，直到中晚期才会出现，是 CJD 诊断的一项重要支持征象。见图 1-20。

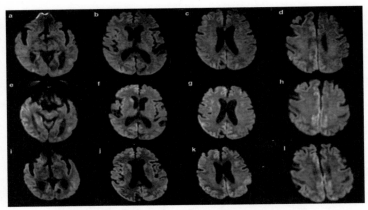

图1-16　MRI-DWI疾病演变过程

注：a～d示双侧轻度非对称性病变，位于岛叶、额上回、额中回、海马旁回、扣带回、角回、楔前回与壳核；e～h示19天后复查，病灶更加明显，但仍然非对称；i～l示35天后再次复查，病灶最终对称，中央前回始终回避

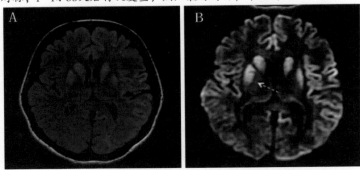

图1-17　CJD患者皮层、基底节与丘脑均受累

注：A示Flair序列、B示DWI序列

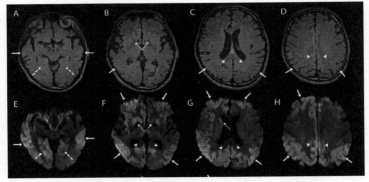

图1-18　DWI敏感性优于Flair

注：A～D示Flair序列、E～H示对应的DWI序列，DWI显示的病变范围大于Flair

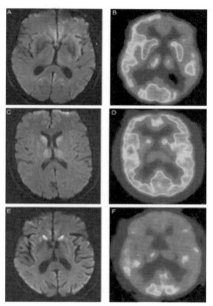

图1-19 CJD三种不同模式的PET-CT代谢影像

注：A~B示皮层模式，C~D示皮层下模式，E-F示皮层-皮层下模式

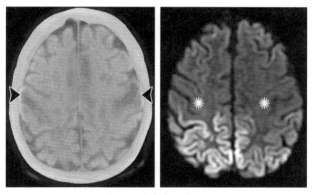

图1-20 CJD患者中央前回不受累

5.组织活检

脑组织活检和咽扁桃体淋巴结活检，特别是脑组织活检免疫组化染色见到PrPsc 阳性斑的沉积,有诊断价值。

6.其他

电镜检查可发现异常脑纤维（即瘙痒症相关纤维）存在。提取患者DNA对其朊蛋白粒子进行分子遗传学分析,可以诊断gCJD。

（七）诊断

临床 CJD 分为确诊 CJD、拟诊 CJD 和可疑 CJD。所有诊断均应排除其他引起痴呆的疾病。

1.sCJD

（1）确诊：尸检或脑组织活检具有典型 / 标准的神经病理学改变，和（或）免疫细胞化学，和（或）Western 印迹法确定为 PrPsc，和（或）存在瘙痒病相关纤维。

（2）拟诊：具有进行性痴呆，在病程中出现典型的脑电图改变，和（或）脑脊液 14-3-3 蛋白阳性，临床病程＜ 2 年，以及除无动性缄默外还具有以下临床表现之一：肌阵挛；视觉或小脑症状；锥体和（或）锥体外系症状。

（3）疑诊：具有进行性痴呆，临床病程＜ 2 年，以及具有以下 4 种临床表现中的 2 种：肌阵挛；视觉或小脑症状；锥体系和（或）锥体外系症状；无动性缄默。

2.gCJD

确诊或临床诊断 gCJD 患者，具有本病特异的 PrP 基因突变和（或）一级亲属中具有确诊或临床诊断的 gCJD 病例。

3.iCJD

在 iCJD 诊断的基础上具有：接受由人脑提取的垂体激素治疗的患者出现进行性小脑综合征；确定的暴露危险，如曾行硬脑膜移植、角膜移植等手术。

4.vCJD

诊断依据包括病史、临床表现和实验室检查。① 病史：进行性神经精神障碍；病程≥ 6 个月；常规检查排除其他疾病；无医源性接触史。② 神经精神表现：早期精神症状（抑郁、焦虑、情感淡漠、退缩、妄想）；持续性疼痛或感觉异常；共济失调；肌阵挛、舞蹈症、肌张力障碍；痴呆。③ 辅助检查：脑电图无典型的 sCJD 波型，或未进行脑电图检测；MRI 质子密度相出现双侧丘脑后结节部高信号。

（八）鉴别诊断

1. 常见的变性病

变性病是阿尔茨海默病及路易体痴呆的快速进展形式，但是影像学可以迅速进行鉴别诊断，主要表现为全脑萎缩，肌阵挛、共济失调和运动症状可以在变性病中出现。

2. 免疫介导脑炎

（1）NMDAR 脑炎：是自身免疫性脑炎的最常见形式，最初认为和年轻女性卵巢畸胎瘤相关；此病可以有非特异性前驱期，后进展为精神行为异常；患者早期可有全身性或局灶性癫痫发作，而早期 CJD 不常见癫痫发作；面部运动障碍在 NMDAR 脑炎中也较常见；患者 MRI 可出现丘脑枕及皮层异常信号，但常常伴有强化和占位效应。

（2）VGKC 脑炎：因其影像学常相似，CJD 最需与 VGKC 脑炎相鉴别。VGKC 脑炎可累及基底节区和皮层，故临床症状多样。① 周围神经病变：如神经性肌强直、自发性运动神经兴奋导致的抽搐或僵硬；② 自主神经功能障碍；③ 中枢神经病变：面臂肌张力障碍（短暂或频繁的癫痫发作后影响患者的同侧面部和手臂）；睡眠障碍；记忆障碍或行为异常。低钠血症常常能够提示诊断。

3. 感染

（1）进行性多灶性白质脑病：是一种罕见亚急性脱髓鞘疾病，其病原体多为乳头多瘤空泡病毒（JCV），常见于免疫抑制或缺陷患者。此种疾病呈亚急性起病，缓慢出现偏瘫、失语、视野缺损、皮质盲、共济失调、构音障碍，智能进行性下降至痴呆，精神退缩呈精神紊乱状态，最终昏迷，因并发症死亡。这种疾病有时被误诊为 CJD，但是其 50% 患者发生全身性癫痫发作，这与 CJD 不同。

（2）亚急性硬化性全脑炎：由于童年感染麻疹病毒导致，影像学可和 CJD 相似，伴有早期昏睡、行为改变，继而出现肌阵挛、癫痫和认知障碍，脑脊液检查发现麻疹病毒即可确诊。

4. 中毒代谢性脑病

（1）韦尼克脑病（Wernicke's Encephalopathy, WE）：因硫胺素缺乏导致的急性脑病，一般表现为眼肌麻痹、共济失调和精神症状，常常需要注射 B 族维生素来治疗。WE 影像学部分可和 CJD 重叠。

（2）肝性脑病：可以出现相似的影像，但症状不相符，此外，高氨血症还可出现在少见的尿素循环障碍的遗传病中。

5. 肿瘤或副肿瘤

原发性中枢神经系统淋巴瘤或血管内淋巴瘤可以出现快速进展性痴呆，但常常伴随癫痫、上运动神经元症状，诊断较难。

6. 血管性疾病

脑卒中、硬脑膜动静脉瘘、可逆性后部脑病、原发性中枢神经系统血管炎可类似 CJD。

7.其他形式的朊蛋白病

遗传型和医源型朊蛋白病进展常常没有 CJD 快。常见的遗传性朊蛋白病可表现为缓慢性进展性共济失调、伴有远端感觉障碍、腱反射减弱。医源型朊蛋白病较 CJD 稍慢,表现为共济失调,伴或不伴认知障碍。

（九）治疗与预后

本病尚无特效疗法,90% 病例于病后 1 年内死亡,病程迁延数年者罕见,主要是对症支持治疗及加强护理。根据临床症状给予抗惊厥药、抗肌阵挛药、抗精神病药物等,加强营养支持。因 CJD 具有一定的传染性,需做好患者的隔离和医护人员的防护。

六、外伤性痴呆

（一）定义

脑外伤是引起痴呆的常见原因之一。脑外伤时大脑皮质常受累,因此常可导致严重的神经精神障碍,表现为持续性的智能障碍综合征。由于其表现呈现持久性,故不包括持续数小时至数天的急性颅脑外伤性错乱状态。若外伤后出现持续数周及数月以上的智能障碍综合征,应考虑为外伤性痴呆。

（二）病因及发病机制

目前认为脑外伤导致痴呆的主要机制包括：① 脑组织结构性损伤。脑外伤发生主要是由于外力作用使脑组织进行突然的加速和减速运动,造成脑组织同周围结构碰撞,或者由于惯性差异,造成脑组织局部甚至弥漫性损害,引起脑功能受损。② 神经递质系统异常,包括乙酰胆碱的缺失、兴奋性氨基酸的毒性作用、脑源性神经营养因子的减少、钙离子通道的异常、5- 羟色胺（5-HT）能神经元的缺失、毒蕈碱型受体含量的异常等。③ 其他,包括脑外伤机械因素导致的全脑炎症反应、自由基损伤以及血管因素等。

（三）临床表现

由于脑外伤是各式各样的,可以由一次严重的头外伤引起或由于频繁轻度的外伤所致,也可以由直接损伤脑组织引起或继发性损害所致。严重的脑外伤常有脑组织的直接损伤与继发损害并存。外伤性痴呆多由严重脑外伤引起,智能损害的不同表现可反映出外伤的具体部位及严重程度。不同的痴呆综合征具有不同的临床表现。脑外伤引起的主要痴呆综合征如下：

1.脑挫裂伤

脑挫裂伤是最常见的原发性脑外伤,严重者常常合并有急性弥漫性轴索损伤、硬膜外血肿、颅内血肿、脑积水等其他原发性或继发性损害。双侧额叶下部及颞叶前部是脑挫裂伤最易损部位。由于挫裂会使脑组织严重受损,且多为双侧性、不对称,故严重者产生双侧广泛性损害体征及部分局灶性体征。若局部损害累及语言优势半球,可产生失语。若损及右侧大脑半球可产生空间定向障碍。若损及胼胝体可出现半球分离综合征或由于联系障碍引起左手失用和失写。间脑和颞叶损害可导致边缘性痴呆,这是由于大脑边缘系统相对选择性受损所致,可表现为不同症状组合。其中,脑挫裂伤最常见及最易察觉的症状是遗忘。见图1-21。

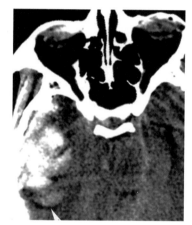

图1-21 头颅CT平扫示右侧颞叶脑挫裂伤

2.弥漫性轴索损伤

弥漫性轴索损伤是头部加速运动引起的脑白质广泛性损害,主要见于脑的中轴或不同脑组织结构之间,如胼胝体、脑干、基底节、皮质与髓质交界处白质。病理上为轴索损害及小血管和毛细血管出血。因发生于深部,与挫裂伤见之于皮质、尤其是额、颞及凹陷骨质附近组织损伤的表现有所不同。最近关于其超微结构观察发现,伤后1~3小时即有髓鞘解离,轴索变性溶解呈"回缩球",此为原发性损害表现,此种病理表现不可逆,故症状不易恢复。由于轴索改变在CT或MRI上不易直接观察,故当病变的常见部位发现有点状散在出血灶表现及脑室变小时往往提示本病。病人可出现昏迷、去脑强直,可无定位体征和颅压增高表现,死亡率极高,植物状态或痴呆等重残多。见图1-22。

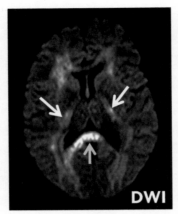

图1-22　DWI可见脑室周围白质及胼胝体压部弥散受限，为弥漫性轴索损伤

3. 拳击家痴呆

本病是由于频繁轻度脑外伤所致的慢性进行性痴呆，常见于职业拳击手，可经过10～20年后才出现痴呆。表现为共济失调、性格改变及痴呆。由于脑组织在不同时间、不同部位受到外力产生小出血点，这种轻微的脑损害不断累积引起弥漫性脑功能障碍。病理检查可见脑萎缩，脑室增大，80%有透明间隔腔，胼胝体变薄，穹窿与胼胝体脱离。组织学发现皮质神经元大量丧失、纤维变性，有显著的神经原纤维缠结，以颞叶及海马为主。其他如脑干、基底节、丘脑等部位也可见，但白质损害轻，可正常或仅有胶质细胞轻度增生。本综合征的早期多因构音障碍而致口齿不清，患者动作迟缓、走路不稳，以后出现不同程度的帕金森综合征、锥体束征或小脑损害表现。后期出现痴呆，突出表现为记忆障碍，近记忆和远记忆均可受损，可有意识混乱、精神运动迟滞、人格改变，出现欣快、激惹、抑郁、嫉妒、妄想等精神症状，少数人有癫痫发作。CT可见脑萎缩、脑室扩大，常见有透明间隔腔。见图1-23。

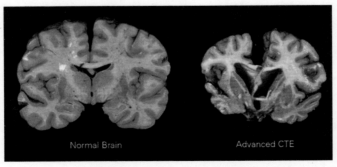

图1-23　大体病理见正常脑（左）和拳击痴呆（右）

4. 慢性硬膜下血肿

多见于老年人,脑外伤后半年内发生者占2/3,可在数月至数年后发生。一般认为多由大脑皮质至硬膜窦的桥静脉或皮质小血管破裂所致。由于患者年龄大,出现脑萎缩及血管脆性增加,使血管易受牵扯损伤出血。同时,由于老年人颅腔空隙大,故在一定时间内不易产生症状。当颅脑外伤史明显、颅内压增高、出现局限体征及头颅CT阳性结果时,此病诊断并不困难。有时由于患者病情较轻而使颅脑外伤史被忽视。部分患者唯一症状可能是精神、情绪或行为障碍,最初可为注意力不集中、记忆减退,逐渐演变为痴呆,这些患者可有轻度广泛脑损害体征或无阳性体征,脑脊液可完全正常、也可有蛋白升高或淋巴细胞增多。头颅CT可发现血肿,但伤后2～6周血肿与组织密度相等时可为阴性。需注意有无一侧或双侧脑沟变浅、中线移位或脑室变小的情况。MRI较CT敏感。本症常需与多发梗死性痴呆、老年性痴呆或正常颅压脑积水鉴别。精神症状的波动及体征的多变有助于本病诊断。见图1-24。

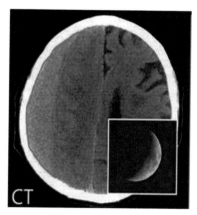

图1-24　头颅CT示硬膜下血肿

5. 正常颅压脑积水

此病主要是由于外伤时血液流入蛛网膜下腔或蛛网膜下腔产生瘢痕、纤维化使脑脊液通路受阻,或脑脊液吸收障碍所致。此时脑室本身以及脑室与蛛网膜下腔之间是通畅的或部分通畅的。患者早期多表现为迟钝、淡漠、记忆力差、动作欠灵活,逐渐出现痴呆。多数患者有情绪低落、精神运动迟滞,罕有焦虑或妄想,故有时易被疑为抑郁症。典型症状是痴呆、步态障碍及小便失禁三联症,小便失禁较晚发生。本症多发生于外伤后3～6周,一年以上者少见。腰穿时脑脊液压力正常。头颅CT显示脑室扩大,以额、颞部明显。见图1-25。

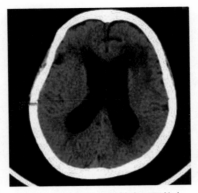

图1-25 头颅CT可见脑室明显扩大

6. 多梗死性痴呆

外伤后缺血性梗死并不少见。脑组织缺氧情况下导致血液黏稠度增高、血流量减少。血管造影及经颅多普勒超声检查均证实脑外伤时可有广泛的脑血管痉挛。血管闭塞、血栓、弥漫性血管内凝血均可导致多发性梗死,病灶大小不同。见图1-26。

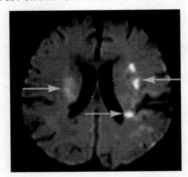

图1-26 DWI示双侧脑室旁多发高信号

(四)辅助检查

1. 神经精神评估

运用多种智能检测量表(韦氏智力量表及其他的记忆量表)、精神行为量表和ADL量表对怀疑外伤性痴呆患者的记忆、智能、精神状态和日常生活能力等方面进行评估。人格和感情较难评估。许多量表未能描述整个行为问题,故仔细的临床描述可能是最有用的观察方法。社会能力测量对判断患者的工作及家庭生活能力有所帮助。

2. 实验室检查

就精神障碍本身而言目前实验室尚无特异性检验指标。原发性颅脑创伤实验室检查结果同原发疾病。

3. 其他

可检出与原发颅脑创伤相关的异常脑电图和诱发电位。根据患者颅脑外伤的不同情况选择头颅 CT、MR、气脑造影等检查。

（五）诊断

痴呆发生在外伤后，病程呈慢性发展，出现不同程度的认知及智能减退，伴原发病的表现及精神障碍等，需要通过全面、特殊的神经精神系统检查以及相关的辅助检查可确诊。应注意必须具有智能综合征表现，不能单靠某一单项表现如遗忘或注意力不集中等作出诊断。患者若只有遗忘可诊断为外伤后记忆障碍。外伤后可有单纯人格改变或神经症，甚至可有精神分裂症样表现，可能与器质损伤或伤前个性有关，但也只能做各自与外伤有关的诊断。

（六）鉴别诊断

1. 假性痴呆

脑外伤后患者可有抑郁症的表现，伴有认知功能障碍，但无脑器质损害证据。其认知障碍症状与行为不符合，患者常夸大症状，不断诉苦，检查时对简单问话及操作不认真执行，连最简单的关于定向的问题也答"不知道"。通过鼓励，患者可以表现有很好的认知能力，如记忆、计算均正常。其情绪低落明显，可有妄想，故称之为假性痴呆。外伤性痴呆病人正好相反，是真正的智能低下，很少诉说认知缺陷的苦恼，努力回答及执行操作而成绩不佳，经鼓励也无法改善，情绪低落不严重。对于难度相同的检查，假性痴呆者成绩不稳定而痴呆者成绩总是一致的。当外伤后痴呆伴有抑郁色彩时早期鉴别不易。

2. 老年性痴呆

有些老年人在外伤后数年逐渐表现痴呆，拳击运动员痴呆可于 10 年或 20 年后发生，此时是外伤所致还是老年性痴呆，两者有无关系，不同的资料一直有着不同的见解。一般来说，临床上如有明显外伤史、失语和明显的神经系统损害体征，则倾向于由外伤所致。过去认为两者在病理上有区别，由外伤所致者神经原纤维缠结明显而老年斑缺如或稀少。但近年研究报告指出，作为老年性痴呆主要特征的老年斑及神经原纤维缠结也见于外伤后痴呆患者。老年斑含有的淀粉样蛋白也同样可以在拳击运动员痴呆的脑组织中沉积，研究认为这种斑块的出现可能是慢性脑损伤的结果。目前关于两种疾病的关系从流行病学、神经病理学及分子生物学等角度正在开展多方面研究。

3. 外伤后闭锁综合征

本疾病可以由脑干直接损伤及椎动脉损伤性闭塞引起，极少见。病人有急性意识障碍，意识恢复后发现患者不能吞咽、不能讲话、四肢瘫痪，但能以眼球活动表示感情及意识活动，可以与人沟通，既非昏迷也无痴呆。

4. 其他原因的痴呆

凡有外伤史的老人经过一段正常智力期后逐渐发生痴呆者应查清是否出现了引起痴呆的其他新疾病，也要注意是否是正常老化加重原来外伤的损害。

（七）治疗

外伤造成的不同轻、重程度的痴呆治疗与一般痴呆治疗原则相同。伴有抑郁症表现者加用抗抑郁药物。外伤性痴呆为获得性痴呆，有望改善或痊愈，及时进行积极处理十分重要。如慢性硬膜下血肿引起痴呆者，早期手术清除血肿即可以痊愈。正常颅压脑积水者早期外科分流术可有较满意效果。已证实乙酰胆碱酯酶抑制剂如多奈哌齐等痴呆治疗药物对创伤性痴呆的治疗有一定疗效。另外，康复训练、心理治疗及社会关注十分重要。

（八）预后

颅脑损伤常引起不同程度的功能障碍，这主要取决于损害是在脑组织的某个特定区域（局灶性）还是广泛性的损害（弥散性）、损伤严重程度及是否进行早期治疗。许多大脑功能由脑组织的不同区域共同承担，未受到伤害的脑组织可以代偿部分受损的功能，因此可以部分恢复。但目前对外伤后痴呆的转归的研究不多，目前认为脑外伤后持续的记忆丧失和行为改变多为不可逆的。

七、甲状腺疾病相关性痴呆

（一）定义

由于甲状腺功能异常（甲状腺功能减退、甲状腺功能亢进、桥本氏脑病等）导致的记忆及认知功能障碍，伴或不伴有精神行为异常，称为甲状腺疾病相关性痴呆。

（二）病理与发病机制

甲状腺素（T4）在靶组织内转变为三碘甲状腺原氨酸（T3），T3与核受体结合，诱导细胞蛋白和酶的大量转录，引起一系列的生理反应，包括促进生长发育、调节能量代谢、影响器官功能等。研究表明，T3能刺激乙酰胆碱转移酶的活性，T4能显著增加哺乳动物的空间记忆能力,甲状腺激素(TH)能通过修饰儿茶酚胺受体的敏感性而发挥重要的中枢神经效能,并且负调节人类神经母细胞瘤细胞中 β - 淀粉样蛋白前体蛋白基因(APP)的转录活性。所以对神经系统而言,TH 变化可能与神经 - 内分泌 - 免疫网络系统有关。若 TH 合成及代谢发生障碍,可导致体内糖、脂肪、蛋白质三大物质代谢紊乱,机体代谢缓慢,引起代谢紊乱,进而影响脑组织各种酶反应系统异常,也可使受损神经元修复出现障碍,加之其他内分泌的障碍,以及由这些功能所引起的机体继发性的变化等,导致神经系统损害。

TH 分泌减少引起甲状腺功能减退,表现为言行迟钝、记忆减退、淡漠、嗜睡、腱反射减退等。由于先天性缺乏甲状腺或甲状腺功能严重不足导致骨骼、肌肉和中枢神经系统发育阻滞等一系列代谢障碍疾病叫呆小病。目前普遍认为呆小病 9% 为甲状腺发育不全或异位引起,其余为先天酶缺陷导致甲状腺激素合成不足,导致垂体性甲状腺功能减退及暂时性甲状腺功能减退。常见甲状腺功能减退病因有:① 甲状腺组织未发育、发育不良或异位:母体接受放射治疗后(孕妇、乳母应禁忌)导致胚胎甲状腺组织发育畸形或直接未发育缺如。自身免疫性疾病(母亲患有甲状腺疾病,使甲状腺组织某些成分进入血中,产生抗体,破坏了胎儿的甲状腺)。胎内受有毒物质影响造成发育缺陷。胎儿早期促甲状腺激素(TSH)分泌减少,导致甲状腺发育不良。胚胎期甲状腺停留在舌根部,或异位在喉头前、胸腔内或气管内,以舌根部异位甲状腺最多见。② 母体孕期摄入如丙基硫脲嘧啶、甲巯咪唑(他巴唑)、碘化物等致甲状腺功能异常的药物。③ 常见甲状腺摄取或转运碘障碍、过氧化酶缺陷致酪氨酸碘化缺陷、碘化酪氨酸偶联缺陷、脱碘酶缺陷、产生异常的含碘蛋白质、甲状腺对 TSH 不起反应、甲状腺激素分泌困难、周围组织对甲状腺激素无反应等 8 种缺陷甲状腺激素合成及功能障碍,呈家族性甲状腺肿型,见于非地方性甲状腺肿流行区。

TH 过度分泌,甲状腺功能亢进引起肾上腺素能系统过度活跃,影响蓝斑和额叶之间肾上腺素能通路,可使神经系统兴奋性增高,使神经元对儿茶酚胺反应性增加,进而影响脑功能障碍,引起痴呆的具体机制尚不明确。患者会有紧张、易激动、烦躁、失眠等表现。

桥本氏脑病(HE)是一种可逆性神经系统综合征,主要与桥本氏甲状腺炎和类固醇反应有关。到目前为止,HE 发病机制尚不确定。因为此病与一些自身免疫性疾病和类固醇反应相关,并且在 HE 患者中也发现了自身抗体,故自身免疫发病机制已被确认为致病因素。

（三）临床表现

1. 甲状腺功能减退相关性痴呆

（1）中枢神经系统改变：甲减合并神经精神异常患者常有智力减退、记忆力下降、感觉迟钝、反应迟钝、兴趣减退、慢性头痛、嗜睡等痴呆表现。

（2）颅神经改变：甲减合并神经精神异常患者可有嗅、味、视、听功能的减退，耳鸣、耳聋，三叉神经痛，还可出现真性眩晕、视觉模糊或视野缺损，甚至出现球后视神经炎或视神经萎缩，视觉改变一般认为由于甲状腺功能减低继发脑垂体肿大压迫视神经所致。

（3）周围神经改变：肢体远端发生感觉异常，如手足麻木、刺痛和烧灼感等，其中一半有感觉症状，如震动觉、痛觉及触觉异常，部分患者有手套、袜套样感觉障碍。肌电图可见神经传导速度变慢。黏液性水肿可压迫腕管正中神经，产生腔管综合征。

（4）小脑综合征：甲减合并神经精神异常可有共济失调，步态不稳，手、足动作笨拙，言语发音不清，也可出现运动性震颤及眼球震颤。

（5）呆小病：是由于先天性缺乏甲状腺或甲状腺功能严重不足引起甲状腺机能低下，进而人体会出现骨骼、肌肉和中枢神经系统发育阻滞等一系列代谢障碍的表现。在初生儿时期症状往往不明显，出生后数周开始出现症状，起病越早病情越危重，其临床表现有患儿体格弱、智力低下、发育迟缓、表情呆滞、发音低哑、面色苍白、眶周水肿、眼距增宽、鼻梁塌陷、唇厚流涎、舌大外伸，前后囟门增大且关闭延迟，四肢粗短、身体异常矮小、出牙换牙延迟、骨龄推迟、行走晚呈鸭步，心率慢，心浊音区扩大，腹饱满膨大，脐疝，性器官发育延迟等表现。

2. 甲状腺功能亢进相关性痴呆

（1）甲状腺功能亢进脑病：主要临床表现为行为和性格改变、失眠、认知障碍，老年患者可表现为嗜睡和抑郁、痴呆等神经功能减退。甲状腺功能亢进相关认知障碍较为多见，占18%～33%，常为急性或亚急性病程。43%的甲状腺功能亢进患者出现非特异性的脑电图异常，包括弥漫性慢波、尖波等，部分患者出现周期性三相波，在治疗后好转，但对疾病无明确预后意义。治疗主要针对原发病，一般性格行为改变恢复较认知功能快。

（2）"甲状腺风暴（Thyroid Storm）"——急性甲状腺毒症伴癫痫发作的脑病：严重的甲状腺功能亢进患者可出现此种病症，其神经系统症状常为暴发性，若不及时治疗，病情进展可引起谵妄、嗜睡、昏迷等，查体可见震颤、反射亢进。诱因包括败血症、手术等。除针对原发病治疗外,可使用抗癫痫药物对症治疗。

3. 桥本氏脑病

桥本氏脑病女性多发,有血管炎型和弥漫进展型两种亚型,前者表现为癫痫发作和中风样发作;后者隐匿起病,以进行性痴呆和行为紊乱为特征。当患有桥本甲状腺炎的患者出现神经系统症状包括快速进展性痴呆(RPD)、锥体外系症状、共济失调甚至中风样发作时,应考虑桥本脑病。无论甲状腺功能是否正常,血清中抗甲状腺自身抗体(抗甲状腺球蛋白或抗甲状腺过氧化物酶)的水平升高都表明 HE 可能,HE 最终仅在纠正甲状腺异常后才被诊断出来。

(四)诊断与鉴别诊断

多种患有甲状腺异常的患者经常出现情绪和认知综合症状,这些症状往往被临床医生忽视。神经精神症状包括定向障碍、记忆障碍、痴呆、听觉扭曲、精神运动迟缓和精神病。在病因诊断中,患者应行甲状腺功能检查,治疗上予甲状腺对因治疗后症状明显好转。

一般认为桥本脑病没有确切的诊断标准,其诊断需要神经精神病学表现,且要在排除其他原因所致的脑病条件下进行诊断:血清或脑脊液中抗甲状腺抗体增加;脑脊液检查排除传染性、血管性或肿瘤性病因;非典型影像学检查(MRI 或 CT 扫描);对免疫抑制治疗有良好反应。见图 1-27。

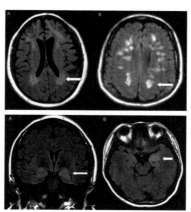

图1-27　桥本氏甲状腺炎和桥本脑病(HE)

HE 患者脑电图上出现三相或周期性尖锐波,而 CJD 患者脑电图也可有类似表现;但 MRI 上原发性脱髓鞘导致的弥漫性或局灶性白质改变,与 CJD 有显著差异,以此有助于鉴别 HE 与 CJD。

（五）治疗原则

合并痴呆症状的治疗基本上同内科治疗一样，如出现精神、神经系统症状时可应用相应的抗精神病药物、改善认知药物。总之，积极预防、尽早发现、明确病因、积极干预、病因治疗联合对症治疗。

1. 甲状腺功能减退相关性痴呆的治疗

防治诱发因素，如受寒、感染、手术等。甲状腺治疗，开始用量宜较小，逐渐增加剂量，用药初期注意副作用。痴呆症状可应用乙酰胆碱酯酶抑制剂、N- 甲基 -D- 天冬氨酸受体（N-Methyl-D- Aspartate, NMDA）拮抗剂、神经保护性治疗、抗抑郁药等药物延缓痴呆的进展。

2. 甲状腺功能亢进相关性痴呆的治疗

防治诱发因素，特别是甲状腺危象，要防止感染、外伤、手术和心理因素等。选用他巴唑、丙硫氧嘧啶等药物控制甲状腺功能亢进。免疫调节剂（主要是类固醇）用于治疗 HE；当对类固醇反应令人不满意时，静脉注射免疫球蛋白（IVIG）可能是一种有益的治疗方式。

如患者表现为焦虑、紧张，可选用苯二氮类药物（如三唑仑、阿普唑仑、甲羟安定、氯安定、利眠宁、硝基安定），丁螺环酮等药物治疗。抑郁、淡漠状态，可选用三环类抗抑郁剂（如阿米替林、丙唑嗪、氯丙唑嗪、去甲替林），四环类抗抑郁剂（如马普替林、脱尔烦、三唑酮），选择性 5- 羟色胺再摄取抑郁剂（如氟两汀、帕罗西汀、氟伏沙明、舍曲林），单胺氧化酶抑制剂（如吗氯贝胺），单环类抗抑郁剂（如万拉法新）等药物治疗。同时应用促大脑代谢药。

八、维生素缺乏性痴呆

认知能力和营养状况是健康人群总体健康和功能状态的重要特征。营养与认知密切相关。其中维生素缺乏是认知损伤、痴呆的潜在危险因素。

（一）B 族维生素缺乏与痴呆

B_1、B_2、B_6、B_{12}、尼克酸、叶酸等 B 族维生素的缺乏均与认知功能受损有关。此外，这些维生素的缺乏也与磷脂类等大脑结构组分的代谢紊乱有关，如维生素 B_1 缺乏与乳酸积聚、携氧量减少、转酮醇酶以及胆碱酯酶含量下降有关，这些均可导致记忆和其他认知障碍的发生。

1. 叶酸、维生素 B$_{12}$ 的生理作用

叶酸又称蝶酰谷氨酸（PGA 或 pteGlu），是 B 族维生素的一种，也是人体不可或缺的维生素，但人体不能合成，需由食物中获取。饮食中的叶酸在神经系统正常发育过程中是必需的。在叶酸还原酶作用下，叶酸形成活性成分四氢叶酸。四氢叶酸是体内生化反应中一碳单位（如甲基）的载体，参与嘌呤核苷酸和胸嘧啶核苷酸的合成代谢。此外，四氢叶酸在亚甲基四氢叶酸还原酶（MTHFR）作用下，形成 N5-甲基四氢叶酸。后者在甲硫氨酸合成酶（MS）的参与下，与同型半胱氨酸（Hcy）发生化学反应，使 Hcy 甲基化转变为甲硫氨酸。此过程在降低体内 Hcy 浓度中起到很重要的作用。

维生素 B$_{12}$ 又称氰钴氨素，是唯一含有金属离子的水溶性维生素，主要集中于动物组织中，也称为动物蛋白因子。维生素 B$_{12}$ 在体内以甲基 B$_{12}$ 和辅酶 B$_{12}$ 两种辅酶形式发挥作用。甲基 B$_{12}$ 是 MS 的辅酶，从 N5-甲基四氢叶酸获得甲基后转而供给 Hcy，并在 MS 作用下，使 Hcy 甲基化转变为甲硫氨酸。此外，维生素 B$_{12}$ 也是 MTHFR 的辅酶，参与四氢叶酸向 N5-甲基四氢叶酸的转化，间接参与 Hcy 甲基化转变为甲硫氨酸的过程。

2. 同型半胱氨酸及其代谢

Hcy 是一种含硫氨基酸，体内不能合成，只能从食物中的甲硫氨酸转变而来。甲硫氨酸脱甲基后生成 Hcy。Hcy 主要的代谢途径包括：① 甲基化过程。Hcy 接受 N5-甲基四氢叶酸提供的甲基，重新生成甲硫氨酸，形成一个循环，称为甲硫氨酸循环。甲基化过程需要叶酸和维生素 B$_{12}$ 的参与。② 脱硫基过程。Hcy 在胱硫醚 β 合成酶（CBS）催化下，以维生素 B$_6$ 为辅酶，与丝氨酸缩合生成胱硫醚，再在胱硫醚酶作用下形成半胱氨酸，然后分解为丙酮酸、硫酸和水。

导致血 Hcy 水平升高的因素有遗传和饮食两方面。遗传因素主要与 MTHFR、MS、CBS 的缺乏或活性降低有关；饮食因素则来源于动物蛋白摄入过多或膳食中叶酸和维生素 B$_{12}$ 等缺乏。此外，某些药物如避孕药、抗惊厥药物、甲氨蝶呤等也会导致 Hcy 水平升高。

3. 叶酸和维生素 B$_{12}$ 影响 Hcy 浓度的机制

在叶酸还原酶的作用下，叶酸形成四氢叶酸，四氢叶酸在 MTHFR 作用下，形成 N5-甲基四氢叶酸，为 Hcy 甲基化过程提供了原料（甲基）；维生素 B$_{12}$ 作为辅酶，影响了 MTHFR 和 MS 的活性，也直接或间接地参与了 Hcy 甲基化转变为甲硫氨酸

的过程。膳食中叶酸和维生素 B_{12} 缺乏导致上述过程受阻，Hcy 浓度升高。补充叶酸及维生素 B_{12}，可以降低 Hcy 水平。

4. 叶酸、维生素 B_{12}、Hcy 与 AD 相关的可能机制

研究证实，叶酸和维生素 B_{12} 缺乏主要通过升高 Hcy 浓度而增加患痴呆的危险，叶酸和维生素 B_{12} 缺乏导致 Hcy 代谢通路受阻，血中 Hcy 累积，成为高 Hcy 血症，导致痴呆的发生。

叶酸和维生素 B_{12} 缺乏、高 Hcy 导致痴呆发生的确切机制尚不明确，推测可能与损伤血管内皮细胞的功能进而通过对神经细胞的氧化损伤及其神经毒性、加强 β 淀粉样蛋白的神经毒性作用、促进神经原纤维缠结的形成等多种途径有关。维生素 B_{12} 与叶酸在代谢上相互依赖，维生素 B_{12} 缺乏可先后导致四氢叶酸和甲烯基四氢叶酸生成不足，间接导致脱氧胸腺嘧啶核苷酸（TMP）生成不足，造成 DNA 合成障碍。叶酸和维生素 B_{12} 在 Hcy 甲基化生成甲硫氨酸和 S- 腺苷甲硫氨酸中均是必需的。S- 腺苷甲硫氨酸参与了包括蛋白质、磷脂、DNA 和神经递质代谢的众多甲基化反应。叶酸和维生素 B_{12} 的缺乏引起甲硫氨酸和 S- 腺苷甲硫氨酸（甲基供给体）的缺乏，导致 DNA 损害和神经递质代谢障碍。另外，叶酸和维生素 B_{12} 的缺乏导致了 Hcy 水平的升高，Hcy 的神经血管毒性作用和 Hcy 增强 β- 淀粉样蛋白和谷胱甘肽的神经毒性作用，可能也在叶酸和维生素 B_{12} 缺乏引起的大脑损害中起着部分作用。另有研究报道，高水平的 Hcy 被转化成高水平的同型胱氨酸，而后者对海马部神经元具有兴奋毒性作用。研究发现同型半胱氨酸可以抑制神经元内一氧化氮（NO）的生成。NO 除具有扩张血管、抑制血小板聚集、抗动脉粥样硬化作用外，还作为中枢神经系统内的神经递质，在与学习和记忆有关的突触活动中发挥着重要作用。

总之，目前对于叶酸和维生素 B_{12} 的缺乏、高 Hcy 导致痴呆发生的机制报道较少，可能通过多种途径和多种方式在痴呆发生发展的多个环节起着关键作用。

（二）维生素 D 缺乏与痴呆

最近有学者提出维生素 D 缺乏可能是痴呆的危险因素，同时从病理生理角度解释了维生素 D 缺乏导致痴呆的原因。维生素 D 既有保护血管作用又有保护神经作用。维生素 D 缺乏与高血压、血管壁钙化及炎症反应等脑血管病危险因素有关，每种危险因素都可以引发脑血管病，导致痴呆。

1. 维生素 D 受体基因多态性与痴呆的关系

1992 年，科学家首次提出了维生素 D 受体在人类脑组织中表达。利用放射性

标记的互补脱氧核糖核酸探针在 AD 和 HD 患者死后尸检脑组织内发现维生素 D 受体信使核糖核酸。研究发现在人类脑组织海马、前额皮层、扣带回、基底节区、黑质、下丘脑及小脑中广泛存在着维生素 D 受体。由于海马与记忆力密切相关，而且神经系统退行性疾病容易累及海马，因此，维生素 D 受体基因多态性被认为与认知功能下降和 AD 有关。

维生素 D 受体基因的结合位点 ApaI 与痴呆的相关性存在着以下 3 种可能原因：与痴呆存在着生物学相关性、与维生素 D 受体基因上的生物变异出现连锁不平衡、与其他基因结合位点上的变异存在着连锁不平衡。有学者认为维生素 D 基因多态性可以影响维生素 D 与受体的亲和力，从而影响细胞的解毒功能、细胞内钙稳态和神经营养因子，这种基因多态性也可以通过其他的基因和内环境因子引起细胞老化、神经元受损和神经退行性改变。

2. 维生素 D 缺乏导致痴呆的可能机制

维生素 D 参与调节神经细胞内钙稳态：通过兴奋性氨基酸激活并开放电压依赖性钙通道，促使钙内流和钙超载来实现神经元死亡过程的启动。而维生素 D 可以调节神经细胞内钙的稳态从而能够对神经细胞起保护作用。

维生素 D 可以抑制炎症反应和 β - 淀粉样蛋白（Aβ）沉积。体内研究表明，痴呆患者脑组织中 Aβ 沉积与炎症细胞因子和趋化因子升高有关，而 Aβ 沉积是 AD 的主要病理特征。体外研究表明，维生素 D 可以通过刺激吞噬细胞来清除 Aβ，维生素 D 也可以减轻 Aβ 的细胞毒性，减少皮层神经细胞凋亡。目前也有研究显示维生素 D 与维生素 D 受体通路被破坏可以促使 Aβ 诱发一氧化氮合成酶的合成，而一氧化氮合成酶参与 AD 患者炎症反应过程。

维生素 D 促进神经营养因子的合成。脑组织可以产生 1α - 羟化酶，在此酶作用下，促使维生素 D_3 转变为活性维生素 D，即 1,25- 二羟维生素 D_3，进而上调神经生长因子、神经胶质细胞源性神经营养因子的表达，同时参与细胞存活和分化及对细胞功能的调节。神经胶质细胞源性神经营养因子与多巴胺能细胞的存活和分化有关，神经营养因子主要存在于大脑皮层和海马中，具有保护神经传递和突触的作用，可以增强海马细胞的信号传递。

维生素 D 缺乏可增加卒中风险，特别是缺血性卒中。研究表明维生素 D 缺乏与脑白质改变有关。维生素 D 缺乏也与高血压、糖尿病、高脂血症、动脉粥样硬化等心脑血管病的危险因素有关。最近研究发现维生素 D 缺乏可以通过多种途径增加心血管系统疾病的发病率和死亡率,而补充维生素 D 后可以通过下调肾素血管紧张素系统、心肌重构、调节内皮细胞对损伤的反应等途径来保护心血管系统,同时维生素 D 通过增加组织因子的活性和促进血栓的形成来参与凝血过程。总之,维生素 D 缺乏通过神经退行性改变和血管机制导致患者出现认知功能障碍。

目前学者对维生素 D 缺乏与具体认知域的影响观点不统一,国内对其研究甚少。有学者通过动物实验研究发现血清维生素 D 缺乏与瞬时记忆无关。同样,研究发现血清维生素 D 浓度与执行能力和信息处理能力呈正相关,而与记忆力无关。Goodwill 等发现维生素 D 缺乏与注意力呈明显的正相关,与记忆力和视空间能力无明显相关性。

九、酒精中毒性痴呆

(一)定义

酒精性痴呆(PAD)是酒精对脑组织的慢性直接作用所致的原发性、特征性痴呆,系长期大量饮酒引起的脑器质性损害,是慢性酒中毒最严重的状态,表现为震颤、谵妄、痉挛发作、急性或慢性人格改变、智力低下、记忆力障碍等。

(二)病因

酒精性痴呆的发生可能与酒精对脑组织的直接毒性作用,以及酒精中毒导致的痉挛、低血糖、B 族维生素缺乏等对大脑的综合性损害有关。酒精对大脑损害的影响因素很多,如饮酒方式和时间、酒质量、饮食方式、头外伤史,伴发肝病、营养不良和药物滥用等。

(三)发病机制

本病机制尚不清晰,可能与下列因素有关:① 乙醇易产生自由基与不饱和脂质结合,造成细胞膜破坏,同时对脑组织亲和力强,产生直接毒性作用,影响大脑皮层及感觉传导通路的完整性。② 乙醇破坏胃肠道正常的生理功能,影响维生素的摄取,导致机体维生素 B_1 缺乏,焦磷酸硫胺素(TPP)减少,影响三羧酸循环,使脑细胞代谢障碍,脑组织乳酸堆积、酸中毒,干扰神经递质合成、释放和摄取,发生中枢和周围神经脱髓鞘及轴索出现变性,导致神经系统功能障碍。③ 乙醇使纤溶酶原激活物失活,影响纤溶酶原转化为纤溶酶,纤维蛋白原无法降解为纤维蛋白降解产物,使血液中纤维蛋白原浓度增加,增加血管内血栓形成风险。④ 酒精对颞叶的损伤会引起认知障碍,同时酒精会影响海马与扣带回的功能。动物实验表明,慢性给予酒精后,鼠的海马和扣带回中胶质元纤维酸性蛋白（GFAP）免疫的星形细胞数量明显增加，GFAP增加，会干扰海马、扣带回的正常功能，从而解释酒精中毒性痴呆引起的认知、学习和记忆力障碍，所有这些可能是酒精中毒性痴呆发生的主要病理机制。近年来有研究表明，酒精中毒致神经系统损伤是通过一种炎性反应作用的，单核细胞趋化蛋白（MCP-1）在损伤后的神经系统中有重要表达。脑源性神经营养因子（BDNF）在神经损伤后有保护神经作用。慢性酒精中毒还可以导致钴胺素缺乏，从而对神经系统造成损伤。

（四）病理

酒精中毒性痴呆的典型病理学表现为上脑干、下丘脑和脑室周围（第三脑室和导水管）小灶性充血和出血；组织学形态可见细胞性水肿，血管源性水肿，神经元变性、坏死、缺失，神经纤维髓鞘变性、坏死，星形胶质细胞、少突胶质细胞和毛细血管增生，细胞内水肿和斑点状出血等。见图1-28。

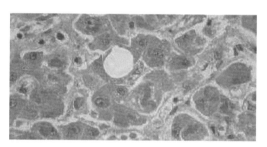

图1-28　酒精中毒性痴呆脑组织镜下表现

（五）临床表现

1.酒精性痴呆多数患者隐袭起病，慢性病程，初期表现为倦怠感，对事物不关心，情感淡漠，出现焦虑、烦躁，衣着污垢，不讲卫生和失去礼仪等。有文献报道早期即可出现呕吐和眼球震颤。逐渐出现注意力不集中、失眠、烦躁或昏睡。眼外肌瘫痪而呈斜视。以后逐渐出现小脑性共济失调，如步态不稳或持物不稳。严重者可出现精神错乱或昏迷。

2.起病急者，多因精神受刺激而突然发病。可有空间及时间定向力显著障碍，情感和行为异常，甚至出现幻觉、近记忆力障碍、虚构和妄想等精神症状。由于AD的病因复杂，故临床表现也复杂，可表现出多种临床综合征，甚至有的出现某些躯体病变，如面部毛细血管扩张，肌肉松弛、无力、震颤和癫痫发作等。

3.经过1年多的时间逐渐出现认知障碍、定向力和记忆障碍，随后学习、抽象思维、注意力、视空间、视觉运动协调及空间知觉等下降,可有夸大,缺乏理性及自知之明,无语言和阅读障碍。随着酒精中毒加重,患者逐渐出现记忆力丧失,不认识亲人、周围环境、一般事物或迷识归途等严重的认知功能障碍。

4.后期酒精中毒性痴呆病人的个人生活能力逐渐丧失,可出现明显人格衰退,对饮酒的需求超过一切,以自我为中心,变得自私,对家庭或工作全无责任感,道德标准下降,为获得酒而不择手段,甚至偷窃、诈骗和强抢等,自我控制力丧失,行为粗暴、残忍。病程持续数年,可合并 Korsakoff 综合征、Wernicke 脑病、慢性酒精中毒性周围神经性周围神经病等,晚期语言功能受损,仅能片言只语,最后卧床不起,尿失禁,多因严重并发症而死亡。

5.酒精中毒性痴呆患者的脑电图可出现低波幅慢波,CT 检查显示脑室扩大,脑皮质特别是额叶显著萎缩等。

(六)诊断

1. 痴呆的确定

根据简易智力状况检查法(MMSE)< 27 分,进行筛选,作为痴呆诊断的重要依据,再根据临床症状,为获得性的、持续性(中国精神疾病诊断标准定为 4 个月)的智能障碍:必须有以下三项障碍:① 语言、记忆、视物空间障碍;② 情感或人格障碍;③ 认知(概况、计算、判断)功能的障碍等,最终确定痴呆的诊断。

2. 既往史

有长期、大量的饮酒史,且多为空服、嗜酒、酒癖者。

3. 辅助检查

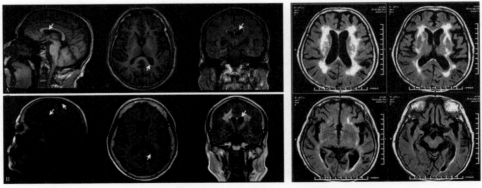

图1-29 头颅MRI示广泛的脑萎缩,白质脱髓鞘改变

（1）影像学的改变：大脑或小脑皮层弥漫性萎缩，脑沟变宽、脑回变平、脑室扩大等。见图 1-29。

（2）EEG 的改变：主要是弥散的慢波或节律的出现，且与痴呆程度呈正相关。

4. 排除诊断

需除外阿尔茨海默病、血管性痴呆、多发性脑梗死性痴呆、炎症以及寄生虫等导致的痴呆。

目前痴呆的诊断尚缺乏特异性的"金指标"。MMSE 等方法作为痴呆的筛选，对诊断很有价值。但绝不能代替病史、体征、影像学（CT、MRI、正电子发射体层摄影等）、脑电生理学的检查等进行的临床诊断。

（七）鉴别诊断

该病需要与长期饮酒人群由于其他原因引起痴呆，以及慢性酒精中毒戒断出现的意识改变相鉴别。

1. 阿尔茨海默病

阿尔茨海默病发生于老年和老年前期，女性多见。以进行性认知功能障碍和行为损害为特征的中枢神经系统退行性疾病是老年期最常见的痴呆类型。临床上表现为全面性痴呆、人格崩溃。CT/MRI 可见脑萎缩。

2. 血管性痴呆

血管性痴呆包括脑血管病导致的认知功能下降，以及由于心脏的低灌注使脑功能下降，产生智力减退及情绪行为异常，是痴呆的常见类型之一。血管性痴呆具有突发性及波动性，一般在卒中发生后 3 个月内出现。

3. 路易体痴呆

路易体痴呆发病年龄在 50~85 岁，具有典型的核心症状，波动性认知障碍、帕金森综合征和以视幻觉为突出表现的精神症状，CT 和 MRI 无典型表现。其痴呆症状早于或与帕金森综合征同时出现。

4. 帕金森病痴呆

帕金森痴呆指帕金森病的认知损害达痴呆程度，具有明显的执行功能受损。其痴呆症状继发于帕金森病。

5. 慢性酒精中毒戒断后意识改变

这种意识改变是在慢性酒精中毒基础上戒断后出现的症状，程度轻重不等，可从轻度的心烦、失眠、颤抖到中重度的幻觉、抽搐、意识不清等。

6. 其他类型痴呆

痴呆可以是 HIV、神经梅毒、朊蛋白病、脑炎等感染性疾病的表现；可以是维生素 B_{12} 缺乏、甲状腺功能减退、一氧化碳中毒等代谢和其他类型中毒的表现。

(八)治疗

"慢性酒精中毒性脑病诊治中国专家共识"指出，酒精中毒性痴呆的治疗包括戒酒、解毒、病因治疗、神经保护和康复治疗等措施。

1. 戒酒

戒酒是酒精中毒性痴呆治疗的重点和难点。其重要性在于，以戒酒作为酒精中毒性痴呆治疗的首要措施，既是治疗亦是预防。而其难点则在于长期坚持并防止再次酗酒。一线戒酒药物包括纳曲酮、纳美芬、双硫仑和阿坎酸。临床医师应根据患者对药物的治疗反应、药物不良反应、家庭照料和经济状况等因素，综合考虑并选择治疗药物。关于药物疗程和治疗过程中减停药问题，目前尚无定论，临床医师可根据患者具体情况进行个体化治疗。

2. 解毒

解毒是酒精中毒性痴呆治疗不可忽视的一环，其作用是帮助患者安全戒酒，预防严重戒断反应。目前，苯二氮类药是解毒治疗的首选药物，并且对癫痫发作、谵妄等症状也具有显著疗效。

3. 病因治疗

酒精中毒性痴呆的病因治疗推荐肠外补充高剂量维生素 B_1，其根本原因是长期酗酒导致胃肠吸收不良使维生素 B_1 缺乏。由于胃肠吸收不良，慢性酒精中毒性脑病患者口服维生素 B_1 治疗效果欠佳，故推荐非肠道给药。

4. 神经保护治疗

长期酗酒患者脑组织存在着过氧化物和自由基蓄积，以及神经营养因子水平的降低，因此，合理而有效的神经保护治疗可以有效改善酒精中毒性痴呆的各种症状。除了补充大剂量维生素 C 和 B 族维生素（如甲钴胺），还可给予自由基清除剂（如依达拉奉）、线粒体保护剂（如艾地苯醌、辅酶 Q10 等）和神经营养药（如鼠神经生长因子、奥拉西坦等）。

5. 康复治疗

针灸可以减轻嗜酒者的戒断症状，预防癫痫发作，并提高患者对规范治疗的依从性。高压氧治疗可以增加酒精中毒性痴呆患者脑组织的有氧代谢，有助于康复。

经颅磁刺激（TMS）具有无痛、无损伤、安全等优点，尤其是重复经颅磁刺激（rTMS）通过调节神经可塑性，短期或长期影响神经活动，可在酒精中毒性痴呆的治疗中发挥一定辅助作用。

（九）预后

酒精中毒性痴呆可由 Wernicke 脑病或 Korsakoff's 综合征发展而来，个人生活能力显著下降，不修边幅，个人卫生差，对饮酒的需求超过一切。晚期言语功能也严重受损，仅能少量言语，最后卧床不起，尿便失禁，多因各种并发症而死亡。

十、肿瘤性痴呆

（一）定义

颅脑肿瘤性病变是中枢神经系统快速进展性痴呆的病因之一。是指意识清晰的患者由于各种中枢神经系统肿瘤性疾病或常见的副肿瘤综合征引起的持续性高级神经活动功能的弥漫性紊乱，最终导致患者精神神经功能衰退的一组后天获得性疾病。

（二）病因

引起快速进展性痴呆的肿瘤性疾病有多种，可有原发性中枢神经系统淋巴瘤、癌性脑膜病、副肿瘤综合征、胶质瘤等，都可以进行性痴呆为首发症状，进展迅速。

（三）发病机制

肿瘤性痴呆多是原发肿瘤的占位效应或肿瘤产物（包括异位激素的产生）异常导致的免疫反应（包括交叉免疫、自身免疫和免疫复合物沉着等）或其他不明原因引起的多系统病变发生，出现脑功能的损伤。

（四）临床表现

各种类型的肿瘤根据其部位、大小、病灶的多少不同可以引起不同程度的定位症状及相应体征。

1. 原发性中枢神经系统淋巴瘤

此病多与原位淋巴细胞恶性克隆增生、嗜中枢性淋巴细胞及 EB 病毒感染有关。患者主要表现为头痛、恶心、呕吐等颅内高压症状及视力障碍、癫痫、失语、眩晕、肢体无力、行走不稳等神经系统症状。部分患者可出现智力降低和行为异常。光镜下可见淋巴样肿瘤细胞弥漫密集，瘤细胞大小较一致，胞质少，核大，瘤细胞围绕血管呈袖套样分布。CT 可见较大的规则团块影，呈高密度或等密度，增强效应明显,室管膜下浸润时脑室周围增强。MRI可显示脑实质内淋巴瘤,增强效应明显。见图1-30。

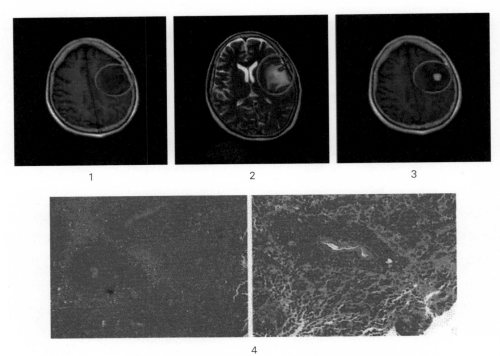

图1-30　原发性中枢神经系统淋巴瘤头颅MRI及光镜下表现

1-T1WI呈等或稍低信号;2-T2WI呈稍低、等或高信号;3-增强后肿瘤呈明显均匀一致强化是本病的特点;4-最具特征的镜下表现是以血管为中心的生长模式,肿瘤细胞呈袖套样围绕血管或侵入血管壁。

2. 癌性脑膜瘤

癌性脑膜瘤是指恶性肿瘤细胞转移,弥漫或局灶浸润软脑膜及蛛网膜下腔,是中枢神经系统转移癌的一种特殊类型,原发病灶常来源于肺癌、乳腺癌等,实体肿瘤患者中发病率4%~15%。临床表现复杂多样,但缺乏典型的症状、体征,主要表现为脑组织、颅神经、脊神经受累症状。临床上经常是亚急性或慢性起病,最常见的首发症状为头痛、恶心呕吐和脑膜刺激征;在病程发展过程中还可有精神异常,智能减退等脑功能受损表现。脑脊液细胞学检查可以准确地进行细胞分类和发现肿瘤细胞。见图1-31。

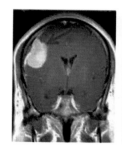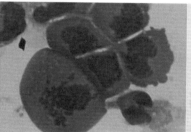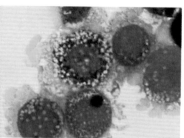

图1-31 癌性脑膜瘤影像学及脑脊液组化

3. 副肿瘤综合征

（1）进行性多灶性白质脑病（PML）：此病是一种少见的亚急性脑部脱髓鞘病，常见于慢性淋巴性白血病、淋巴网状细胞肉瘤、恶性组织细胞病、何杰金氏病等网状内皮细胞病，也可以见于肺癌、乳腺癌或其他恶性肿瘤。发病与病毒感染（SV40.JC病毒）有关，多见于中老年患者，男性多于女性。临床主要表现为进行性精神衰退、人格改变、智能减退，伴有逐渐出现的意识障碍，偏瘫，进行性视力下降和失语、共济失调、眩晕等脑部其他受损症状。颅神经麻痹和脊髓损害少见。实验室检查脑脊液多无异常。病理检查：脑白质内多发散在脱髓鞘斑块，其内少突胶质细胞消失，轴突相对完好。炎症细胞浸润不明显。电镜下可见少突胶质细胞内包涵体形成，多为乳多空病毒颗粒。脑电图呈现弥漫性低幅慢波表现。

（2）弥漫性灰质脑病：此病常见于支气管肺癌、何杰金氏病等。约40%肿瘤晚期的患者可出现精神症状，可能由癌肿转移至脑部所致，但绝大部分由弥漫性灰质脑病所致。临床表现以痴呆为主，最初近期记忆力减退、情绪不稳定、易激动、抑郁、焦虑，且呈逐渐加重趋势，直至发展成痴呆，病程一般不超过2年，通常在5～20个月。脑脊液细胞和蛋白的含量可轻度增高。病理可发现大脑皮质病变，血管周围可见淋巴细胞浸润，灰质存在广泛神经元脱失，而细胞学检查未发现转移癌细胞。

（3）边缘性脑炎：本病的原发肿瘤绝大部分为小细胞肺癌或霍奇金病，恶性胸腺瘤有时也可导致本病。其病因目前尚不清楚，但在其他的副肿瘤神经综合征中发现有抗神经元自身抗体参与。副肿瘤性边缘系统脑炎所致的遗忘综合征的临床表现可以是静止的、进展的或反复发作的表现形式。患者的临床表现以近事记忆力损害严重，学习新事物能力的明显下降为特点。远事记忆力损害一般较轻，记录能力不受影响。在某些病例中可能出现焦虑和抑郁，通常在综合征出现的早期，幻觉以及部分性或全身性癫痫发作也可能出现。在许多的病例中遗忘综合征呈进行性进展,直至发展为痴呆。

4.胶质瘤

胶质瘤的病因有多种,神经纤维瘤病(I型)及结节性硬化病等已知的遗传疾病为脑胶质瘤的遗传易感因素。此外,一些环境的致癌因素也可能与胶质瘤的发生相关。有研究表明,手机等电磁辐射可能与胶质瘤的发生相关。脑胶质瘤所导致的症状和体征,主要取决其占位效应以及所影响的脑区功能。胶质瘤由于其在空间的"占位"效应,可以使患者产生头痛、恶心呕吐、癫痫、视物模糊等症状。此外,由于其对局部脑组织功能的影响,还可以使患者产生视觉丧失、肢体无力及痴呆等表现。患者就诊时最常做的检查包括头颅CT与MRI。其他检查,包括正电子发射断层扫描(PET)、磁共振波谱(MRS)等检查,可以进一步了解病变的糖代谢及其他分子代谢情况,从而进行鉴别诊断。但最终确诊还是要依靠手术后的病理诊断。见图1-32。

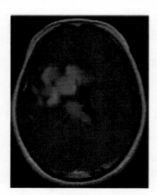

图1-32 脑胶质瘤影像学

(五)辅助检查

1.脑脊液检查

脑脊液检查对原发性中枢神经系统淋巴瘤和癌性脑膜瘤的检出有一定的辅助作用,当脑脊液蛋白浓度超过 1.0 g/L,淋巴细胞在 $(0 \sim 400) \times 10^6$/L,脑脊液离心后经免疫细胞学检查可增加中枢神经系统淋巴瘤的阳性检出率。而在脑膜瘤中,脑脊液细胞学检查可以准确地进行细胞分类和发现肿瘤细胞。

2.影像学检查

不同肿瘤所致痴呆的影像学表现有所不同,应根据各自的影像学表现判断肿瘤性质。

3. 神经精神评估

应用韦氏智力量表及其他心理及认知测试方法进行神经精神评估。医生应根据患者的临床描述仔细判别。

4. 病理活检

手术后的病理活检是诊断肿瘤性痴呆的金标准。

（六）鉴别诊断

1. 桥本脑病

典型临床表现包括嗜睡、意识模糊、昏迷、震颤和肌阵挛，为弥漫性皮质功能障碍而不是边缘性脑病。血清和脑脊液（CSF）中存在高滴度抗甲状腺抗体。CSF 检查细胞数多正常，但蛋白可升高，可见寡克隆区带。头 MRI 无特异性表现，约 50% 患者可出现弥漫性脑萎缩、脑白质异常和局灶性皮质损害。桥本脑病对激素治疗反应敏感。

2. 病毒性脑炎

病毒性脑炎患者的脑脊液白细胞计数和蛋白质含量较高，且白细胞升高先以中性粒细胞为主、后以淋巴细胞为主，可查到病毒 DNA 或抗体。抗病毒治疗对病毒性脑炎有效。

3. 假性痴呆

假性痴呆是一类特殊的痴呆表现，不是大脑器质病变所致，而是一种心理状态，完全可以恢复正常。它是鉴定中可见的一类特殊痴呆表现。最典型的是刚塞氏综合征，又称心因性痴呆，多见于有强烈心理刺激的癔症和拘禁性反应等。核心症状是对简单问题给予近似而错误的回答。患者可以理解问题的意义，但不能作简单正确回答。

（七）治疗

1. 手术治疗

手术往往是肿瘤性痴呆治疗的第一步。手术不仅可以提供最终的病理诊断，而且可以迅速去除大部分的肿瘤细胞，缓解患者症状，并为下一步的其他治疗提供便利。

2. 放疗

对于高级别胶质瘤、多发性淋巴瘤及其他系统肿瘤可选用这种治疗方法，放疗包括局部放疗和立体定向放疗。

3. 化疗

化疗对于小细胞肺癌等高级别且对化疗药物敏感的肿瘤是首选治疗方法。

4. 对症支持治疗

这种病还可试用血浆置换、维生素类药物、皮质类固醇及免疫抑制剂等，疗效未证实。有些患者治疗原发肿瘤后副肿瘤综合征症状明显缓解。该综合征早期诊治可使部分患者的症状缓解，及早发现潜在的肿瘤早期治疗，可以提高患者的生命质量和延长寿命。

十一、艾滋病性痴呆

（一）定义

AIDS 痴呆综合征（ADC），以前又称为亚急性或慢性 HIV 脑炎，是一组由于 HIV 感染导致的神经认知障碍的疾病，以进行性认知功能减退、注意力不集中、记忆力减退、时间及空间定向障碍、运动功能减弱、行为异常等为主要表现。

（二）流行病学

来自 CASCADE（Concerted Action on Seroconversion to AIDS and Death in Europe）队列中随访 15,380 例 HIV 感染者的数据证实，ADC 发病率从抗逆转录病毒治疗（ART）前的 6.49 例 /（1000 人·年）下降至 2003—2006 年的 0.66 例 /（1000 人·年）。丹麦一项人群研究报道，HIV 感染者中严重神经系统缺陷的发生率接近于未感染人群。

（三）病因及发病机制

艾滋病即获得性免疫缺陷综合征（AIDS），是由人类免疫缺陷病毒（HIV）引起。自 1981 年首次报告以来，HIV 感染几乎遍及全球，已成为严重威胁人类健康的世界性问题。超过 40% 的 AIDS 患者病程中可出现神经系统症状，可累及脑、脊髓、周围神经和肌肉，其中绝大多数是因感染引起，包括 HIV 病毒（一种嗜神经病毒）直接入侵中枢神经系统，或者因免疫缺陷出现的机会性感染。后者包括继发于 AIDS 的细菌、病毒、真菌和寄生虫的各种感染，多数感染发生的危险与 $CD4^+$ T 细胞计数呈正相关，包括弓形虫感染、巨细胞病毒感染、进行性多灶性白质脑病（JC 病毒）、结核感染、隐球菌感染、梅毒感染等。

HIV 感染者常见记忆力、专注力、注意力和运动技能的改变，这些症状可由多种疾病引起，准确的诊断对患者的治疗至关重要。在这些障碍不能明确地归因为 HIV

感染外的其他原因时，则将此类障碍整体归类为 HIV 相关神经认知障碍，即艾滋病性痴呆。

（四）病理生理

HIV 在全身感染后最初数日期间传播至中枢神经系统（CNS），此后在大部分未经治疗的患者的脑脊液中可检测到 HIV。然而，随着感染进程和疾病的演变，脑脊液感染的特征也发生改变。最初，脑脊液中的病毒与血液中的病毒在遗传学上是相同的，可能源自 CD4 细胞的转运。随后，CNS 的 HIV 感染可以"区室化"，其内的病毒独立于血液中的病毒进行演变。此外，CNS 病毒的细胞趋向性可能变为主要倾向于巨噬细胞，相比之下，血液中的 HIV 则特征性地维持 T 淋巴细胞趋向性。

具有巨噬细胞趋向性的病毒是源于 CNS 内还是由感染的单个核细胞诱发而来，目前尚不清楚。然而，对于看似良性的脑膜感染（主要为 T 淋巴细胞）向侵袭性脑炎的转换，巨噬细胞和小胶质细胞明确具有至关重要的作用。血管周围巨噬细胞和相关细胞维持着区室化脑部感染，并且，无论是否感染，其都是脑功能障碍相关中毒性信号传递途径的重要源头，这是 ADC 的基础。

虽然 HIV 似乎也感染星形胶质细胞，但这通常是非增殖性的（即不会传播感染），且其致病意义仍不确定。几乎没有证据表明 HIV 会感染神经元和少突胶质细胞。因此，此类细胞的代谢改变和死亡是由"间接"机制所致，即通过上述中毒性信号传递途径引起，这可能同时涉及病毒和细胞分子。

针对患有艾滋病痴呆的 AIDS 患者的尸检研究中，显示此类患者有特征性白质苍白改变、小胶质细胞结节、多核巨细胞以及血管周围浸润。基底神经节和黑质纹状体结构可在痴呆病程早期受累，随后的弥漫性神经元丢失可导致额叶和颞叶神经元减少多达 40%。甚至在 HIV 感染第一年内，此时尚没有与 ADC 更明确相关的显性脑炎，也可能会检测到更细微的结构性脑改变，例如位于皮质的那部分灰质体积减小。

虽然抗逆转录病毒治疗（ART）可使脑脊液中的 HIV RNA 减少，但有相当一部分患者即使在数年持久的病毒抑制后，其中枢神经系统中仍有轻度免疫激活的生物标志物证据。引起这一持续炎症反应的病理生理机制尚不清楚，但脑脊液中具有低于可检测水平的持续 CNS 感染是一个可能的解释。

（五）临床表现

HIV 相关痴呆的主要特征是皮质下功能障碍，表现为注意力和专注力障碍、抑郁症状，以及精神运动速度和精准度受损。这些表现与提示 HIV 主要累及皮质下及深部灰质结构的病变表现相符。ADC 可能随时间推移时轻时重,而不像在其他神经退行性疾病(如阿尔茨海默病)中所观察到的进行性神经功能下降。

1. 认知障碍

此病的主要特征有严重记忆障碍、执行功能受损、注意力和专注力较差、精神迟滞、情感淡漠。通常情况下,认知障碍很明显。患者在工作或准备膳食时通常动作很慢,且很健忘,在散步和驾驶时可能迷路。然而,患者判断力常常保持相对完整。

2. 行为和心境改变

行为改变通常以情感淡漠和缺乏积极性为特征。患者也可能出现易激情绪、失眠、体重减轻、躁动和焦虑。虽然这些变化可能归因于抑郁,但患者通常并不是烦躁不安的,且没有哭泣和悲伤感。然而,相关心境改变可能进展为伴偏执观念和幻觉的精神病。此外,小部分患者可能发生躁狂。

3. 运动症状和体征

大部分明确有艾滋病性痴呆的患者表现为运动缓慢,这可以通过快速对指或足趾敲击来进行检查。此外,患者可出现眼球扫视运动受损、平稳肢体运动明显困难(尤其是下肢)、轮替运动障碍、反射亢进以及额叶释放征(如抓握反射、觅食反射、撅嘴反射及眉心反射)。

(六)诊断

对于 HIV 感染患者,如果通过病史和体格检查或经神经心理测验检测到认知障碍而被发现具有神经认知功能障碍(尤其是新发的或提示有进展的),且其障碍在全面评估后不能由其他疾病或预存原因来充分解释,则可对该患者做出艾滋病性痴呆的诊断。

从实用性方面来讲,患者通常可以在不进行正式神经心理测验的情况下基于更为严重的认知和运动功能障碍(严重影响功能)来进行诊断。如果 HIV 感染患者通过 ART 获得了病毒学抑制,但还是发生了亚急性进展性认知障碍,这些障碍不能由其他疾病解释,且患者脑脊液可检测到 HIV RNA 水平,则可诊断该患者为罕见的CNS 病毒逃逸综合征。

(七)鉴别诊断

HIV 感染者的认知功能障碍可能是许多其他疾病的主诉症状。其鉴别诊断取决于免疫抑制的程度及患者是否进行 ART。具体有:

1.CNS 感染

对于 CD4 细胞计数小于 200 个细胞 /μL 的患者,还应考虑引起认知障碍的其他 CNS 感染(弓形虫病和 PML),这两种疾病通常都可表现为局灶性障碍,可由 MRI 进一步证实。在这种情况下,隐球菌脑膜炎也相对常见,通常表现为头痛和精神状态改变等非局灶性表现,可通过脑脊液隐球菌抗原或隐球菌生长来诊断。巨细胞病毒性(CMV)脑炎也可发生于这些患者,可有非局灶性表现,偶有局灶性特征,通过脑脊液 CMV PCR 检测进行诊断。对于任何水平 CD4 细胞计数的患者,神经梅毒是一个重要考虑诊断,可以通过脑脊液检查梅毒来进行鉴别。

2.CNS 恶性肿瘤(如原发性 CNS 淋巴瘤)

原发性 CNS 淋巴瘤与具有局灶性表现的弓形虫病和 PML 更为相似,影像学检查显示为肿块性病变,但根据肿块所在位置,它可能仅表现为认知和行为改变。影像学检查发现通常可将其与 ADC 区分开来。

3. 其他痴呆综合征

随着生存期的延长,经 ART 充分控制 HIV 感染的患者可能发生其他痴呆疾病。AD 通常可通过以下特征来区分:早期、相对孤立的记忆丧失后出现失语症和失用症等其他"皮质性"异常。对于疑难病例,可以采用 AD 脑脊液生物标志物(总 Tau 蛋白和磷酸化 Tau 蛋白,以及 β 淀粉样蛋白 1-42)或淀粉样蛋白 PET 扫描来诊断 AD。血管性痴呆可有与伴皮质下特征的 ADC 较为相似的表现,通常可通过高血压、腔隙性脑卒中发作,以及特征性 MRI 表现等加以区分。

4. 营养缺乏(如维生素 B_{12} 缺乏症)

继发于维生素 B_{12} 缺乏症的认知功能障碍可伴发感觉异常和感觉障碍等其他神经系统症状。在 HIV 感染的情况下,维生素 B_{12} 缺乏症并不少见,可通过实验室检查被发现。

5. 内分泌疾病(如甲状腺功能障碍和肾上腺功能减退症)

甲状腺和肾上腺等激素异常在 HIV 感染中也很常见,可以导致意识模糊及其他认知障碍。这些疾病通过实验室检查很容易识别。虽然性腺功能不全在老龄化 HIV 人群中常见,但它对认知功能的影响尚未完全明确。

6. 严重的物质使用障碍或精神障碍

此类障碍是 ADC 诊断中常见的共存疾病和混杂因素,通过详细的病史询问常常很容易发现。

7. 谵妄

谵妄患者维持、集中或转移注意力的能力下降,可于短期内发生。存在意识障碍是鉴别谵妄与 ADC 的关键因素,后者的意识水平正常。

(八)治疗

此病目前尚无特异性的治疗方法,用药主要是对症治疗。

1. 联合抗逆转录病毒治疗(ART)的广泛使用已使较严重的艾滋病神经认知障碍的患病率有所下降,但无其他解释的轻度认知障碍在 HIV 感染中仍常见,即使是获得病毒抑制的患者亦如此。

2. 对于改善认知,胆碱酯酶抑制剂可作为首选药物,同时,对改善运动障碍也有一定效果。

3. 可谨慎选用新型非典型抗精神病药物如奥氮平、氯氮平等。

(九)预后

本病预后不佳。患者最终死因常为肺部感染、免疫抑制等。

第三节　预防与治疗

一、预防方法

痴呆是一种记忆、认知、语言及行为障碍和人格改变的临床综合征。目前尚无任何药物可治愈这种顽症,积极预防甚为重要。以下方法有助减少痴呆的发生。

(一)健康饮食

食物是大脑和身体的燃料,健康平衡的饮食有利于"身心健康"。研究表明,以水果、蔬菜和鱼类为基础的地中海饮食可以延缓认知能力的下降。值得注意的是,当将这种饮食方式与 DASH 饮食(降血压饮食)方式相结合时,地中海饮食对认知的有益影响可能会增强。这种混合饮食与延迟年龄相关性认知衰退有关,可降低随后 AD 发生的风险。

(二)定期锻炼

证据表明,体育锻炼可以有效改善老年人的认知功能,且比认知训练能更加有效地延缓认知能力下降。散步、太极拳、手指操、游泳等有氧运动可增进全身循环血量,有助于心脑健康,预防痴呆。

（三）血管风险的筛查与控制

大脑是人体血管最丰富的器官之一，高血压、高血脂、糖尿病、吸烟、肥胖等增加心血管疾病风险的因素往往也会增加痴呆的风险。因此，预防痴呆需要很好地控制这些因素。

（四）脑力锻炼

人的大脑具有可塑性，经常有意识地强化锻炼大脑，可以使大脑更加敏锐、灵活，可以有效地防止大脑加速衰老，延缓和遏制痴呆的发生与发展。任何能刺激大脑思考与活动的事情，如看书、读报、绘画、弹琴、打牌、谈心、老年大学学习、与他人交往都是脑力锻炼的好办法。

（五）其他

成年人应加强体重控制以避免肥胖，并对失眠、抑郁症、听力损失等健康风险加以管控和干预，这些都有助于降低罹患痴呆症或认知能力下降的风险。

二、药物治疗

由于目前各种类型痴呆的病因和发病机理仍未完全阐明，药物治疗痴呆还没有特别有效的药物研发上市。药物开发一直被一系列的中晚期临床试验失败所困扰。但是，在各国科学家的不断努力下，仍取得了一定的进展。

（一）乙酰胆碱酯酶抑制剂

"胆碱能假说"被认为是 AD 认知功能受损的主要原因之一，成为 AD 药物治疗的基础。胆碱能药物主要包括：乙酰胆碱前体（胆碱供体、乙酰基供体），乙酰胆碱酯酶抑制剂（他克林、多奈哌齐、卡巴拉汀、加兰他敏、石杉碱甲、美曲丰），乙酰胆碱受体激动剂（毒蕈碱、烟碱），胆碱再摄取增强剂和乙酰胆碱合成增强剂。在这些胆碱能药物中，有循证医学证据、被美国食品药品监督管理局（FDA）批准临床治疗 AD 的药物只有乙酰胆碱酯酶抑制剂，主要是通过提高脑内的乙酰胆碱水平，从而加强突触传递。而额颞叶痴呆患者主要是 5- 羟色胺水平明显下降，故乙酰胆碱酯酶抑制剂对此类患者无效。

1. 他克林

他克林（Tacrine）是 1993 年 FDA 批准的第一代乙酰胆碱酯酶抑制剂，通过抑制血浆和组织中的乙酰胆碱酯酶（AChE）活性增加乙酰胆碱（ACh）含量、激动 M 受体和 N 受体促乙酰胆碱释放、促进脑组织利用葡萄糖等机制发挥其对 AD 的治疗作用。由于该药物生物利用度不高,并且有严重的肝毒性和消化道反应,大剂量使用可导致胆碱能综合征,故限制了其临床应用。

2. 多奈哌齐

多奈哌齐(Donepezil)是 1996 年 FDA 批准的第二代乙酰胆碱酯酶抑制剂,其可逆性地抑制 AChE 引起的乙酰胆碱水解而增加受体部位的乙酰胆碱含量。此药安全性高,药物不良反应小,疗效强,作用时间长,每日只需口服 1 次,患者的依从性较高,故被广泛用于改善 AD 全程的认知和日常生活能力。对盐酸多奈哌齐或哌啶衍生物高度敏感的患者应禁用此药。对心脏疾患、哮喘或阻塞性肺部疾患、消化道溃疡以及有尿潴留及惊厥的患者应慎用此药。一般从 5mg 睡前口服,4~6 周后增至 10mg 睡前口服维持治疗,国外维持剂量为每日 23 mg。

3. 卡巴拉汀

卡巴拉汀(Rivastigmine)是 2000 年 FDA 批准第三代用于 AD 的乙酰胆碱酯酶抑制剂,可选择性抑制大脑皮层和海马中的乙酰胆碱酯酶活性,而对纹状体、脑桥和心脏的乙酰胆碱酯酶活性抑制很小。通过延缓胆碱能神经元对释放乙酰胆碱的降解而促进胆碱能神经传导,用于治疗轻中度 AD。该药物每日 2 次口服,起始剂量为每次 1.5 mg,根据耐受情况调整用药剂量,2 周后增加至每次 3.0 mg,2 周后再次增加剂量至每次 4.5 mg,最终将最高剂量维持在每次 6.0 mg。

4. 加兰他敏

加兰他敏(Galanthamine)是 2001 年 FDA 批准的竞争性胆碱酯酶抑制剂,并具有调节烟碱受体的功能,用于治疗轻中度 AD。其主要不良反应表现为流涎、心动过缓、头晕、腹痛、腹泻、恶心、呕吐等。该药物应与食物同服,每日 2 次,其起始剂量为每次 4 mg,4 周后增加至每次 8 mg,8 周后可增加至每次 12 mg,此药物最佳剂量为 24 mg/d,中度肝损害的 AD 患者则减至 4 mg/d。

5. 石杉碱甲

石杉碱甲(Huperzine A)是 1994 年在我国上市的由中国科学院上海药物研究所从石杉科石杉属植物蛇足石杉中提取的一种生物碱,是一种强效的胆碱酯酶可逆性抑制剂。该药生物利用度高,作用时程长,副作用小,具有中枢选择性。该药物口服每次 100 μg,每日 2 次。

乙酰胆碱转移酶活性降低是 DLB 的一个特征,与 AD 相比,此种改变发生在 DLB 更早的疾病阶段。胆碱酯酶抑制剂,尤其是卡巴拉汀和多奈哌齐,对 DLB 有广泛的益处，包括改善注意力、处理速度、冷漠、焦虑、视幻和妄想，且不会导致任何运动功能的实质性恶化。但额颞叶痴呆患者主要是 5- 羟色胺水平明显下降，故乙酰胆碱酯酶抑制剂对此类患者无效。作为 VaD 治疗中的常用药，多奈哌齐在 VaD 治疗中的应用效果已经得到了明确证实，加兰他敏也有充足的证据证明其获益，卡巴拉汀只对于某些执行功能具有轻度的获益。

（二）N- 甲基 -D- 天冬氨酸受体拮抗剂

N- 甲基 -D- 天冬氨酸（N-methyl-D- Aspartate, NMDA）受体是一种谷氨酸受体，其参与了 AD 的病理改变。谷氨酸能神经递质功能障碍（尤其是 NMDA 受体功能损害）会导致痴呆的临床症状和疾病进展的发生。美金刚（Memantine）是一种电压依赖性、中等程度亲和力的非竞争性 NMDA 受体拮抗剂，是第一个在 AD 和 VaD 均有显著疗效的 NMDA 受体拮抗剂，可以阻断谷氨酸浓度病理性升高导致的神经元损伤。由于美金刚可出色地改善 AD 患者语言功能（命名、阅读、找词、交流等）、日常功能（如厕、找寻物品、独自外出、梳洗等）和精神行为症状，故该药物于 2002 年、2003 年分别在欧洲和美国获批治疗中度至重度 AD 型痴呆，同时该药物也于 2010 年写入《中国痴呆与认知障碍诊治指南》。该药物每日 1 次口服，需逐渐增加剂量，第 1 周 5 mg、第 2 周 10 mg、第 3 周 15 mg、第 4 周以后 20 mg。该药物常见不良反应有眩晕、头痛、便秘、疲劳、恶心、幻觉、焦虑、膀胱炎等。处于严重朦胧状态、肾功能不全、癫痫患者禁忌应用此药物。

（三）美金刚 / 多奈哌齐复方制剂

2014 年美国 FDA 批准 Namzaric 新药，这是一种由 NMDA 受体拮抗剂 - 盐酸美金刚缓释剂和乙酰胆碱酯酶抑制剂 - 多奈哌齐盐酸盐组成的固定剂量复方缓释制剂，用于中度至重度 AD 患者的治疗。此药的应用有助于减轻 AD 患者日常用药负担，且可以增加患者服药的依从性和合规性。用法：28 mg/10 mg，每日 1 次口服；对于严重肾功能损害 AD 患者，给予 14 mg/10 mg，每日 1 次口服。常见副作用包括头痛、腹泻和头晕。

（四）甘露寡糖二酸

甘露寡糖二酸（GV-971）是从海藻中提取的海洋寡糖类分子。不同于传统靶向抗体药物，GV-971 能够多位点、多片段、多状态地捕获 β- 淀粉样蛋白（Aβ），抑制 Aβ 纤丝形成，使已形成的纤丝解聚为无毒单体。最新研究发现，GV-971 还通过调节肠道失衡菌群、重塑机体免疫稳态，进而降低脑内神经炎症，阻止 AD 病程进展。

该药物的临床 3 期试验是一项在中国进行的随机双盲、安慰剂对照的 36 周研究,旨在评估 GV-971 治疗轻、中度 AD 患者(简易智力状态检查量表评分为 11～26)的有效性和安全性。临床研究期间,患者口服药物 450 mg/ 次,每日 2 次。主要疗效终点指标为用药 36 周后阿尔茨海默病评定量表认知部分的变化情况。结果显示,GV-971 在认知功能改善的主要疗效指标上达到预期,具有显著的统计学意义和临床意义。不良事件发生率与安慰剂非常相似,特别是未发现抗体药物常出现的淀粉样蛋白相关成像异常的毒副作用。

（五）Aducanumab

Aducanumab 是一种与 β - 淀粉样蛋白结合的人类单克隆抗体,它能够有选择性地与 AD 患者大脑中的淀粉样蛋白沉积结合,然后通过激活免疫系统,将沉积蛋白清理出大脑。此药尚未上市,但 3 期临床已显示 Aducanumab 可以显著地改善 AD 患者临床症状:接受 Aducanumab 治疗的患者在记忆、定向和语言等认知和功能指标显著获益,患者个人理财、做家务(如清洁、购物和洗衣)以及独立外出旅行等日常生活活动也有获益。如果 Aducanumab 获批,其将成为首个减缓 AD 临床认知衰退的疗法,也将成为首个证明清除 β - 淀粉样蛋白可获得更好临床效果的疗法。

（六）神经保护性治疗

1. 脑细胞代谢活化剂

茴拉西坦通过刺激中枢神经系统谷氨酸受体或保护胆碱能神经元功能在轻中度 AD、VaD 和中老年良性记忆障碍患者中发挥其神经保护作用。丙戊茶碱通过抑制星形胶质细胞的活化和小胶质细胞的神经毒性、减少神经元谷氨酸释放和自由基形成、改善中枢神经系统胆碱能功能、减少缺血引起的神经细胞凋亡等机制,在轻中度 AD 和 VaD 患者中发挥其神经保护作用。

2. 脑血液循环促进剂

银杏叶提取物通过拮抗血小板活化因子、清除自由基、扩张脑血管等机制,改善轻度 AD、VaD 和混合性痴呆患者的认知功能。氢化麦角碱为 α 受体阻滞剂,能够降低痴呆患者的脑血管阻力、增加脑血流量,也可以直接兴奋 DA 和 5-HT 受体、促进神经递质的释放,起到增加神经信息传导、改善智能的作用,可用于 AD 的治疗。

3. 抗氧化剂

抗氧化剂通过清除或减少活性氧(ROS)等氧化刺激因素的产生,从而对神经元具有保护作用。单胺氧化酶抑制剂(如丙炔苯丙胺)、钙离子拮抗剂、维生素 E 和褪黑素等抗氧化剂可以减少 AD 和 VaD 患者脑内自由基的生成,并能保护神经元免受自由基的影响,因此,抗氧化治疗可能对 AD 和 VaD 有益。在大规模的神经保护治疗临床(DATATOPO)研究中发现维生素 E、B 型单胺氧化酶(MAO-B)抑制剂均存在神经保护的潜在益处,但仍存在很大的争议。研究表明,钙离子(Ca^{2+})在神经元的死亡过程中发挥着重要的角色。正常生理学活动中,胞内 Ca^{2+} 浓度的升高所需的时间非常短且并不会损害神经元。在病理状态时,神经元调节 Ca^{2+} 流入与恢复其超载的能力受到损伤。钙通道拮抗剂阻滞钙通道之后,可抑制 Ca^{2+} 超载,从而保护组织活力。AD 和 VaD 患者使用钙通道拮抗剂后,多巴胺能神经元不再依赖钙通道,而是通过其他机制来维持其兴奋节律性作用,这样可减少神经元的损伤。尼莫地平、氟桂嗪、维拉帕米等为常用的钙通道拮抗剂。

（七）非甾体抗炎药（NSAIDS）

目前认为,非甾体抗炎药长期使用对 AD 有效,短期使用无效。另外,由于 COX-2 表达于椎体神经元细胞,而 COX-1 表达于神经胶质细胞,所以 AD 导致的神经胶质细胞活化,使用 COX-1 非甾体抗炎药有效,而选择性 COX-2 非甾体抗炎药无效。应用布洛芬、萘普生、消炎痛等药物可延缓 AD 进展,其抗炎作用主要表现在抑制小胶质细胞上,这也是抗炎药物治疗 AD 的靶点。但由于 NSAIDs 的不良反应,使其用于 AD 的治疗受到了限制。

（八）抗抑郁药和抗精神病药物

约 1/3 的 AD 患者有抑郁症状,首先应给予心理疏导、社会支持,必要时可加用氟西汀、帕罗西汀等选择性 5-HT 再摄取抑制剂。如 AD 患者有激越、攻击行为、幻觉与妄想等精神症状,应给予抗精神病药物,常用利培酮、奥氮平等。应用这些药物治疗 AD 时,应从低剂量开始、缓慢增量,同时要注意用药的个体化和药物间的相互作用。

（九）基因治疗

对于家族遗传性 AD 患者,在出现痴呆症状之前进行调节可能阻断 AD 的进程。即使是散发性 AD 患者,如改变 ApoE ε4 等位基因或替换其产物,人群中患 AD 的可能性也将大大降低。

（十）其他

1.AD 治疗

（1）雌激素:通过抗氧化、增强胆碱能神经元功能、降低大脑淀粉样蛋白沉积等途径,可能改善 65 岁以上女性 AD 患者已降低的认知功能。但由于长期服用雌激素有增加乳腺癌、子宫内膜癌发生的危险性，雌激素用于治疗 AD 还需获得更多的循证医学证据支持。

（2）细胞移植：将胚胎基底前脑细胞植入变性坏死的靶细胞区可以改善痴呆大鼠的学习记忆能力，但神经移植用于治疗 AD 患者尚需进一步研究。

（3）Aβ 疫苗：Aβ 疫苗免疫也可能是 AD 治疗的另一发展方向。

2.VaD 治疗

有效地控制高血压病、糖尿病、高脂血症、高同型半胱氨酸血症、高尿酸血症等脑血管病的高危因素，及预防卒中 / TIA 复发，均可以减少 VaD 的发生。见表 1-2，表 1-3。

表 1-2 《卒中后认知障碍管理专家共识》推荐危险因素干预

危险因素干预	推荐等级
积极控制高血压可减轻认知功能下降，推荐存在高血压病的患者积极控制血压	Ⅰ级推荐，A 级证据
积极控制高血糖对预防卒中后认知障碍可能是合理的	Ⅱa 级推荐，B 级证据
积极控制高脂血症对预防卒中后认知障碍可能有益	Ⅱb 级推荐，C 级证据

表 1-3 《卒中后认知障碍管理专家共识》推荐药物应用

药物应用	推荐等级
多奈哌齐、加兰他敏可用于卒中后认知障碍的治疗，改善患者的认知功能和日常生活能力	Ⅰ级推荐，A 级证据
卡巴拉汀和美金刚改善卒中后认知障碍的作用尚需进一步证实	Ⅱ级推荐，B 级证据
尼麦角林、尼莫地平对改善卒中后认知障碍可能有效，仍需进一步研究	Ⅲ级推荐，C 级证据
双氢麦角毒碱、胞磷胆碱、脑活素以及某些中成药对于卒中后认知障碍的疗效不确切，值得未来探索	Ⅲ级推荐，C 级证据

三、非药物治疗——康复治疗

痴呆的康复训练目的主要在于改善或延缓痴呆患者认知功能、日常生活能力、肢体功能下降的进一步发展。根据世界卫生组织的残疾分类，残疾可以分为三大类：残损、残疾和残障，针对不同程度的残疾采用不同的康复预防措施，达到改善功能、提高生活质量、最终融入社会的目的。

目前的康复治疗主要分三方面：①功能提高。通过康复延缓疾病的进程，减少功能缺陷的发生。主要措施包括记忆训练、认知训练、缅怀治疗、针灸、运动疗法、理疗及其他(音乐、美术、情绪、心理疗法)等。②功能代偿。主要措施为环境导向。③功能替换。主要措施为环境改造。康复治疗的这三个方面并不孤立实施,而是在具体的康复治疗中相互交叉融合。痴呆患者在通过康复训练提高认知水平的同时,也需要结合环境导向及环境的改造来提高生活自理能力,从而延缓残障的发生,减轻家人及社会负担。

患有阿尔茨海默病或其他血管性痴呆的患者,记忆障碍尤为突出,同时还合并有情绪障碍、定时定向障碍及注意力问题,影响患者的生活自理能力。针对此类认知障碍的患者应首先予以评估,然后针对性地进行相关训练活动。

康复训练需将训练内容纳入患者的日常生活中,患者家属在康复训练中起着重要的作用,要建立家庭支持系统。首先对患者家属介绍老年痴呆的疾病特点、治疗、康复训练和护理措施、注意事项、如何制订照料计划等方面的知识。其次要向家属介绍一些社会援助体系,关心、支持照料者,为其提供心理咨询等服务以缓解其心理压力和精神负担,并努力争取亲友的支持,为患者的康复提供良好的支撑。

(一)记忆训练

记忆训练仅针对记忆力一个领域进行训练,方法相对简单易操作,便于临床使用,常用于改善老年痴呆、认知障碍的记忆力等。痴呆患者仍保留远记忆的能力,但近事记忆障碍突出,可以从视觉、听觉、动作等方面进行训练,早期从日常活动中的记忆开始训练,反复讲述一些日常生活的基本知识或新近发生的大事,让患者认读识字卡片、各种动物和水果卡片,辨认各种几何图形,利用数字卡片训练患者的计算能力,达到保存部分记忆能力的目的。其主要包括以下几种形式:

1. 教授记忆策略

训练患者编码和提取记忆的能力,使编码的方式更加丰富,增加信息的加工深度。其中,训练方法包括无错误学习策略、增大提取间隔法、视觉表象、逐渐减少线索、语义联想、分类法等。常见的记忆策略为无错误学习及间隔提取法:①无错误学习策略。无错误学习策略是一种消除学习中不正确反应的康复技术,主要对新材料的识记/编码过程起作用,强调在学习阶段鼓励正确反应的发生,减少错误反应的出现,它可帮助激活正确反应,抑制错误反应的激活及其对正确反应的竞争。在训练过程中,若患者反应出现偏差或迟疑,训练者应立刻阻止患者乱猜测结果,告知其正确信息,强化正确反应。②增大提取间隔。在信息提取中,逐渐延长复述与复述之间的时间间隔。具体实施方法是让被试者不断尝试回忆新获得的信息。目前常用的训练任务有照片命名、物体命名等。比如以照片－命名间隔提取训练为例介绍具体的治疗过程。给被试者呈现一张照片，并把照片的名字告知被试者，同时让被试者回忆这个名字，如果能成功的完成回忆任务，则隔一段时间再回忆，并逐渐延长间隔的时间让被试者进行回忆（如间隔 5 s、10 s、15 s）；或者当被试者能顺利完成回忆时，采用对回忆间隔的时间加倍的方法来延长间隔（如 5 s、10 s、20 s），直到训练完成。当被试者出现不能正确指认照片或者错误回忆名字等情况时，训练者应立即指出并指出正确的照片或告知其回答错误，重新采用之前能正确回答的那个时间间隔。

2. 指导使用记忆辅助工具

辅助工具类似于备忘录，有各种不同的形式，包括便利贴、日历或日程表、待完成事务清单等，这些工具可以记录常用电话号码及其他常用信息。使用记忆辅助工具可协助患者完成日常记忆任务，比如吃药、外出购物、电话号码等，该方法简单易操作，往往能有效的解决患者因记忆损伤所遇到的问题。① 备忘录：备忘录是个人或团体用来记录某些特定事情，帮助患者恢复对该事的记忆。一般情况下，老年人多用备忘录来记录重要的事件，如服药的患者记录服药时间，防止漏服药物；定期外出就诊的患者记录就诊时间，防止错过就诊等。② 记忆支持系统：记忆支持系统为 Melanie C 专为遗忘型轻度认知障碍的老年人制定的记忆辅助工具，它包括记事情和记日记两个部分，其中记事情包括记录日常事务和重要事件两种，日常事务指每天常规要做的事情，记录时具体到小时；重要事件为老年人计划在特定日期特定地点做的事情，老年人根据自己的需要进行记录；日记部分主要是回顾自己每天所经历的重要事件及其产生的情绪反应或感受。嘱老年人随身携带记忆支持系统，并对已经完成的日常事务或重要事件做出标记，每天至少翻阅记忆支持系统 3 次，如起床前、三餐前、睡觉前等。例如：早晨醒来后就翻看"记忆支持系统"，了解今天的日期、日常事务及重要事件；午饭前查看"记忆支持系统"，检查其记忆支持系统中的任务完成情况，并标记已完成的任务；晚饭前查看"记忆支持系统"，检查任务的完成情况，并标记出已完成的任务；睡前查看"记忆支持系统"，检查任务完成情况，并完成"记忆支持系统"中的日记部分，记录第二天的日常事务和拟做的重要事件，根据问题提纲自行提问或请老伴提问至少 2 个问题，睡前将"记忆支持系统"放在枕边，方便第二天醒来后查看。

3. 教授和指导相结合

即将教授记忆策略和指导使用记忆辅助工具相结合，两者结合既能协助患者在日常生活中更好的应用记忆策略,又能养成良好的生活记忆习惯。国内外研究证实经过记忆训练,患者的记忆力、记忆满意度和生活质量均有不同程度改善。

（二）认知训练

认知训练是一种在精神障碍领域常用的治疗方法,其采用多种方法针对多个领域同时进行训练,包括记忆力、注意力、推理能力、视空间功能、处理速度、执行功能、放松训练等,最终达到提高神经系统功能的目的。该训练的目的是为干预受损的神经所致的行为损伤,该训练方法对涉及领域较多,对训练者的要求较高。主要包括:

1. 强化记忆训练

具体方法有图形再认法、信息重复回忆法以及图文结合记忆法。当被试者能正确记忆时,可给予各种形式的物质或精神奖励。瞬时记忆训练:今天是几月几日,今天是星期几,记数字,重复刚才所说的电话号码,给患者出示常见的生活用品如杯子、钢笔、钥匙等等,并请患者5 min后再回忆刚才出示的三件东西等;

2. 注意力训练

根据患者的个人喜好选择搭积木、填色、拼图、写字、折纸等手工操作,以提高患者的兴趣,增强训练效果;指导患者读书看报,阅读各种有趣的报刊、杂志等;为患者提供简易棋牌益智游戏,如象棋、扑克等;识别人民币等日常用品;

3. 定向力训练

包括对时间、人物和地点定向的识别能力训练。一般采用简单易操作的训练手段,如训练室内配字体清晰易识别的钟表,每次训练时让患者认识和记忆钟表数字;训练患者对人物的熟悉;在患者居住或经常活动的场所配备相应的提醒标志,训练患者对地点的定向力,减少患者因定向障碍出现的问题的风险,提高安全性。

4. 语言能力训练

具体方法包括复述事情训练(制定任务如复述看书内容)、看图识图训练以及朗诵古诗文训练等;利用图卡命名和看图说话等方式锻炼表达能力;通过抄听写、看图写字、写日记等锻炼书写能力;通过朗读和歌唱激活患者大脑相应功能;多尝试阅读深度报道文章,在阅读的过程中会碰到更多的新词汇,但借助上下文更容易理解,这有助于保持甚至提高语言技能,长期坚持阅读,有助于提高语言熟练程度、语法和词汇能力。

5. 计算能力训练

即训练患者的计算能力,简单的算术题等;包括直接计算能力、间接计算能力、创造性运算能力训练；一般从较简单、基本的运算开始。如患者回答较佳，可适当增加难度，使其进行十位数、百位数的数学运算，训练中笔算、心算可同步进行。复杂的计算力训练借助通过计算机系统进行。在训练中不可催促患者，适当鼓励患者，进一步提高训练积极性。

6. 执行能力训练

在某一陌生环境寻找正确路线的游戏的训练方式。例如：计划一次与朋友的短期见面，预测朋友的反应及见面达到的预期效果，有助于训练逻辑思维能力和推理能力；参与视频游戏，游戏想要玩通关，必须具备一定的技巧和解决问题的能力。

7. 推理策略训练

推理策略训练可分为授课训练和自我训练，在文中寻找规律，寻找数字间的规律等。让患者做一些简单的分析、判断、推理等训练，合理安排脑力活动的时间，训练患者的思维活动。例如，让患者围绕某一个物品或动物尽量说出一些与之相关的内容如"杯子的用途""狗的特征，狗具备什么本领"，让患者看报纸、看电视、听收音机等。帮助患者理解其中的内容，并与其讨论这些内容。

（三）运动康复训练

痴呆患者仍然有部分能力完成简单的日常自我照顾，但在日常生活中进行生活自理能力的运动训练也极为重要。首先建立训练时间表，简化活动细节，给予站立、行走训练、购物、打电话、整理床铺、刷牙洗脸、进食、穿脱衣服、扣衣扣、大小便等口头、视觉及触觉的提示或示范。

根据患者特点制订相应的训练步骤，必要时将整个练习分成若干小部分，由简到繁，采取奖励、指导、帮助或模仿的方法，一个动作每天训练3~5次，持续3~5天，最终达到患者独立或在他人协助下完成目标。训练过程中不要催促患者，要有足够的耐心，维持患者的尊严。

调查研究发现具有长期运动习惯的老年人认知减退的发生率较低，大量的研究证实运动干预可以预防老年人的认知减退。运动训练一般可以分为有氧训练、牵伸训练、抗阻力量训练、平衡训练、协调训练等，其中有氧训练是指采用中等运动强度、大肌群、动力性、周期性运动，以提高机体氧化代谢运动能力的锻炼方式，常见的有氧运动方式包括快速步行、慢跑、功率车、有氧舞蹈、游泳、各种球类活动等，可以较容易实现，并且种类繁多，可以结合患者的兴趣爱好选择实施，有利于患者的长期坚持。

研究显示对认知障碍的患者进行有氧训练不仅可以提高患者自身心肺功能，而且可以改善患者包括空间记忆、情景记忆、执行能力在内的认知功能。运动训练改善老年人认知能力的可能机制有以下几个方面：① 生活方式的干预。老年人群的高血压、高血脂、高血糖等发生率较高，均为认知障碍发生的危险因素，患者通过坚持有氧运动，改变原有的生活方式，有利于降低血压、血糖及血脂，能够减慢脑部的缺血性改变，从而延缓认知障碍发生与发展。② 局部的脑血流减少与认知障碍的发生有关。有氧运动可以改善脑灌注，改善脑部葡萄糖代谢从而减轻或预防认知障碍的发生。③ 有研究结合功能影像学发现运动可以增加轻度认知功能障碍患者的海马体积，增加海马的血液灌流，降低与患者情景记忆任务态 fMRI 的多个脑区激活，提高认知障碍患者记忆提取的效率，说明运动可以提高与认知相关的脑区活动水平，重塑脑皮质。④ 有氧训练除了可以改善患者认知功能外，还可以改善患者的神经精神症状。

目前有氧运动的强度应结合患者年龄等特点，一般研究均选择中等强度的活动，每周 3~5 天为宜，有氧运动效应持续时间长，长期有氧训练可能获益更大。有氧训练的方式多采用单任务型的功率车、跑台等方式，但有研究发现认知障碍的患者运动能力同时也是下降的，其跌倒风险指数较其他人群增高，这与认知障碍的患者执行双重任务的能力下降有关。双重任务就是指姿势任务（原发任务）和认知任务（继发任务）。双重任务能力下降的患者痴呆的发生率增高，轻度认知功能障碍的患者双重任务下的步行速度降低是痴呆进展的危险因素。因此双重任务的有氧训练如有氧舞蹈、球类活动等可能受益更多，值得进一步研究。王蔚等在老年痴呆患者中进行了为期 3 个月的有氧运动操的康复训练，研究结果显示试验组简易精神量表、连线试验 A 和 B 评分均较基线水平明显增加，神经精神量表评分明显下降，而且试验组患者通过有氧运动操提高了右侧顶叶及中央前后回、左侧额叶及前扣带回的自发活动水平。

（四）物理康复治疗

物理治疗的方法多种，针对认知障碍的患者多采用一个贴近头部的振子（电、磁、光）发射器，以刺激脑神经细胞，并诱导细胞层级或分子层级的变化，实现治疗或改善症状，也称作非侵式脑刺激。以下介绍三类非侵入式脑刺激物理治疗：电疗（tDCS）、磁疗（TMS）与光疗（NIR 或称 PBM 光生物调控）。

1. 电疗

从脑电图上来看，比起正常人，老年痴呆患者的脑中有更多的慢波活动，更少快波活动。tDCS 指的是经颅直流电刺激。它是通过微弱电流（1~2 mA）来刺激大脑，增强脑快波活动。相关的规范和临床研究表明，tDCS 可能是一种有用的辅助临床治疗工具。在一项研究中，与安慰剂刺激相比，接受 tDCS 的人的注意力和工作记忆有明显改善。另外，它还能改善患者的精神行为症状。

2. 磁疗

TMS 指的是经颅磁刺激，近年来已被临床工作者引入老年痴呆的治疗，其基本原理是用一组通电的线圈产生脉冲磁场，在患者的大脑皮质中产生反向的感应电流，导致中枢神经系统的兴奋或抑制，从而改善阿尔茨海默病患者的认知功能。一般情况下，高频（> 1 Hz）是兴奋作用，低频（≤ 1 Hz）则是抑制作用。目前，已有大量的研究表明高频 rTMS 对延缓老年痴呆患者病情和改善认知功能具有一定作用。另外近年来的 Meta 研究结果显示，在接受高频刺激疗法后，患者脑区皮层的刺激效果大部分在 4~12 周。Bentwich 等研究了 TMS 与认知功能训练联合使用对老年痴呆的治疗作用。采用核磁共振成像对 TMS 刺激区域进行精确定位，刺激时间每次45 min，每次 20 个序列，持续时间 2 秒，刺激频率 10 Hz，刺激位点包括前额叶皮质（90% MT）、顶叶躯体感觉联合皮质区域（110% MT）。老年痴呆患者在接受 TMS 刺激的同时接受认知功能训练。使用阿尔茨海默病认知评定量表（ADAS-cog）、临床总体印象量表、MMSE、汉密尔顿抑郁评定量表、神经精神症状问卷（NPI）在治疗前后进行评估。结果显示，治疗后老年痴呆患者的 ADAS-cog 评分有显著改善，效果持续 4~5 个月，除 NPI 无明显变化外，其他评定指标均有不同程度的改善。

3. 光疗

光照疗法是一种运用不同强度和时长的光线照射，继而影响视交叉上核，调节褪黑素在人体中的分泌，促进丘脑和皮质的连接，起到调节昼夜节律作用的非药物治疗方式。越来越多的研究证明，质量更好的光线和更充足的照明能够更好地调节苏醒 / 睡眠的节律。光照疗法通过使用光线较强、光谱与日光相似的灯来弥补日光的不足。上午在光疗设备前进行一小时的治疗，通常有利于患者调动各项身体机能，改善情绪和认知。国外研究发现光照疗法对老年痴呆患者的睡眠和认知等方面具有良好的治疗前景，但对于光照疗法的强度、时间和时长还没有统一的标准。

NIR 是近红外光，是一种特殊波段的光。近红外光是指波长 780 nm 以上的一部分光，大部分光都无法深入人的头颅，但红光与近红外光能够深入，其中 NIR 近红外光可以达到颅内 5 cm。利用这个特性，科学家使用 NIR 光，进行脑部位置的生物调控。NIR 光能够激活线粒体中的细胞色素 c 氧化酶,引起 ATP 能量分子的合成水平提升,提高细胞的能量供应,促进老年痴呆患者脑内的 β-淀粉样蛋白(Aβ)分解,从而改善病人的认知功能,延缓老年痴呆病人的发病进程。2016 年 12 月 *Nature* 刊登了 MIT 的 Li-Huei Tsai 教授团队的研究论文。他们发现用特殊频率的 LED 照射老年痴呆小鼠,可增强小鼠脑电波,减少老年痴呆模型小鼠大脑里的 β-淀粉样蛋白。他们将光学治疗老年痴呆的方法进行了拓展,首次揭示了光照频率的重要性,为近红外光(NIR)治疗老年痴呆提供了新的思路。2016 年国际 AD 研究学会的学术会议上,哈佛大学科研团队发表了 NIR 治疗老年痴呆的小规模临床试验结果,在部分亚组病人中取得了提高认知功能(MMSE 得分)的疗效。2017 年 Jason H Huang 等人发表了 NIR 治疗老年痴呆的小规模临床试验,结果具有临床价值和指导意义,多项指标显示患者的认知功能得到了提高。2019 年 UCSF(加州大学旧金山分校)的 Chao 与团队发表 NIR 治疗老年痴呆的小规模临床试验,结果显示,在 12 周的 NIR 治疗后,认知功能获得改善(MMSE 与 ADAS-cog)。获益是延续性的,在停止 NIR 后 3 个月,前述的认知评分改善现象仍然存在。

(五)高压氧疗法

近年来,大量的基础研究和临床文献报道表明,高压氧疗法对认知功能障碍的恢复有较好的作用,尤其是高压氧疗法与其他康复治疗手段相结合,可以提高对认知功能障碍的治疗效果。

基础研究方面,周宏图等应用高压氧治疗对 AD 模型大鼠进行抗痴呆干预,结果表明高压氧可以显著提高机体抗自由基损伤能力,具有抗衰老功能,对 AD 模型大鼠认知功能障碍的改善具有一定的治疗作用。李经伦等应用高压氧治疗对帕金森小鼠模型认知功能障碍及脑突触递质变化的影响进行研究,认为帕金森小鼠模型的认知功能障碍可能与乙酰胆碱、乙酰胆碱酸酶含量降低有关、高压氧治疗对其有较好的作用。张涛等研究认为,高压氧治疗能够改善 VD 大鼠认知功能障碍并促进海马区神经发生,其作用机制可能与高压氧治疗提高 VD 大鼠海马区血液供应有关。

临床研究方面,刘永丹等对收治的 114 例血管性认知功能障碍患者进行临床治疗,结果显示血管性认知功能障碍患者抑郁及焦虑的发病率高,高压氧治疗可显著改善其抑郁及焦虑状态,具有重要临床价值。夏圣梅等探讨高压氧对脑卒中后认知功能障碍的临床疗效,认为高压氧可提高血氧弥散度和血氧张力,对脑白质和灰质均可产生保护作用,在脑缺血后神经保护中发挥重要作用,对脑卒中后认知功能障碍改善有明显疗效。黄诚衔对 80 例脑外伤后认知功能障碍患者进行高压氧治疗，认为在对脑外伤后认知功能障碍患者进行治疗时，通过高压氧治疗能有效改善患者的认知功能，提高临床疗效。段小东等应用高压氧联合重复经颅磁刺激治疗 90 例脑梗死患者，对其认知功能的疗效进行观察，结果显示高压氧联合重复经颅磁刺激治疗比单独重复经颅磁刺激治疗脑梗死患者的认知障碍效果更显著。

高压氧治疗采用多人空气加压舱，治疗压力 0.2 MPa（2.0 ATA），稳压后吸纯氧 60 min，中间间隔 5 min 吸舱内空气。每日治疗 1 次，10 次为 1 疗程，一般治疗 2~3 疗程。

（六）针灸治疗

1. 针刺

祖国传统医学将老年性痴呆归属于中医诊断的"痴呆""郁证"等范畴，认为其病机属虚、痰、淤，主要以肾虚为本，痰淤为标，选穴拟补虚化痰祛淤。现代医学认为，针灸疗法对老年性痴呆的作用机理主要以下几方面：调控兴奋性氨基酸（EAAS）及一氧化氮（NO）的含量，降低 β 淀粉样蛋白含量；对老年痴呆症模型行为学有一定的改善作用；改善胆碱能系统，调控儿茶类神经递质 (CA)；抑制细胞的凋亡；调控脑内蛋白质的合成；脑组织炎症被抑制；影响老年痴呆症模型脑组织特异性病理变化；对脑电生理活动的影响；对红细胞变形能力的抑制；增强机体清除自由基的作用等。

常见的针法包括：毫针疗法、针刺配合中药、针刺配合西药、针刺配合康复训练、针刺配合穴位注射、电针疗法等。马桂华等运用广州中医药大学靳瑞教授独创的靳三针配穴结合针刺补泻手法治疗老年性痴呆，针对不同类型采用不同的针灸治疗，一般轻度老年痴呆症患者选用体针包括四神聪、神门、神庭等补益心脾、补肾填髓，中度老年痴呆症患者可用的靳三针灸疗法 I，选穴以靳三针、四神针、脑三针、智三针等为主；重度老年痴呆症患者可用的靳三针灸疗法 II，选穴常以"老呆针"为主，加用肾俞、心俞、脾俞等治疗。经过治疗，治疗组（总有效率 83.3%）明显优于对照组（总有效率 76.7%）。朱宏等认为针刺可以调节氧化应激过程，降低自由基氧化速度，故选用可以反映体内脂质过氧化程度最高的指标—异构前列腺素 (8-IPF22) 来评价疗效。在研究针刺对老年痴呆患者异构前列腺素的影响中，针刺患者百会、肾俞。每日 1 次，共治疗 12 星期。治疗前后分别检测患者脑脊液、血液、尿液中 8-IPF22 含量，结果显示治疗后各项指标均有降低。

2. 灸法

《医学入门》曰"凡病药之不及,针之不到,必须灸之"。《外台秘要》十四卷中说"是以御风邪以汤药、针灸、蒸熨,皆能愈疾。至于火艾,特有其能,针、药、汤、散皆所不及者,艾为最要。"《灵枢·宫能》说"针所不为,灸之所宜。"常见的灸法有:直接灸、间接灸、温灸器灸、艾熏灸、艾饼灸、其他灸法等。朱才丰等认为老年痴呆病位在脑,督脉"上额交巅,入络脑",与脑有直接的联系,能通调髓海,疏通脑络。故艾灸组予隔附子饼灸百会,艾条灸大椎、神庭、神道,至穴位皮肤局部灼热潮红,对照组口服尼莫地平片,治疗8周后,艾灸组MMSE评分、老年痴呆L评分及MoCA评分均优于对照组。

(七)音乐治疗

目前在一些研究中指出,对于老年痴呆患者,音乐康复治疗有助于其保持良好心情,增加社会交往,减少认字困难。有研究表明,对于老年痴呆患者,音乐能够将更多具体事件的信息唤醒,可以提高低认知能力的人包括老年痴呆患者的自我记忆。与在安静条件下让病人唤醒记忆相比,在有音乐的环境下的病人记忆唤醒和恢复得更快、记忆内容也更具体,往往伴随了更多的情绪内容,而且少了执行回忆的过程,研究认为与病人的记忆在音乐治疗时被无意识地唤起有关。

音乐治疗是应用一切音乐的形式活动(听唱、演奏、律动等)来达到重建维持及促进心理和生理健康的一种治疗方式。音乐治疗将音乐、医学心理学融为一体,专业的音乐治疗师使用具有治疗效果的音乐干预来实现个体化治疗目标。音乐治疗可以缓解阿尔茨海默病(老年痴呆)患者的认知衰退,唤醒人体记忆。音乐治疗对痴呆患者的焦虑、易怒、退缩、抑郁、恐惧,妄想、猜疑、攻击、幻想、幻觉、无目的的漫游、激动不安及睡眠问题等精神行为症状有明确的治疗作用。

音乐治疗可以使老年痴呆患者的各种语言功能障碍得到改善,音乐治疗有个别治疗和团体治疗两种形式。这两种方法各有优势,个别治疗针对性更强,而团体治疗有更强的参与性、互动性,更利于社会适应和交流。通常根据认知功能障碍的老年人患者的音乐喜好,遵循个别治疗和团体治疗相结合的原则,制订个体化音乐治疗方案。建议个别治疗在每天固定时间段进行,可选择早晚餐后或睡前进行,也可以选择患者自己喜欢的时间段进行,持续30~60 min;团体治疗建议每周≥3次,每次持续时间30~60 min,根据所选的音乐形式而定。

音乐治疗分为主动音乐治疗和被动音乐治疗两种形式。主动音乐治疗需要患者主动演奏乐器或演唱歌曲；被动音乐治疗不需要演奏或演唱，患者只需聆听音乐。音乐治疗对患者的认知、情感和行为等方面产生影响，从而对老年痴呆患者产生治疗作用。

1. 对老年痴呆患者认知的影响

老年痴呆患者的记忆障碍主要表现为学习知识和记住新知识的能力受限和回忆远期知识困难。早期主要表现为近期记忆力障碍，最终表现为近远期记忆力均受损。老年痴呆患者记忆损害的一个特征性表现就是情景记忆障碍，自传体记忆作为情境记忆的一部分，是对亲身经历过事件的一种远程回忆。

音乐治疗可帮助患者唤起既往事件及情感内容，可增强老年痴呆患者的自传体记忆。有研究表明，与未接受音乐干预的老年痴呆患者相比，接受音乐干预的患者的自传体记忆得到有效的提高。同时，相对于治疗者安排的音乐，老年痴呆患者听自己选择的音乐时其自传体记忆得到的改善更明显。

音乐治疗可以维持和改善患者的认知功能。Ceccato 等通过给老年痴呆患者播放已录制好的音乐进行研究，结果发现该种方式的音乐干预可以改善患者的注意力及记忆力。Satoh 等研究发现，唱歌训练（每周 1 次，持续 6 个月）可使瑞文氏图形推理测验（RCPM）的分数显著减少，老年痴呆患者的精神运动速度可以得到有效的提高。Innes 进行的一项随机对照试验结果表明，音乐治疗可使老年痴呆患者的主观记忆功能和客观认知功能得到显著改善。

音乐治疗可有效改善老年痴呆患者的语言功能。认知过程很大程度的决定了患者语言技能，晚期老年痴呆患者常常无法理解口头语言，音乐治疗不仅作为的一种替代交流方式，还可以使老年痴呆患者的语言记忆能力得到提高。Sara 等通过对接受音乐治疗的老年痴呆患者访谈记录进行研究发现，在音乐的环境下老年痴呆患者更容易与其他老年痴呆患者或看护者进行交流。研究表明，为期 6 周的音乐干预可使老年痴呆患者的语言功能得到了有效改善。

2. 对老年痴呆患者情感的影响

老年痴呆患者常伴有焦虑、抑郁、淡漠等情感障碍。研究表明，音乐治疗的老年痴呆患者的焦虑与情感淡漠得到有效改善，且音乐干预比阅读干预更能使老年痴呆患者的焦虑及抑郁状态得到改善。一项随机对照试验发现，老年痴呆患者交谈内容在音乐治疗前后无明显改变，但患者情感较前改善。

3. 对老年痴呆患者行为的影响

行为障碍常不同程度的表现在老年痴呆患者身上。老年痴呆患者常见的行为障碍之一是激越行为。研究发现，音乐干预2周后的激越问卷(CMAI)、神经精神症状问卷(NPI)评分较干预前显著降低，但音乐干预第4周及干预结束后老年痴呆患者的CMAI及NPI评分与音乐干预前评分相比无明显变化，这项研究说明音乐干预对老年痴呆患者的早期激越行为有改善作用。Ho等在痴呆护理院应用CMAI评分观察老年痴呆患者激越行为对音乐干预的反应，发现进餐时进行音乐干预可使老年痴呆患者的激越行为得到改善，但效应持续时间较短。近期一项Meta分析发现，老年痴呆患者的激越行为可在音乐干预下有效减少，特别在个体化选择音乐、主动音乐活动中效果更为显著。

4. 对老年痴呆患者其它方面的影响

有研究发现，音乐治疗不但可以使老年痴呆患者的认知、情感、行为得到改善，也可减轻患者的心理压力，改善心情，增加其幸福感，提高睡眠生活质量及减轻照顾者的负担。

（八）饮食治疗

营养不良与认知功能障碍相互影响，认知功能障碍和痴呆的发生与饮食模式相关，营养是预防和延缓痴呆策略中一个重要的可变因素，长期健康均衡饮食有助于改善痴呆患者的营养状况，延缓痴呆病情进展。意大利学者的一项前瞻性研究报道指出地中海式饮食可延缓认知功能衰退，从而降低老年痴呆的发生率，在膳食中补充抗氧化剂、B族维生素、多酚和多不饱和脂肪酸有助于延缓老年痴呆的发生和发展。但也有研究认为，认知功能障碍的发展并没有明确与哪一种饮食有密切相关性。虽然有研究发现，地中海式饮食可能有益于延缓认知功能障碍的进展，但对我国人口是否有益目前尚缺乏大规模的随机对照随访研究数据支持。这或将是我国痴呆患者饮食治疗未来的研究方向。2014年《饮食及生活方式预防老年痴呆指南》及Van deRest等的研究指出，建议科学安排三餐，例如：早餐以中度含糖（碳水化合物）及优质蛋白食物为主，脂肪含量宜少；午餐以进食适量高蛋白、低脂肪碳水化合物为主，多选择一些富含胆碱的食物；晚餐以高碳水化合物、低蛋白、低脂肪为主。

（九）缅怀治疗

缅怀的概念来源于老年精神医学，又称为"怀旧"治疗，主要应用于老年痴呆及抑郁症治疗工作中。1963年，Bulter把"缅怀"定义为"唤回过去的一种行为或过程"，通过积极的引导老年人思考过去的人生，重新找回生存的意义，找到生活的希望。

1990 年，Bumside 将缅怀描述为对过去的事情或经历的回想。目前普遍的认识是，缅怀治疗是通过对过去事件、情感及想法的回顾，帮助人们增加幸福感、提高生活质量及增强对现有环境的适应能力。通过对大量文献的回顾研究，2003 年，Lin YC 等提出了一个怀旧治疗干预流程框架图，该框架图较全面，具有很强的参考性，且在框架图中对每个具体的实施步骤进行了详细的解释。

缅怀治疗形式多样，包括与人面谈、个别回想、小组分享、展览、照片及话剧等，按照不同的回忆类型分为六类：工具、综合、叙事、传播、强迫和逃避现实。按照治疗过程可以分为内心独白回忆治疗和人际交往回忆治疗两类。

缅怀治疗将患者高兴和悲伤的回忆糅合在一起，因为只关注高兴的回忆会产生逃避现实的情绪反应，只关注悲伤的事情又会引起患者情绪低落。该治疗方法简单易操作，适应人群广泛，易于与日常生活相结合，易于在医院和老年机构中推广。可以向患者家属了解患者年轻时最喜爱、最熟悉的人物、事情和物品，分享过去发生的事情和经历，准备一些患者经历过的印象最深的照片、历史图片、怀旧的音乐、珍藏多年的衣服等，利用上述物品帮助患者缅怀过去光辉的岁月及成就，激发患者对从前生活的点滴回忆，增添生活满足感，建立安全感。通过每周召开一次专题讨论会或讨论有趣的题目等手段来激发患者的智力和记忆力。一起听音乐、唱歌、读书、照相等激发患者的思维，稳定痴呆患者的情绪、改善睡眠，增加患者对现实生活的适应能力。

老年痴呆症患者除记忆衰退外，往往伴有不同程度的思维、言语、判断等能力的减退，与现实脱节导致其与人交流沟通的障碍，缅怀治疗可以维护患者的尊严，重新找到肯定自己的力量，有更大的信心面对目前或未来的挑战，提高生活质量。

（十）现实环境导向

"现实环境导向"是由美国人科森于 1958 年首创，特别是老年痴呆症患者。这个技巧可以帮助因年龄增长、长期住院或其他脑病而引致认知功能减退的人，重新学习掌握某些有切身关系的资料及信息，从而改善其对周围环境及事物的认知和处理方法，使其能更有信心及独立地进行各种日常活动。

它是用一些特别的技巧，去帮助患者重新认知及掌握有关日期、时间、地点、人物等资料，改善患者的日常生活活动能力。持续提供各种刺激和鼓励社交接触，也有助增加患者与外界的沟通，避免与现实脱节。

"现实环境导向"大致可分为"24 小时现实导向"和"现实环境导向小组"。前者是利用一些特别的环境设计，如大标志及指示等，再配合照料者的接触，提供全天不间断的"环境导向"的讯息，去协助患者熟悉现在的居住环境，让他们不会因感到迷惘而焦虑不安。后者则以小组形式，集合一些认知能力相似的患者，针对他们的问题作适当训练。两者结合可达到最佳效果，需持续不断施行。有研究报告显示，现实环境导向小组可以改善患者的认知功能。

比如通过活动或环境的调整来提升患者的功能表现。活动的调整原则为将患者每天例行活动的时间进行固定，每天让患者都按相同的时间表活动可以降低其混淆的情况。环境的调整原则为提供明显的外在线索，从而使患者不需外在协助。比如使用闹钟自动定时提醒患者有关时间的信息，或是在患者房间内放置色彩鲜明的时钟和日历，让其很容易就能看到这些提示，了解时间相关的信息；环境中的物品家具摆放或房间的配置也需尽量固定。照料者最好也掌握以上原则，有助于患者在家中独立功能的提高。

（十一）居家环境适应及改造

老年痴呆患者存在记忆障碍、失语、失用、失认、视空间技能损害、执行功能障碍以及人格和行为改变等功能障碍。居家实物环境设施改造常会采用补偿式的设计模式，目的是补偿患者已经退化的能力。设计患者起居的环境时，要注意以下原则：

1. 安全（Safe& Security）

防跌措施：空间各处达到无障碍通行，消除高低差、门槛、过门石，在马桶、淋浴、走廊、床边安装保护性扶手。床、门、走道、淋浴区等空间适当加宽，方便轮椅通过，以及家人或护理员进行辅助照护。

防止意外损伤：家私墙壁等要避免有尖角；限制窗户开启尺寸，大片玻璃窗前安装栏杆；卫生间安装恒温热水防止烫伤；厨房煤气灶使用超时自动断气熄火装置并锁好利器和清洁剂；墙上安装长明灯；床边装灯开关等。

防止走失措施：要注意门锁和大门的设计，可以将大门、门框和墙壁的颜色设计成一样的，一眼看去，患者是不会发觉这是出口。突出应当注意的门，如卧室、厕所的门等，并把内开门改为推拉门，减少老人在房内卡住的风险。此外，门锁可以选择较难开启的品种或者装上两个上下分开的门锁，要两手同时扭动两个门锁才可以开启大门。外出需戴有患者姓名和电话的手镯和防止走失的感应器，以防止患者迷途。

2. 导向提示（Orientation Cues）

给患者提供环境和方向、地点的提示，包括图像、文字和说话等。可以在房门贴上患者的照片、名字及房号。房间衣柜门上可贴衫、裤、袜等图样或文字作提示，以协助患者找寻衣物;大门后面贴上文字的提示使患者记起出门前要关掉厨房的煮食炉及锁门;或利用墙整的颜色或线条符号、地上的引路标志(脚印及颜色带)和厕所门的图标引导患者找厕所。要增强对空间出入口的提示,帮助老人认知、把握空间。失智症老人对时间也可能存在认知障碍,因此需要特别强调当下的日期,家里悬挂时钟和字体非常大的日历。

3. 营造亲切、接纳和支持的气氛

利用家庭老照片或老物件、老家具强调老人和过去的联系,减轻身份焦虑,引发对过去的回忆和思考,形成精神上的稳定和安抚作用,有利于减缓记忆障碍的发展。给予患者一些可作休闲活动的地方,摆放一些椅子以鼓励患者闲时坐下来聊天,也可以设置一些音乐角、园艺角、茶棚和美食轩等供患者参加活动,改善活动的环境。照料者可协助患者编排作息有规律的生活时间表,鼓励患者日间多参与一些有意义的活动,尽量鼓励他自己做力所能及的事情,不要代替他做,这样可以减缓衰老进程。同时给老人以尊严,保护老人的隐私,老人将精神投入他喜欢做的事情上,可使晚上睡得更好,并减少滋扰他人的行为。

第二章

神经可塑性及神经反馈

2

第一节　神经可塑性

一、什么是神经可塑性

人脑很奇妙，我们经历的每件事情都会使其不断地变化。我们现在的思想和行为与20年前相比有很大的不同。虽然我们没有真正留意每一个细节的变化，但实际上神经可塑性已经在起作用了。神经可塑性的核心就是在我们学习、适应不同的环境以及经历不同的事件时，大脑的组织和结构发生了变化。

我们每一次重复的思想或情绪都在强化神经通路。每一次有了一个新的想法，就在大脑中创建了一种新的变化，这些变化尽管很小，但如果重复的次数足够多，就会导致大脑功能发生变化。在神经可塑性领域，这被称为大脑的"肌肉构建"，我们越是重复某种情绪、动作、经历或思想，它就会变得越强。当我们不再重复这些时，它们就会消失。就像俗话说的："眼不见，心不烦。"

从另一个角度来说，重复性的动作或思想会变得越来越强大的物理学基础就是神经可塑性。随着时间的推移，它们变成我们自身的一部分。尽管有些人没有听说过神经可塑性，事实上它的影响力贯穿我们的一生。我们大脑中的神经连接不断地变弱或变强，取决于我们在重复什么。年轻人的大脑很容易改变，但是随着年龄的增长，大脑不再像以前那样容易发生变化了，大脑失去了一部分可塑性，使我们在学习和思考上变得更加"模式化"。

神经可塑性是大脑适应变化的一种令人难以置信的能力。我们与环境的互动产生了大脑的生理性变化。即便已经成年，也并不意味着我们不能改变坏习惯。其实大脑一直在变化。

神经可塑性可以帮助我们重塑大脑，重新组织思想，做出我们想在生活中看到的改变。

二、神经可塑性的定义

神经可塑性是指大脑的自我重组能力，大脑中形成新的神经连接时可塑性就起作用了。神经可塑性允许我们的大脑神经细胞（神经元）对疾病和损伤进行补偿，以及调整这些神经元的活动来应对我们环境的变化或新的经历。

大脑的重组是通过各种机制实现的，如"轴突生长"。在此过程中，未受损的轴突生长出神经末梢，以便被切断或损伤的神经元重新形成连接。这些未受损的轴突也可能长出神经末梢，与其他未受损的神经元连接。这个过程为执行所需的功能形成了新的神经通路。

例如，如果某个半脑受到损伤，未受损的半脑可能会开始执行受损半脑的一些功能。大脑通过这种方式自我重组，在完好无损的神经元之间建立新的连接来弥补损伤。但新的神经连接的出现需要一定的活动来刺激。

三、两种类型的脑细胞

我们的整个大脑和脊髓中有被称为"神经元"的神经细胞，这些神经元在全身传递化学和电子信号，被保护和支持神经元的胶质细胞包围。神经胶质细胞为神经元提供养分和氧气，同时清除坏死细胞。这些细胞比神经元小，与神经元相比，它们的数量更多。

（一）神经元

神经元是一种独特的细胞，它们的形状不同于我们身体中的任何其他类型的细胞。它们负责传播向大脑发送的信号和从大脑发出的信号，以每小时 320 千米的速度进行。

神经元有三种主要结构：细胞体、树突和轴突。细胞体里是细胞核，是细胞基因储存的地方。轴突是一根电缆状的细长条，它将被称为动作电位的电子信号从细胞体传递到其他神经元。树突是短的树枝状结构，接收其他神经元发出的信号。神经元还有轴突末梢。当信息到达轴突末梢时，会被传递到另一个神经元的树突分支上。神经元轴突末端和神经元树突顶端间的区域被称为突触。髓鞘为轴突提供隔离条件以加快信号传输的速度。

它们在神经可塑性方面的作用如下：

1. 树突的作用

当我们有了新的经验或学习了新的东西后，就会形成新的树突分支，这些分支会寻找其他轴突末梢。随着时间的推移，一个新的突触形成，稳定新的信息。当然，这个过程可能是双向的。当我们的记忆或学到的信息逐渐消失时，树突就会萎缩，突触消失。

2. 细胞核的作用

细胞核在神经可塑性中起着重要的作用，尤其是在成瘾方面。研究表明，当我们沉迷于某种事物时，奖赏效应在细胞核中表现得最为明显。

3.轴突的作用

轴突一直是神经元研究中的重点。研究发现当一个神经元的轴突接近另一个神经元的轴突，持续或重复地刺激它时，一个或两个神经元都会发生代谢变化。简单地说，重复某一想法或行为越多，就越会引起大脑的变化。

4.轴突终端的作用

由于轴突在神经可塑性中起着重要的作用，所以轴突的末端也很重要。当信息进入轴突时，它通过轴突终端传递。轴突终端形成新的通路和桥梁。基本上这就是"通讯"发生的地方。这使得信息的传递更快更有效，从而帮助神经可塑性的实现。

5.髓鞘的作用

髓鞘在神经可塑性中的作用涉及到不同的机制。我们的经历或学习会使髓鞘在形状、大小、数量、分布和模式上产生复杂的变化。髓鞘是保护轴突和提供隔离条件的。

（二）胶质细胞

另一种类型的脑细胞是神经胶质细胞。它们是大脑和整个神经系统的重要组成部分，因为它们对神经元提供支持。胶质细胞为神经元提供隔离、氧气和营养物质，同时清除坏死细胞和有害病原体。这些细胞约占整个中枢神经系统细胞组成的15%，在大脑和脊髓的不同部位都存在。

以前人们认为胶质细胞只提供结构上的支撑。最新的研究表明这些细胞为大脑和运行到全身的神经执行各种不同的功能。正如神经元的不同结构一样，不同类型的胶质细胞也在神经可塑性中扮演着重要的角色。不同类型的胶质细胞以及它们在神经可塑性中的角色如下：

1.施旺细胞

施旺细胞也被称为神经膜细胞，这些细胞将其他的神经组织包裹起来形成髓鞘。它们在神经发育、修复和再生方面发挥着重要的作用。它们还在传导神经冲动和为T淋巴细胞提供抗原方面发挥作用。

在神经可塑性中，施旺细胞具有刺激中枢和外周神经支持系统再生的能力。当我们受伤或希望从异常状态康复的时候它们是极其重要的。这些细胞为轴突的再生创造了良好的环境，使它们能够继续传递信息。

2.星形胶质细胞

这些细胞通常存在于大脑和脊髓中，它们为神经组织细胞提供营养物质，维持细胞外的离子平衡，在脊髓和大脑中再生和修复受损细胞，以及支持内皮细胞。最近的研究表明这些细胞的作用比以前认为的要复杂得多。

星形胶质细胞可以利用自己的神经递质参与神经元之间的交流。它们也会吸收神经递质，然后进行代谢。这意味着，星形胶质细胞可以在必要时"偷听"信号传输并改变传输的方向。

3. 少突胶质细胞

这类细胞为轴突和神经提供支持。它们产生包围轴突的髓鞘，以确保轴突正常工作。它们本身的这项功能在神经可塑性中发挥着重要作用。由这些细胞产生的髓鞘中即使是最小的变化也会对神经脉冲的传导产生重大影响。可以这样想，少突胶质细胞是改善大流量道路交通流量的系统。这些细胞保证髓鞘为神经脉冲的顺利传导提供足够的保护。

4. 卫星胶质细胞

这类细胞围绕在传感、交感神经节和副交感神经节中的神经元周围，负责向身体通报压力和即将到来的危险，以准备"战斗或是逃离"反应。这些细胞也参与肌肉的再生和修复。

在神经可塑性方面，有一项研究清楚地表明了卫星胶质细胞的作用。在该研究中，研究人员发现了一种无需消化过程即可从根神经节中获取高纯度人胃腺癌细胞（SGCs）的方法。这显示了其细胞再生或重组的能力，这是神经可塑性的一个重要方面。

5. 室管膜细胞

这类细胞促进脑脊液的流动。脑脊液向脑细胞输送养分，消除毒素代谢产物。大脑 V-SVZ 区有干细胞和室管膜细胞，位于这个区域中央的干细胞产生神经元，成为我们的新记忆。由于室管膜细胞促进了脑脊液的流动，为新生神经元提供了所需的营养物质，从而使得它们得以正常发挥功能。

6. 小神经胶质细胞

这类细胞为神经细胞提供免疫能力，吞噬异物颗粒，修复神经组织，参与细胞外细胞的信号传递。基本上，这些细胞是中枢神经系统的第一道防线。根据一项研究，任何由小神经胶质细胞介导的抗炎或促炎活动可能在缺血性病变发生后对自发神经可塑性有重要贡献。研究表明，小神经胶质细胞对大脑中灰质的功能和完整性均有影响。

四、提供神经可塑性证据的案例研究

神经可塑性不是一个新概念,有很多研究提供了具体的例证,以下是一些重要的研究结果:

案例 1

在这个案例中,研究表明,盲人或遭受过严重损伤的人的大脑具有难以置信的大规模重组能力。研究人员发现盲人的视觉皮层在学习盲文阅读时变得活跃。当盲人学习新的知识时,神经可塑性开始发挥作用。他们通过触摸学习盲文阅读并不断练习时,这种技能变得更强,重复的行为导致他们大脑发生变化。

在这项研究中,让视力正常的成年人学习盲文,同时使用经磁刺激和 fMRI 研究他们的大脑活动,发现受试者显示出视觉皮层活跃度增加,研究的结果表明,大规模重组确实是一种我们可以用于学习复杂技能的可行机制。

案例 2

在另一项研究中,一个盲人妇女在中风后,她大脑的视觉皮层失去了阅读盲文的能力。以神经生理学和功能成像学为重点的研究表明,在早期眼盲和先天眼盲患者中,枕叶皮质在盲文阅读中起着重要的作用。在这项研究中,这位先天眼盲的女性在中风后两侧枕叶都受到损伤。中风之前她是一个熟练的盲文读者,但是中风之后她失去了阅读盲文的能力。与此同时,她的躯体感觉感知却没有变化,这一案例支持了其他关于大脑可塑性的证据,以及大脑是如何随着我们整个一生的经历而不断变化的。

案例 3

这个案例研究的对象是使用手语的人。虽然他们听不见,但他们能够接触到大脑中被称为听觉皮层的部分。大脑的颞叶上部是负责听力和理解口语的。研究结果表明,先天失聪的人也可以通过使用手语激活这个功能区域,尽管这一区域通常是用于听觉的。研究结果表明,对于失聪的人来说,大脑中原本用于听力的区域可以通过其他感觉方式被激活。这项研究清楚地证明了神经可塑性。

案例 4

在另一项研究中,研究人员能够证明大脑在对特定经历做出反应时,重新连接或重组自身的非凡能力。在这项研究中,研究人员发现,患有弱视的老鼠在跑步机上跑步受到视觉刺激时,它们也能更快地改善视力。弱视可以发生在先天白内障、眼睑下垂或其他疾病没有早期矫正的人群中。他们成年后通常恢复很慢,而且极少能完全恢复。在实验中,研究人员通过缝合老鼠的一只眼睛几个月时间来诱导它们

出现这种情况。在拆除缝合线后,老鼠们在跑步机上进行为期3周的视觉模式试验。老鼠接触到的"噪音"模式是为了激活初级视觉皮层的几乎所有细胞。仅仅2周后,这些老鼠的反应已经和正常老鼠的反应差不多了。这种令人难以置信的反应可能来自于动物的内在机制,它可以追踪周围的环境,甚至是在一定距离之外。这项实验使研究人员确信,活动实际上会刺激神经可塑性。最重要的是它可以应用于大脑和身体的其他部位。

案例5

早在1998年就进行了一项关于人类大脑发展新脑细胞能力的里程碑式的研究。这项研究挑战了主流理论,该理论认为我们的大脑是一个非常僵化的系统,不会改变。自那以后,还有其他的研究证实了神经可塑性。

一项研究表明,与伦敦的公交车司机相比,伦敦出租车司机的海马体更大,海马体是大脑中负责学习空间表征和路线的部分。研究表明,他们的海马体的大小与他们作为出租车司机的工作时间直接相关。这表明,驾驶出租车可能会改变和发展这部分大脑。

另一项研究让参与者学习3个月时间的三球杂技,研究发现,参与者的大脑V5区域(中颞)显著增大,这一区域是负责处理视觉移动的。

这些只是证明神经可塑性的部分研究成果。还有很多关于新的经历、思考以及学习与大脑不同部分相关的研究。

五、年龄与神经可塑性有关

神经可塑性指的是大脑自然发育形成的结构会因为应对外伤和创伤而发生改变。当大脑发生神经可塑性时,它伴随着突触和神经元数量的增加。从出生到2~3岁,大脑中的突触连接数量显著增加。这个数字在青春期减少到一半,然后在成年时期保持相对的稳定不变。这表明神经可塑性和衰老实际上是相互关联的。

小孩子们的大脑神经可塑性最强。在他们能够行走或说话之前,突触和神经元大量增加。从出生到两三岁之间,他们大脑里每个神经元的突触可以从2500个增加到15 000个。这意味着蹒跚学步的孩童的突触是成年人的2倍。

在青春期,一种叫作"修剪"的现象开始发生。此时,童年时期形成的突触和神经元的数量大大减少。这些突触和神经元的消失是基于一个人多年来的所有经历。人们能够保留他们使用最多的神经元连接,而那些他们不经常使用的连接就会被修剪掉。在一个人成年之前,他的神经元连接的数量已经减少了一半。

以前人们认为突触和神经元的数量会在成年期保持不变。但已经有新的证据表明新的经历和学习会使神经可塑。例如当我们学会一项新的技能时,会使我们的大脑增加突触的数量。这也正是神经可塑性的证明。虽然作为成年人,我们没有那些未成年人那么多的突触和神经元,但这并不意味着神经可塑性不能在我们的大脑中发生。

六、神经可塑性能拯救什么

一项研究表明,神经可塑性也可以指形成对疾病或与衰老相关的变化的补偿或稳定化的神经生物学、功能、分子、结构机制等必须经由的最终路径。这项研究清楚地揭示了年龄与神经可塑性的关系。这里的年龄概念涉及与衰老相关的过程,包括老年痴呆、卒中和抑郁。这项研究还涉及一些干预措施,包括认知和身体锻炼(行为控制),生理因素(胆固醇,热量限制),药物治疗和对脑电活动和磁场的控制。在人类和动物身上进行的研究,以及神经病学和精神病学之间的相互交流,是推动神经可塑性进入临床干预范式的重要基本因素。传统上大多数的基础研究集中在发育早期的"关键时期",而最近的研究则集中在成年期或其他衰老过程的关键时期的可塑性和可塑性诱发的可能性。

这项研究,与其他研究一起,在衰老方面探讨了神经可塑性的不同方面。还需要更多的研究来解读反映大脑神经可塑性的神经成像数据,以及在衰老或疾病过程中何时达到诱导神经可塑性的条件和特定点。通过这些研究,我们将能够了解更多地如何更有效、更科学地在我们的生活中应用神经可塑性。

七、贯穿生命历程的大脑发育

在过去的几年中,我们对人脑容量的理解发生了一些根本性的变化。新的研究使我们对大脑有了更积极的认识,认识到大脑在我们整个生命历程中发展和变化的潜力。

大脑是一个非常有活力的系统,在持续不断地进行着自我重组。在我们的生命周期中可以不断地被改造和再造。我们所拥有的每一次经历都会在某种程度上改变我们大脑的组织。这意味着大脑的发育是一个贯穿终生的过程,并不仅仅因为我们已经成年,我们的大脑就将一成不变直到我们死去。神经可塑性能不断地使我们的生活向更好的方向改变。

八、什么是神经再生

与神经可塑性相关联的另一个有趣的话题是神经再生，也就是新的脑细胞的诞生。神经再生是体现神经可塑性以及诸如记忆存储和学习等其他大脑重要过程的一个方面的现象。这是另一个至今仍在研究的基础性发现。

神经再生是最近才发现的一个相对较新的概念，可以追溯到 20 世纪 60 年代。Atman 和 Das 在大鼠身上证实了神经再生。但是直到 1998 年，由 Peter Eriksson 领导的研究小组才发现了人类的这一现象。从那以后，其他的研究表明我们的大脑有能力产生新的细胞，即使是在成年期，这对我们来说很重要。

通过神经再生产生的新细胞可分为两大类：一类是干细胞，具有无限的复制能力。另一类是祖细胞，与干细胞相比它们的分裂和自我更新能力更有限。

和神经可塑性一样，神经再生也是一个重要的过程。其重要性在一项关于神经再生、认知和细胞可塑性的研究中得到清晰的验证。如果有持续不断的新的脑细胞（神经元）由成人的神经干细胞中产生，这有助于完成依赖于海马体的任务。这是因为神经再生也能减少或阻止认知障碍。这项研究重点揭示了产生新的神经元对记忆和学习的重大意义。

如果我们想让神经再生在大脑中贯穿一生，我们必须不断地进行或参与那些能刺激大脑的活动。学习新事物并不仅仅意味着获得一项新的技能，也意味着我们的大脑正在获得新的神经元。无论我们是在学习一门新的语言，还是在学习一种乐器，抑或是在进行任何其他能够刺激我们思维的活动，这都会鼓励我们的大脑产生新的细胞。因此。我们应该经常尝试新鲜事物，不管有多老！

反之，安逸的生活方式会有相反的效果。这样的生活方式不仅会阻碍神经再生，还有增加认知障碍的风险。当大脑有丰富的活动时，它不会对神经元造成损害。相反，损害是由不活动、不健康的饮食习惯、睡眠不足、吸烟、饮酒之类的行为造成的。

九、神经再生与神经可塑性

很多人认为神经再生和神经可塑是一回事。但事实上不是这样，简单地说，神经再生是指产生新的神经元，神经可塑性是指形成新的神经元连接。如果经由神经再生产生的新的神经元得到合理利用的话，就可能产生神经可塑性。

换句话说，神经再生是新神经元的"诞生"，而神经可塑性是大脑适应和响应刺激的能力，即使我们的大脑正在老化，它通过神经再生继续发育，通过神经可塑性发生改变。这两个过程的一个共同点是它们挑战了我们过去坚守的信念，即我们的大脑一旦成年就不会改变。

虽然神经可塑性和神经再生是两个不同的过程，但它们以相互协同的方式共同工作。例如，在整个成年期，新的神经元在大脑的不同部位产生，这些有助于学习。而在我们学习时，新的突触在神经元之间形成。

理想状态下，神经元应该一直处于平衡状态，这意味着一旦大脑中有神经元死亡，它们就应该立刻得到补充。但神经元的产生速率取决于多种因素，如应激水平、年龄、饮食、神经活动、是否存在神经毒素等。

这两种过程可以用作治疗脑损伤，无论是联合进行还是单独进行都可以。通过神经可塑性的应用或增强，神经元细胞的存活得到了保证，并通过大脑的重组和神经细胞的重新整合进行补偿。同时，神经再生可以与神经可塑性同时发挥作用，在受损的大脑中生成或替换神经细胞。

十、神经再生在哪里发生

神经再生在大脑下半部分的侧室发生，在海马体齿状回颗粒下层尤为明显。这一结构位于大脑的颞叶，是边缘系统的一部分。海马体的主要功能包括记忆、空间定位、情绪调节和学习。

今天人们已普遍接受这样一个事实，对于成年人来说，神经再生也发生在大脑的这个部分。这个过程发生的速度堪称疯狂，这意味着每天都有很多新细胞产生。尽管，通常这些细胞大约一半最终在一两个月以后凋亡。产生在脑室下区的脑细胞被传递到嗅球，而那些产生在齿状回的脑细胞则被传递到海马区。

成人大脑中的神经再生也可能发生在大脑的其他部分。然而，尚没有足够的证据支持。最近的研究表明在纹状体和皮层都有小型、抑制型、非锥体中间神经元产生。这些中间神经元会产生或分泌GABA，帮助调节大型的神经元，在大脑的不同区域之间形成长程连接。

十一、神经再生和神经可塑性如何协同工作

从十多年前开始，神经科学家一直在致力于发现神经可塑性和神经再生是如何

相互作用来改变我们的思维、行为和记忆的。

一项在伯明翰的阿拉巴马大学进行的研究发现，神经再生和神经可塑性共同作用让老化的、不适合的神经元凋亡，用新生的神经元接管大脑现有的回路，创造出更健康的突触连接。

这项研究的重点是发生在海马体齿状回的成人神经再生。大脑的这一部分负责创建新的记忆，探索新环境等。更确切地说，研究集中在齿状回发现的新生颗粒细胞神经元，它们应该优先通过形成突触（神经可塑性）接入到神经网络中，以保持存活并参与神经回路持续执行的功能。

大脑中有两个主要区域可以通过神经再生持续产生新的神经元。第一个是空间认知和长期记忆中枢，或者叫海马体；第二个是肌肉和协调记忆中心，或者叫小脑。大脑的这两个部分都含有大量的颗粒细胞。

神经可塑性最重要的一部分工作被称为"神经修剪"或"神经达尔文主义"，UAB 的研究表明，新的神经元可以通过"适者生存"的方式加速神经再生进程。

神经可塑性和神经再生一起工作，使得大脑为思维创建新的路径。这一点意味着完全可能彻底重建我们自己，甚至可以覆盖那些会导致我们产生压力和焦虑情绪的过往经历。这允许我们过上最圆满的生活。

第二节　神经反馈

一、介绍

神经反馈，也被称为神经治疗和脑电波生物反馈，是一种较新的方法，可能不太为人所知。

神经反馈建立在健全的科学原则基础之上，已经有超过 80 年的基础和临床研究。神经反馈的原则很简单，通过测量脑电波确定患者的大脑状态，然后引导患者进行有针对性的训练，大脑会在一定的设备的帮助下进行自我学习，从而实现康复和提升的目标。

神经反馈的核心是神经元自我调节和再教育的过程，引导大脑发现新的有益的状态和处理信息和感觉的方式。然而，这不是一个"弱"的干预，在许多情况下神经反馈可以像药物治疗一样有效，而且很少有或没有副作用。其应用领域包括焦虑、抑郁、注意力缺失 / 多动症（ADD/ADHD）、应激后创伤（PTSD）、酗酒、成瘾、自闭症、阿斯伯格症、学习障碍、诵读困难和癫痫等。神经反馈也被用于包括体育、艺术表演、提升学术能力等在内的非临床环境，在这些方面的应用被描述为"最佳表现""心理健康"和"最佳功能"等。

它现在是一个快速发展的研究和临床应用领域。神经反馈在世界范围内逐渐获得了认可。来自不同领域的从业人员成功地将其应用于越来越多的疾病治疗和康复。

二、概述

（一）神经反馈的定义

神经反馈是一种基于脑电图的生物反馈训练形式，脑电波用于控制反馈的信号。置于受训者头皮上的传感器记录脑电波，并通过计算机和软件的人机界面转换成反馈信号，通过视觉，听觉或触觉反馈在大脑中形成学习。

神经反馈包含以下关键元素：

脑电图的生成；

使用适当的仪器记录脑电图；

将脑电波数字转化成计算机形式；

脑电信号特征量的计算（信号处理）；

反馈的产生和呈现（视觉、听觉、触觉等）；

引导大脑学习，带来生理上的变化。

首先要区分脑电图（EEG）和定量脑电图（QEEG）。尽管这两者相互关联，却绝不是一回事。脑电图（EEG）是一种通过放置在头皮上的传感器和高敏放大器记录大脑电活动的技术。德国精神病学专家汉斯博格于 1932 年首次记录了脑电图，现已成为神经病学家和精神病学家广泛接受的一种临床工具。一般，脑电图是通过肉眼观察波形进行分析的。神经学家能够通过脑电图识别癫痫、头部损伤、卒中以及其他疾病。临床脑电图从业者必须首先是一个神经病学家或精神病学家，还要完成两年的住院医师培训，取得神经生理学、睡眠障碍、癫痫以及相关领域的权威的委员会认证。

定量脑电图（QEEG）是一种将脑电图记录的数据通过计算机分析产生各种指标（如强度或功率、比率、一致性、相位等）的技术。 QEEG 可以用来监测和评估治疗进展。

尽管脑电图和定量脑电图以及神经反馈都使用同源的数据，但它们基于不同的假设和临床目的。结果表明，对常规的 EEG 和 QEEG 有良好的了解是有效应用神经反馈的关键。特别是在评估和进展监测领域，掌握临床神经生理学家对脑电图的解读，以及 QEEG 专家对脑电图的看法，对神经反馈干预的计划和评估都有帮助。

与临床脑电图和 QEEG 相比，神经反馈可由具有不同背景的广泛的实践者在符合伦理要求下进行。神经反馈不是一种"快愈"或"万能"的干预方法，不能保证解决所有问题。相反，它是一种以循证为基础的对现有治疗形式的补充，可以被任何接受过合理培训并在自己的执业范围内工作的从业者所使用。因此，心理学家、咨询师、社会工作者、职业治疗师、语言治疗师、教育者和其他专业人士都可以将神经反馈融入到他们的工作中，或将客户转介给神经反馈治疗师。神经反馈的最佳应用是利用大脑的可塑性，以符合循证实践的方式支持和加强临床治疗。在这个意义上，神经反馈与其他干预措施，如神经康复、眼部运动脱敏训练（EMDR）、催眠、认知—行为疗法，以及一系列其他针对大脑可塑性和变化的干预措施是类似的。

表 2-1 概述了四种主要的心理健康治疗方法。对于每一种方法，我们看它是基于学习，还是基于大脑的变化，它是否具有可靠的生物学基础，特别是这种方法是否能针对特定的大脑位置或过程。指向性指的是干预是否可以被引导或指导，还是以相同的方式对所有的客户进行应用。虽然对这个分析可以有更多的讨论，其结论是神经反馈具有独特的潜力，是非介入式的，基于生物学基础的，在影响大脑功能方面，具有高度的特异性和指向性。

表 2-1　主要心理健康干预措施及其特性综述

干预措施	方法	侵入性	生物学基础	特异性	指向性
交谈 / 行为治疗	学习（多样）	非	中度（神经科学驱动时）	中度（认知 / 情绪）	高（可指向问题组织）
药物	改变（化学方式）	是	高（化学改变）	中度（神经递质）	低（大脑中广泛分布，副作用会发生情绪发泄）
刺激	改变（电子方式）	是	高（电子传导）	中度（头部的位置）	中度（极性、位置）
神经反馈	学习（操作性条件反射）	非	高（脑电图及学习过程）	高（点位相关，LORETA）	高（多种训练方案、设置和点位）

神经反馈为大脑事件的体验引入了一个全新的环境。通过神经反馈个体意识到自己的大脑事件，然后这些事件以神经反馈体验的形式进入意识。这不仅仅是一种治疗手段。它引入了自愿和非自愿控制的元素到以前被隐藏的关键方面，现在成为个人决策的一部分。正如我们将要看到的，神经反馈有许多不同的表现形式。因此，出现在电脑显示器上的大脑活动的外在表达为改变提供了潜在的可能性，就好像一个从未见过镜子的人突然能够看到自己，并基于这个新环境改变自己的行为和外表。

（二）脑电图的生成

1. 大脑皮层中的锥体细胞产生电位

EEG 是使用合适的电极和仪器从头部表面记录的生物电位。1929 年汉斯博格首次对人类脑电图进行了记录，在接下来的 10 年中，所有常见的脑波都得到了观察和命名，包括 delta 波、theta 波、alpha 波和 beta 波。可测量的表面电位（微伏）是位于大脑皮层上皮层的神经细胞（神经元）产生的，这个区域是大脑的外部信息处理区域。主要的脑波信号是由巨大的锥体细胞产生的。它们位于皮层的第 2 和第 4 层。

基于基础的物理学，我们了解到，脑电波的来源是偶极。一个电子偶极是一个带电的实体，有一个带正电的"正极"和一个带负电的"负极"。例如，浸泡在盐水中的电池就是一个典型的驻于导电介质中的偶极。如果将电极置于水中，就有可能测量任意一对点之间的电位差，从而测量到电压，这类似于使用两个电极进行脑电波测量。

澄清两点很重要。第一，EEG 并不存在任何生理原因，也不直接反映大脑的活动。它更像是一种"附带现象"，就像电脑发出的热量，或者汽车引擎盖上的振动。它是大脑功能某些方面的有用指标，但不是对信息处理的直接衡量，比如动作电位的记录。其次，即使被检测到，EEG 也不是大脑的"活动"。相反，节律的存在通常表明某个部位是处于空闲的状态，这是一个中立的状态。

然而，它也表明，那一区域处于"断线"状态，或与其他区域"断开"了。虽然我们很容易做出"大即是好"或"平滑即是好"的判断，但在脑电图中却找不到这样简单的区别。坏消息是神经反馈从业者真的需要学习很多关于大脑的知识，以及脑电波是如何产生的。好消息是所有这些信息都是相关的。事实上，神经反馈是一种强大的基于循证的、基于大脑的治疗方法，具有极其坚实的科学基础。在某些情况下，我们对神经反馈的理解同等于甚至超出我们对精神类药物的理解，如果人们愿意花时间去看看研究成果的话。

2.EEG 振幅反映局部的同步性

可测量的脑电波信号只有在皮层细胞群被一致激活（去极化）时才会出现，这样提供了一种"一致的"电位，它是许多小的电位的总和。如果这些细胞自行其是，就像它们处于兴奋、活跃状态时那样，那么从头皮上观察到的电位就非常小，因为电位被相互抵消了。

3. 测量到的节律反映激活和抑制的调制模式

可以看出，任何频率的可测量脑电波电位的存在反映了与局部同步性相关的可测量的节律。矛盾的是，这种同步性可能反映了这样一个事实：细胞群实际上并不参与活跃的信息处理，而是处于空闲状态。许多大脑节率，特别是 alpha 波，是由丘脑－皮质机制介导的，它导致不同大脑位置之间的节律性互动。在正常的活动过程中，大脑将特定的大脑区域置于一种相对激活或去激活（抑制）的状态。正是这些状态的调制才产生了脑电图上可见的盈亏波动现象。

4.EEG 是贯通头部进行体积传导的

这些大脑电位到底是如何到达头皮的？这个过程被物理学家和生物医学工程师称为体积传导。微小的神经元偶极产生循环电流，流经脑组织和脑液，因为它们大部分是盐水组成的传导介质。电极测量由电流产生的表面电位，因此能够通过产生的表面电位"看到"内部偶极子。基于此，电极将优先记录靠近电极、电极之间、与电极平行的神经元产生的电位。

除了神经电信号外，其他信号也可以通过头部进行体积传导。包括眼睛的移动、肌肉活动、甚至心脏产生的电信号。

整个身体，包括头部，超过 80% 都是盐水，这是一个良好的电位导体。因此，任何脑电图信号总是会包含一定数量的其他生理来源信号。

另外，应该记住体积传导并非是一种大脑工作的机制，而是正常的细胞活动的一种副产物，电位产生后通过大脑中的主要成分盐水进行被动传导。通过测量这些信号，我们正在窃听大脑活动的副产物，并将其作为反馈、调节和适应的有价值的信号。

（三）EEG 的测量

1. 传感器置于头部

EEG 电极由置于头部或耳朵上的金属传感器组成，它们与皮肤直接相连。这种直接接触通常被称为"欧姆接触"或"电接触",因为它们与身体有物理接触。简单来说,电极直接从皮肤上感应电位。皮肤的外层通常是不良导体(良好的绝缘体),所以在置放电极之前,最好先对皮肤表面做些处理。这种处理方法通常包括先用研磨凝胶进行清洗,然后使用导电胶涂敷电极。

电解质非常重要,因为电荷不能从生物组织直接进入金属。需要一个含有离子电导介质的中间电解质层。典型的电解质含有钠或钾离子形式的氯化物,产生一种导电介质,可与皮肤和电极的金属表面交换电荷载体。

电极的材质多种多样。最常见的是金、银和锡。当一个传感器被置于头部,它将有一个特征电极阻抗,这可以用阻抗计测量。通常,每对电极的阻抗应该小于10 kohms 。

电极由引线与放大器相连。电极测量到的电位通过引线传导到放大器输入端,在那里被放大。没有任何可感知的电流能从被测者的头部提取或输入。

2. 使用差分放大器

脑电波测量所用的放大器是差分放大器。这意味着除了"接地"连接外,它们还有两个信号输入。差分放大器测量两个信号之间的差值。为了将脑电波信号与附近的其他杂散信号(包括由其他设备引起的电干扰)分开,必须使用差分放大。这两个输入通常被称为主动输入和参考输入。在一个主动输入和相应的参考输入之间记录的信号被认为是一个 EEG 通道,产生的波形对应于这两个输入之间的电位差。

(四)处理脑电图

1. 数字化

在大多数现代脑电波神经反馈系统中,都是先将信号数字化,然后再用数字技术进行处理,通过对信号的实时采样,实现信号的数字化。在每一时刻,产生一个表示信号波形瞬时值的数字。有必要对系统进行数字化处理,使其具有足够的电压和时间分辨率,准确地表示系统,并为受训者提供足够的反馈信息。

2. 快速傅里叶变换(FFT)就像一个"棱镜"

FFT 快速傅里叶变换是一种数字技术,它将采集到的信号分解成在一定频率范围内的能量估计数。FFT 常用于评估和显示,因为它提供了输入信号中所有频率的全面的视图。输出通常被认为是一个频谱显示。

数学上来说,傅里叶变换,就是通过将信号拟合到一组连续的正弦波,并看看有多少频率存在于其中。因此,它在一定的频率范围内分析信号,并为每个频率提供一个值。这类似于棱镜把白色(或彩色的)光分解成各个组成部分,并全部显示出来,就像投射到一张白纸上的彩虹。

3. 数字过滤器就像一个彩色的镜头

数字滤波是一种利用计算技术来处理信号,并显示只包含选定频率的输出的技术。因而输出的是一个窄波信号,或者说是过滤后的信号,带有幅度和频率等特征数值。数字滤波与彩色棱镜类似,它只让某些波长的光通过,同时过滤掉其他波长的光。数字滤波器只输出特定的脑电波频率使其可见,同时过滤掉其他所有频率的波。

最终,训练所用的信号是由 EEG 的振幅和频率推导出来的。振幅是表示信号的幅度或大小,是组成振荡波形的上下运动的振幅。

数字滤波器有几个特点。其中最重要的是中心频率和带宽。滤波器也可以由其上截止频率和下截止频率来确定。中心频率等于上下截止频率的平均值,带宽等于截止频率之间的差值,例如,截止频率为 8.0 Hz 和 12.0 Hz 的滤波器等同于中心频率为 10 Hz,带宽为 4.0 Hz。

任何过滤器都是真实世界的设计,具有不够理想的属性。尽管数字滤波器具有灵活性和可重复性,它们仍然必须符合基本的数学原则,不能违背。例如,没有一个滤波器可以完全过滤掉所有设定带宽以外的信号。

4. 一致性和同步性

除了使用基于振幅的数值引导训练外,神经反馈系统也常使用基于连接的数值,包括一致性、同步性和其他相关的数值。有很多方法可以用于测量大脑的连接性能,各有自己的特点和优劣。有些在巅峰表现和心理健康训练中更有用,有些在学习障碍、诵读困难、癫痫和其他领域中更有用。基于连接的脑电波训练有着悠久而复杂的历史。

5. 阈值和方案设定点

不管是基于脑电波的哪个参数产生反馈,通常有必要引入一个"阈值"的概念,这是某种脑电波参数要生成反馈信号时必须要达到的数值。最简单的形式是一个微伏水平,脑电波必须高于或低于设定值才能产生奖励反馈信号。

在配置神经反馈训练系统时,必须决定用来生成奖励信号的参数。常见的是设置振幅的阈值用于神经反馈软件的决策依据。然后涉及训练方案,确定应该受到奖励的信号以及其他的一些细节。例如,某系统设置的阈值为 theta 波 6.5 微伏的抑制标准,这意味着只有当 theta 低于 6.5 微伏的阈值时才会有反馈信号出现。

6. 脑电波信息是如何反馈给受训者的

反馈信号是以视觉、听觉、触觉甚至磁性方式呈现的。向大脑提供信息的方式有很多种,甚至有些不易察觉的方式。一般认为,神经反馈必须具有三个关键属性。它必须快速、准确、美好。如果不符合这些要求的话,神经反馈的有效性会受到损害。任何反馈的关键属性都取决于 EEG,这意味着反馈要保持在额定条件下,目标状态已经实现时要做调整。

有时反馈模式基于一个持续存在的奖励标准,以确保大脑产生一个持续的节律才可以得到奖励。这表示设定的条件必须持续存在预定时间(例如 0.5s)才能获得奖励。

(五)对受训者的指令

对于神经反馈从业者来说,最难的事情之一是告诉受训者应该做什么。令人费解的是神经反馈在不需要受训者做任何努力的情况下也能很好地工作。受训者不必一定要做些什么就可以实现大脑的自我学习。受训者通常感受学习,而不是主观努力使学习发生。这一点与一些外周生物反馈技术形成鲜明对比,在这类训练中,受训者有具体而清晰的指令并通过意愿使希望的事件发生。

一般来说,神经反馈是一个自动的过程,对受训者的指令就是让意识靠边站,让神经反馈自己进行。如"让声音自己出来"或"放松,让自己体验得到奖励时的感觉"之类的指示是有益的。学员主要需要用获得的分数作为奖励,看到自己的进步,让大脑自己循序渐进地逐步学习。

如果受训者将放松的注意力转向反馈信号和声音,并允许学习的自然过程发生,大脑就会自发地寻求满足反馈训练的条件,并找到被奖励的状态。随着时间的推移和训练的进展,受训者往往会发现可以更深入更持续地进入希望的状态,并以更少的努力来保持这种状态。

虽然神经反馈训练在很大程度上是自动的,不受自主控制的。但意图是一个重要的因素,应该让大脑以积极的方式接受奖励。最佳的状态是受训者发自内心地感觉反馈的奖励信号是吸引人的、新奇的,是他想要的。

1. 大脑里发生了什么

(1)自动调整

神经反馈作用改变大脑的过程是一个自动调节或自我调节的过程。不管受训者的主观意愿如何,大脑都会寻求获得提供奖励的状态。

（2）操作性条件反射

当生物体与某一可以根据生物体的行为或状态改变而产生奖励(显示、声音、食物、电刺激等)的系统互动时,操作性条件反射(也被称为"工具学习")就发生了。

操作性条件反射是生物体因为要获取奖励而学习特定行为的一个过程。就神经反馈而言,这种特定行为就是产生设定的脑电波。

每次当所期望的事件发生时,训练系统向受训者提供一个信号。经过长时间的训练,大脑就自动学会了如何达到设定的状态。每一次训练都为大脑提供了一次机会来回顾受到奖励之前的那一刻,并去理解是做了什么才得到它的。请注意,这一过程不是在有意识的水平上完成的,而是通过自动机制实现的。这个机制可能是由受训者想要做得更好或者想听到声音的愿望所"启动"的。机制发挥作用的过程是无意识的,例如并不是靠在意愿控制下的手指运动之类的动作实现的。神经反馈是一种应用操作性条件反射的学习技术,它不能强迫大脑进入一种它自己不能实现的状态。因此,它只能加强和指导自然状态的转变。这提供了一种安全的元素,因为神经反馈通常不能对客户"做坏事"。这种安全因素不是靠药物或其他更直接的技术手段来实现的,那些手段可能会产生医源性不良影响,或称为"副作用"。

（3）保持静止、专注、放松

所有的大脑节律基本上都是放松状态的节律。例如 SMR 节律是与大脑想保持静止的意愿相关联的。当身体是静止的,而且大脑希望保持静止状态,感觉运动皮层就处于自由状态,生成闲置状态的波,这就是 SMR。同样地,当人们闭上眼睛处于放松状态时,alpha 波出现在脑后,与放松和背景记忆扫描有关。

（4）强化后同步

当大脑发现一个简短的任务已经完成并且得到了奖励(或奖励即将到来),一个被称为强化后同步的信号(PRS)可以被观察到。而且,当奖励消失(或减弱,如猫已经被喂过牛奶)后,PRS 也和先前产生奖励的行为一同消失。这说明,PRS 与生物体的成功意识有关,并包括一个小小的放松,或者是给大脑一个放松的信号。随后,为下一次尝试做好准备。

2. 神经反馈的结果

（1）神经反馈是一个学习过程

神经反馈是一种大脑自适应和自我调节的综合方法,大脑本身为训练目标的实现创造策略。因为这种方法并不是要进行任何解剖学或生理学意义上的直接侵入或改变,所以它允许自适应机制通过学习自然地发生,而不是靠外加。

作为一种学习工具,神经反馈为大脑提供了独特的机会,将大脑内部状态与奖励事件配对,为内部变化创造了机会。因为大脑拥有应对这种变化的全部反应机制,所以从理论上讲,神经反馈所能达到的效果是无限的。换句话说,神经反馈的作用并不局限于特定的解剖学、生化、突触或其他机制,如药物或手术干预的情况那样。这给了神经反馈在任何水平上改变大脑功能的能力,只要大脑有能力探索某些属性的功能范围,并根据学习范式调节其活动神经反馈所能达到的效果是无限的。

我们可以观察到,大脑和神经系统通过自然的过程,已经把它们自己精炼到一个非凡的程度。人类视网膜中视觉上可探测到的最小信号相当于从 19 km 外看到的一根蜡烛,并在视神经中产生反射,使输入刺激仅为每秒 1 个光子。同样地,当耳膜在耳内发生偏移时,听力的最小阈值为 1 埃,相当于一个氢原子的直径。这些事实表明大脑在原子甚至量子的水平上运作,在原子或量子能级水平上对极小信号做出反应,其能力是不受限制的。

(2)神经反馈可以实现特定的生理变化

对学习过程的生理学研究表明,大脑存在复杂的内在机制,在神经网络和细胞层面上运作,使大脑能够从环境中学习,实施行为和改变状态。这些机制包括皮层和皮层下网络的相互作用,让大脑将预期的和意料之外的外部事件与内部信息联系起来。这一过程使我们有能力根据大脑内部状态和感知信息之间的关系做出决策,使机体适应环境。从最基本的意义上来说。神经反馈将大脑的内部状态置于一个环境(视觉、听觉、触觉)中,这样大脑可以学会改变。

基于我们在人类学习和生理机制变化领域的观察和分析,可以得出结论:神经反馈能够使大脑在最微小的水平上发生变化,可以根据神经反馈训练对其功能甚至结构进行任何必要的修改。因此,神经反馈有可能产生详细而具体的大脑变化,甚至有潜力超越激光引导手术或其他侵入性方法所能达到的功能和解剖学变化的极限。

神经反馈产生的变化并不局限于特定监测的位置。例如,在允许alpha波增加振幅的过程中,大脑可以实现涉及皮层、皮层下和中间区域的动态网络的变化。只要大脑的改变导致 alpha 波振幅的增加,它们就会得到加强。因此,即使是特定区域受到神经反馈的检测和影响,我们也经常可以看到改变发生在大脑全域或神经功能网络中。

（3）神经反馈是一门科学，也是一门艺术

因为神经反馈根植于学习和大脑调节的最基本层面，许多因素都会发挥作用，包括受训者的期望、成就感、认知过程，以及培训师的客户互动技巧。由于这些原因，神经反馈不是一个放手让客户自我进行的过程，训练结束就可以回家了。相反，神经反馈是一个大脑改造与信念、习惯、对正常化的反应以及对主观和行为改变反应相互作用的过程。神经反馈的从业者需要完全有资格处理他们所面对的疾病，并且必须准备好在训练之前和之后与受训者进行互动，评估和处理出现的变化。这为神经反馈引入了艺术元素，就像在心理治疗、行为疗法等其他干预措施中一样，要确保标准化的积极的结果出现，从业者的技巧、教育和素质是至关重要的。

（4）神经反馈会造成伤害吗

一旦人们接受了神经反馈的基本原则，就会产生这样的问题：神经反馈是否会造成伤害？在某些情况下是可能会产生医源性的后果，但必须放在特定的环境中去分析。鉴于神经反馈是一个被动的学习过程，它所能带来的恶果是有限的。其可能产生的负面效果甚至无法达到许多药物带来的毒性和心理问题。事实上，一个观察结果是，当大脑学会自我调节和正常化时，药物的副作用可能会变得明显。这可能看起来是神经反馈的一种副作用，但它实际上暴露了药物的负面影响。一个基本的事实是，精神活性药物是用来治疗非正常大脑的。如果给一个本来正常的人用药，可以推断出现的大多是副作用。因此，如果一个病人的药物有可能导致焦虑的副作用，即使神经反馈帮助他或她的大脑恢复正常，他或她仍然继续用药的话，那么他或她就会变得焦虑。然而，神经反馈并没有引起焦虑，它只是暴露了药物的副作用。

神经反馈产生的第二种反应是使病人面对其他压力或其他调节障碍时的应对或补偿机制正常化。长期焦虑的客户可能会表现出过多的 alpha 波，这是一种减轻焦虑的应对机制。减少 alpha 波会消除这种应对机制，反应在病人变得更焦虑。好消息是，在这种情况下，一旦临床医生理解了这类机制，就可以预期神经反馈的结果并将其考虑进去。神经反馈并不是万灵药，这是一个系统的科学的方法，引导大脑自我调节作为临床实践的基本要素。

"神经反馈的目的是让人感觉更舒服吗？"事实上，神经反馈为自我控制和稳定大脑功能提供了一个途径，但让人感觉更好并不是主要目的。当然，人们在进行治疗改变时，会有不适或其他"不良"感觉。总体目标是恢复大脑的调节能力，让客户发现一条不依赖于不良应对模式的路径。

有趣的是大脑可塑性在临床心理学已经成为一个新的谚语，这似乎是最近才发生的。对于那些从20世纪70年代起就开始研究神经反馈的人来说，这并不是什么新鲜事，神经反馈不仅将大脑可塑性视为神经科学中的关键元素，它还以一种对客户有利的方式直接应用它。

最后，我们应该认识到神经反馈作为一种学习技术，本质上具有持久的效果。它并不是一种声称能立即见效并能治愈所有疾病的干预手段。相反，它给大脑灌输了一种意识到关键过程的能力，并使其处于自我控制之下。一旦学会，这些技能就能保留下来，就像骑自行车是一种一旦学会就不会忘记的技能一样。骑自行车也是一种类似的过程，它能把各种各样的感觉、感知和运动整合在一起转化为大脑所理解的单一活动。同样的道理，大脑可以根据完成任务的需要学习复杂或简单的技能，并有可能保持这种学习成果。

我们将神经反馈的过程总结如下：
用常规的脑电图记录大脑活动。
与大脑活动相关的实时信息被提供给大脑。
大脑利用它的潜能来实施改变，从而产生想要的反馈。这是一个自我调节的过程。
变化过程可能发生在皮层兴奋性、神经递质的产生和摄取，以及皮层和皮层下的连接。
上述变化可能在解剖学和功能上具有特异性和局部性。
生理学改变可以由脑电图监测和分析确认。
受训者可以无需设备保留或恢复已学成的状态。
受训者可能发生（有益的）生理、精神和行为的变化。

全面准确地理解所训练的内容是很重要的。是大脑在学习，它在根据脑电波信号学习改变自己的行为。神经反馈并不直接影响受训者的思维，学习的不是"受训者"，而是受训者的大脑。在这个意义上，大脑基本上是相当愚蠢的器官。正是这种特性使得神经反馈有用武之处。如果没有神经反馈，大脑就会按照它认为合适的方式来实现它的目标。而这样可能不一定符合个人的最大利益。这是一个重要的哲学和实践观点，即大脑的目标并不是个体的目标。大脑的目标可能是个体目标的补充，特别是在体内平衡、自我调节、规避危险等方面。大脑也可能有与个人最大利益相悖的目标。我们在反社会暴力行为、寻求刺激、其他强迫性思维或冲动行为等反常案例中可能会看到这样的例子，这些行为满足了内在一时的需求，却不能带来长久的满足。

Thomas Hartmann 曾经从进化学的角度解释注意缺陷（ADHD）与多动障碍（ADD），提出了丘脑设定点的概念，这个设定点决定了一个个体能感觉到自己还活着这个状态所需要的刺激量。根据他的分析，在马斯洛需求理论中有一个涉及到人需要感到完全活着的层次。那些丘脑设定点较低的人们可以满足于较少的刺激，可以更好地遵循既定的生活规范。而那些丘脑设定点较高的人必须寻求额外的刺激和兴奋来感知他们的存在感。这是大脑决定优先级和需求的机制的一个例子，个人成了实现这些目标的载体。

因此，寻求刺激的人是根据他们大脑的需要去获取刺激和兴奋的，他和我们一样都服从于大脑，而不是相反。神经反馈试图使大脑功能正常化，使个体能够自由和灵活地实现他们的目标，而不受大脑调节功能失常所带来的障碍或复杂性的影响。

猫、鸽子甚至是扁虫都可以对操作性条件反射做出反应，大脑也不例外。在神经反馈训练中起作用的确切机制可能还不是很清楚，但是没有必要去怀疑它的真实性。客观结果表明大脑能对信息进行响应，并能根据不同的目标对其行为进行调整。这并不取决于客户的自愿努力或理解。因为它作用于大脑的自动适应和改变机制。大脑自己追求新鲜感和满足，个体无论参与与否它都会这么做。

我们可以推测有多少疾病的核心是由于局部的优化或目标寻求造成的，这让个体承受更大的代价。局部的目标包括：需要正确，需要获得关注，需要寻求新奇，需要被逗乐，或者需要独处。不管病人的大脑设定了怎样的目标，神经反馈在这些目标上叠加了健康大脑所需的自我调节、体内平衡、大脑各部分的连接等目标。

大脑是一个器官，它的工作（和优势）之一就是根据任意的目标来调整自己的行为。在复杂的日常生活、社会和环境的压力，以及不利的生活经验的影响下，一个人的大脑呈现出的习惯和倾向可能会表现为临床的"失调"。针对大脑被禁锢不能最优化运行这个状态，神经反馈可以帮助大脑和个人学习重要的自我调节技巧，从而达到一个更加正常化的功能。

神经反馈并没有专注于疾病本身和处方干预，而是专注于其背后的动力学基础，以及如何更好地改变它们。在我们对神经反馈的科学和技术的研究中，我们发现，为了实现一个目标，大脑的能力和意愿几乎是无限的。当在一个特定的位置创造一个特定模式或数量的大脑活动变成一个目标时，大脑会对这个目标做出反应，通常是寻求满足它。这种情况发生时不需要受训者的极端努力。

3. 脑电图成分及其性质

脑电图通常由多种频率的波混合而成。然而，有两个因素促使我们要确定其特定的组成部分。第一，某种特定类型的波占主导地位，并且在视觉上很突出。当这种情况出现时，我们说脑电图处于这种特殊的状态，如"在 delta"或"在 theta"。第二，当使用频率变换或滤波器时，即使存在其他波，也有可能分离出一个特定频率的波。因此，即便不考虑哪种波占主导地位（如果有的话），我们也总是可以使用计算机来识别所有的组成波的频率。

delta 是最慢的波。在目测检查中，delta 波很少呈正弦状，相反，它有一个独特的漂移图形。少量的 delta 波是正常的。过多的 delta 既可以出现在局部，也可以出现在大脑全域，通常是受伤或神经功能障碍的体现。在这种情况下，往下抑制 delta 波往往是训练的首选，可在一定程度再度激活受损的区域。

theta 波由下丘脑调制，和 delta 一样，有一个独特的非正弦外观，一定数量的 theta 波是正常的，特别是在额叶区域，与意志和移动相联系。然而，过量的 theta 波与大脑失调相关联，这是最常见的。尽管 theta 与注意力不集中和内向型思维有关，它还与创造性思维和记忆提取有关。

alpha 波是一种视觉系统的静止状态的波，主要源于大脑后部，眼睛闭上后会增加，具有对称的盈亏特征。alpha 波出现时，人一般是处于清醒的放松状态。

脑波的分类

德尔塔（delta）：1~3 Hz

塞塔（theta）：4~7 Hz

阿尔法（alpha）：8~12 Hz

低贝塔（low beta）：12~15 Hz（SMR）

贝塔（beta）：15~20 Hz

高贝塔（high beta）：20~35 Hz（可能含有肌电图）

伽马：40 Hz

delta 波（0.05~4 Hz）

分布：广泛。

病理学：创伤、毒性、神经病。

主体状态：深度、无梦睡眠，恍惚、昏迷。

任务和行为：无精打采，注意力不集中。

相关生理学特征：不动，低水平的觉醒。

效果：有睡意，恍惚，深度放松。

theta 波：4~7 Hz

低频波，与内向型思维有关；

由下丘脑机制介导；

与记忆强化相关；

一般是非正弦，不规则的；

在被催眠幻想状态中可见；

被视为睡眠的前奏；

爱迪生的"创造力"状态。

分布：局部，多个脑叶，一侧或弥漫。

主体状态：直觉的，创造性的，回忆的，幻想的，想象的，梦境般的。

任务及行为：有创造性的，但可能是注意力分散的，不集中的。

相关生理特征：愈合，身心合一。

效果：增强，注意力分散，恍惚状，压抑的，集中，聚焦。

altha：8~12 Hz

视觉系统的静息节律；

闭眼时增加；

枕叶位置最强：O1\O2；

特有的盈亏特征；

一般为正弦、两个半脑对称出现；

表示处于放松状态；

有背景记忆扫描功能；

丘脑－皮质－丘脑循环：100 ms；

一般为 8~12 Hz，但也可能是 4~20 Hz。

分布：局部，全脑叶，枕叶部闭眼时增强。

状态：放松，不昏昏欲睡。

任务和行为：冥想，没有行动。

相关生理学特征：放松的，疗愈的的。

效果：放松。

low beta (SMR)：12~15 Hz

分布：两侧局部。

状态：放松的、专注的、整合的。

任务和行为：放松、专注。

相关生理状态：被抑制的运动（在感觉运动皮层时）。

效果：放松注意力，提高专注力。

运动系统的节律；

身体不活动时最大；

表示不打算移动；

在感觉运动带测量：C3/Czc4；

丘脑－皮质－丘脑循环：80 ms；

一般为 12~15 Hz；

也被称为"14 Hz"或"坦西"节律。

beta：15~20 Hz

分布：局部的，存在于不同的区域。

状态：思考、意识到自我和环境。

任务与行为：心理活动。

相关的生理状态：警觉，活跃。

效果：提高心智能力，集中注意力，警觉性。

high beta：20~35 Hz

分布：本地化，非常集中。

主观状态：警觉，躁动。

任务与行为：心理活动（数学、规划等）。

相关生理状态：心理和生理机能激活。

效果：警觉性，躁动。

第三节　衰老与神经反馈

一、衰老的定位

在当今这个时代，关于老龄化的根本问题是：我们是否已经对老龄化的机制有了足够的认识，从而对老龄化的进程有了一个清晰的认识？此外，我们的信息是否打破了我们对衰老的刻板印象，使我们能够应用适当的治疗手段，以充足的方式延长老年人的寿命？

事实上，知识库的发展如此之快，而且是以一种零敲碎打的形式，以至于在哪些治疗是有效的以及应该如何提供治疗的问题上存在某种不一致性。我们只是不情愿地放弃了把衰老过程简单地描述为一个向下的线性过程的信念。例如，我们是否相信认知障碍是暂时性痴呆或阿尔茨海默病的前兆？一旦功能神经过程消失，它们就永远消失了吗？目前对神经功能和神经再生的了解表明，我们不应该这么认为。

我们相信皮肤、器官和大脑中的细胞死亡是不可避免和不可逆转的吗？糖科学这个新兴领域表明，细胞功能可以通过代谢的方式恢复，即使是细胞结构的老化。现代饮食中缺失的糖营养可以用来恢复身体的自然免疫反应，取代或增强目前用于治疗肺炎和可能困扰老年人的其他严重的全局性感染的药物。

关于我们的生物电和生物能系统的基本信念的进步为老年人的护理提供了新的可能性。适当形式的外加生物电能可以恢复细胞结构和改变代谢功能。更无创性的护理，结合目前所知的关于身体共振频率反应，可以将新的仪器应用于不健康的细胞活动。东方医学和西方医学正在开始融合，现在我们知道，我们组织的生物电和磁能结构,正如古代东方医学所接受的那样,为慢性病的非侵入性、非药物性缓解提供了替代方式。

通过 Epel 团队的工作,关于心理压力和细胞衰老之间联系的线索变得更加具体。细胞衰老的证据是端粒的缩短和端粒酶活性的降低,从而导致那些长期生活在压力下的人可能患上慢性疾病。细胞环境在调节端粒长度和端粒酶活性方面起着重要作用。Sapolsky(2004 年)从科学文献中发现,新陈代谢受到心理和生理上的挑战是加速衰老的基础。Epel 团队的工作记录了在心理压力条件下,大脑衰老是如何在细胞水平上发生的。

老年人最担心的是,在日益延长的生命过程中,大脑功能可能发生不可逆转的退化。但是,神经刺激和神经反馈已经在改变大脑和神经系统的循环、代谢和功能活动方面取得了进展。最令人兴奋的是 20 世纪 90 年代后期以来的新发现,即改善神经环境(例如通过刺激)可以激活干细胞活动并在海马体中产生神经再生,从而改善记忆功能。

本节主要阐述一些关于老年人大脑功能的最新知识,以便对老年人的认知障碍护理可以以一种实质性的方式解决。预防或阻止进一步的认知衰退和痴呆的可能性就在我们的掌握之中,而且不仅仅是通过药物。例如,有关细胞氧化和大脑结构变化的知识证明了这两者在脑细胞功能退化和恢复方面都起作用。当然,研究表明新的神经组织可以生成,这是最令人吃惊的发现。研究认识到大脑通过神经再生来进行自我修复有助于形成一个新的目标,即理解自我修复行为发生的条件。老年人中有成千上万的人身体虚弱,失去了认知功能,这可能是由于缺乏健康的细胞条件来恢复细胞和神经组织。

本节追踪认知老化的过程,包括轻度健忘和各种形式的痴呆症。通过尸检发现,痴呆可能涉及也可能不涉及缠结和斑块的形成。此外,当缠结和斑块的确在尸检中表现出阿尔茨海默病的诊断特征时,它们并不总是能够解释大脑功能缺陷的程度。在他对修女的纵向研究中,斯诺登(2001 年)报告了截至 1995 年去世的 102 名修女的病理学发现。102 名修女中有 45 人根据心理测试被归类为痴呆。在这个痴呆的群体中,只有 57% 的患者大脑灰质出现典型的缠结和斑块,这表明她们患有阿尔茨海默病。其他的(除了一个)没有表现出广泛的阿尔茨海默病的病理特征,但表现出白质病变,提示有卒中。

这些发现表明,中风导致的脑血流缺乏破坏了白质区域,从而导致了大脑各部分之间通讯的中断。阿尔茨海默病的灰质结构病理学与失能的精神功能之间缺乏高度的相关性，这表明老年人大脑白质的循环和代谢损伤也可能是认知损害的元凶。它还表明，重点在于增加血流和糖分的治疗方法即使面对大脑结构的改变，也能在一定程度上恢复认知功能。大脑改变功能的能力被称为可塑性。恢复功能可能寄希望于利用促进可塑性的条件。

二、与年龄相关的认知能力下降（ARCD）的患病率

一些研究人员发现，老年人的认知能力下降，表现为短期记忆功能下降，结果是延迟回忆，持续注意力、感知运动技能、执行功能和解决问题能力的丢失以及表现速度降低。但并非所有的认知过程受损都必然与短期记忆有关，如时间取向和言语推理。认知功能降低对特定群体有多大影响？加拿大健康与老龄化研究使用直接测试，对一个社区 65 岁以上人群的认知障碍的患病率进行了记录分析。10 263 人中 2 914 人（28.3%）被诊断为认知障碍。在进一步细分认知受损组后，轻度受损占认知受损组的 30%。因此，约 2/3 的认知障碍患者是严重的公共健康问题。他们代表了一个特别脆弱的群体，有身体衰退风险（考虑到与死亡率相关的认知障碍），大量使用卫生服务，严重残疾。

许多活跃而健康的 65 岁以上的人有一些记忆丧失的抱怨，但通常有足够的认知功能。加拿大的一项研究表明，在老年组中，有很大一部分人的认知能力存在轻微缺陷，而越来越多的老年人寿命更长，并且普遍感觉更好。这种状况被认为主要是由于意识到健康生活方式的重要性，以及控制传染病和管理结构病理学，如癌症和心脏病。然而，诸如高血压、关节炎、长期疲劳、震颤、慢性疼痛、肠易激综合征、哮喘、失眠、糖尿病等与大脑功能直接相关的功能失调继续困扰着老年人。慢性残疾、死亡和认知障碍之间的关系并不令人惊讶。因此，我们在关注轻度认知障碍的同时，也在帮助患者从恼人的慢性生理症状中寻求缓解。慢性应激反应已经从病原学上确认与认知障碍和体力下降相关。这一发现可能是治疗的关键，因为认知障碍似乎与生理和心理障碍都有因果关系。较轻的损伤可能较容易预防、缓解甚至逆转。没有严谨的研究追踪这些因果关系，也没有记录这些轻度或微小的损伤会随着时间的推移转化为痴呆。事实上，最近的一项纵向研究发现，轻微的认知障碍并不是痴呆症的前兆。我们的任务是遏制这些与年龄有关的轻度认知缺陷，使它们只是暂时丧失功能，并且是可逆的。

三、衰老的记忆和认知过程

认知功能的主要领域通常包括注意力、记忆、语言处理、视觉空间处理、抽象和概念灵活性。在这些领域中有信息处理速度(响应时间)、准确性和信息量等属性,大多数认知训练的重点是记忆和被称为"流动智力"的过程操作。流动智力指的是持续的注意力和感知运动技能的表现、战略规划和组织、问题解决以及表现的速度等。这种流动智力被认为是受应激条件和衰老的影响。与流动智力相对的是"固定智力",指的是在教育和文化学习的基础上形成的自动行为,并倾向于在一生中保持稳定。这些"流动的"认知领域的某些方面已经被证明是可塑的,可以用于认知治疗。

在大多数情况下,各种研究相互证实,与普通的衰老相伴的一个关键损失是执行记忆任务的能力。这种下降的表现对初级(立即)回忆和次级(延迟)回忆都是存在的。但即便如此,这种下降也很难仅仅归咎于年龄。Howieson 等人(1993年)研究了健康的老年人,他们注意到在 85 岁以上的人群中,许多认知功能都保存得很好。与那种认为寿命超过 80 岁的健康人认知功能会显著下降的观点正好相反。Howieson 等人(1993年)发现,认知功能的显著下降并不是不可避免的。至少有 47% 的年轻老年人(年龄在 58 岁至 65 岁之间)的下降速度与老年组相同。可能是由于运动功能的丧失,视觉空间和构建技能表现出最大的衰退,尽管记忆丧失或良性的衰老健忘是许多老年人最常抱怨的。伴随年龄增长的还有视力下降、听力敏锐度下降、认知测试中与任务表现不协调的运动功能等问题。

四、老年人记忆力差是因为自信问题吗

在 20 世纪 90 年代早期,Levy 和 Langer(1994年)开始了一系列关于老年人短期记忆的研究。他们发现,在中国这个尊重长者的社会里,短期记忆障碍的情况明显少于美国。他们假设这可能与一种流行的社会信仰的微妙影响所创造的一种自我信念系统有关,当他们发现天生失聪的美国老年人比听力正常的美国老年人有更少的记忆障碍时,这一系统得到了证实。社会传统,无论是文化上的还是自我认同的,都可能对认知和生理因素产生重要影响,甚至影响寿命和生存意愿。很明显,Levy 和他的同事认为,这些关于衰老的社会传统在人们的意识水平以下发挥影响力,从童年早期开始,并在整个成年期变得更强。

一项研究特别有趣地证明了自我认知对寿命的影响。在这项研究中,研究人员调查了俄亥俄州老龄化和退休纵向研究(OLSAR)参与者的存活率。通过积极－消

极自我知觉的二分法，积极自我知觉组的中位生存期为 22.6 年，而消极组中位生存期为 15 年。这种对衰老的积极自我认知的影响是一种至关重要的心理机制。

五、可以启发积极的自尊吗

在 Levy 一项研究（1996 年）中，积极启发（下意识地在电脑屏幕上呈现短语）被用来提高自尊和记忆测试的分数，从而证明了自我印象在衰老过程中发挥的可塑性。中性引语和消极引语没有产生积极的变化。这种下意识的表现似乎绕过了防御机制，而防御机制通常会阻碍积极肯定的吸收。这一结果表明，使用提示短语软件在老年用户中产生积极变化的可能性。

六、老年人的应激反应和认知功能

老年人的压力尤其有害。通常压力可以是多种多样、长期和严重的。老年人日常压力的一些表现包括疼痛、与失去有关的悲伤、慢性疾病、体质下降、身体和精神上的孤立，社会支持的变化、应对选择的减少、活动能力的变化、金融安全的减少、非私密的生活状态、沟通障碍、安全担忧以及社会对老年人的偏见等。减少压力或选择解决方案，如药物、助听器、生活环境的改变等，可能只能提供部分缓解并经常会引起新的压力。

长期和重复的压力已被证明对社会、行为和生理层面的认知功能有负面影响。在生理层面，长期糖皮质激素分泌可以减少海马体体积和产生可逆的海马体树突萎缩，这里正是记忆和叙述学习活跃的区域。

Sapolsky 对库欣综合征患者的数据进行了检查，发现糖皮质激素分泌过剩源于垂体和肾上腺肿瘤，具有一定的指导意义。研究表明，糖皮质激素的大量分泌与海马萎缩的程度相关，也与海马体有关的认知障碍的程度相关。一项针对抑郁症患者的研究也证实糖皮质的激素水平与海马体体积的萎缩量相关。抑郁天数越多，海马体体积损失越大。超过 50 年的研究表明，不受控制和不可预测的压力事件的有害影响会产生一系列潜在的负面生理后果。不可避免的压力增加了大鼠对肿瘤生长和溃疡的易感性，攻击性降低、优势地位降低、淋巴细胞增殖受抑等。慢性身体危机，如糖尿病患者的低血糖、心脏骤停导致的氧气缺失，或大脑中由于癫痫发作导致的血液循环缺失，每一项都会造成海马体神经元的能源危机，导致它们凋亡。这种认知和生理系统的交互似乎表明，改进其中的一项也会改进另一项。

生理机能衰退、疾病和交流障碍已被证明会助长幼儿化、依赖性增加和额外的社会孤立——所有这些因素都会消除精神刺激和参与的来源。在应对资源有限的情况下忍受慢性压力带来的挫败感会产生一种无助感或无望感，从而将注意力从精神和社会刺激转移到忍受压力。Cohen-Mansfield、Werner 和 Reisberg（1995 年）指出，压力对个体的影响可以通过个体对压力的感知来更好地识别，而不是通过研究压力源的客观本质。

感知到的压力对衰老的影响在 Epel 等人（2004 年）的研究中得到了最清楚的证明。在研究端粒长度（一种显示细胞衰老程度的 DNA 测量方法）的差异时，选择了两组样本，一组是健康的样本，另一组是家庭照顾者（母亲），她们的孩子患有严重的慢性病。两组间无显著性差异，但在有日常照料压力的组内有显著性差异。感知到的压力越高，远端结构越短，端粒酶活性越低，表明细胞衰老的速度越快。不仅仅是成为照顾者导致了细胞衰老的差异，越长时间的照顾和越大程度的压力会导致越快的细胞老化。

七、认知衰退和生理因素

神经网络动力学可能可以解释老年人认知能力下降和身体能力下降并存的原因。认知能力下降在一定程度上是衰老过程的产物，其原因是大脑血液流动不畅和大脑缺氧导致神经递质恶化。研究表明，认知功能失能也与医院使用增加、养老院制度化照护增加和死亡率相关。Boaz（1994 年）报道，认知障碍越多，从长期残疾中恢复越慢。虽然神经衰老是人类生活中不可避免的过程，影响认知功能，但大脑功能也明显影响着身体系统的维持和衰退。

八、身体系统的灵活性和平衡

一个器官、系统或复合系统的生理活动的可变性与健康的功能有关。可变性代表支持系统适应环境生存条件的能力。Giardino 团队（2000 年）将这些生命系统瞬息万变的动作称为振荡。在单体系统和多个相互作用系统内的振荡是自我调节的，以便在需要时响应。然而，振荡是身体机能的快速变化。昼夜节律被认为是一种较长期的周期现象，这样的周期可以让身体进行休息和修复。这些振荡和节奏要在一定范围内进行。超越一定的范围内，身体系统将与其他相互作用的系统产生负面反应。疾病易感性和随之而来的疾病状态提供证据表明，这些振荡和节奏会变得不那么灵活和多变,在持续地越过正常边界后,形成一个不具备适应能力的周期。

例如在心血管系统中,心率、循环压、流量和外周阻力对刺激交感神经和副交感神经系统的神经化学变化作出不断的适应。人们可以追溯高血压的发病机制,从而了解在长期超过心血管和神经化学系统的正常振荡之后,疾病是如何发展的。在心血管系统中,就像在几乎所有其他身体系统中一样,自主神经系统在自我调节中起着重要作用。它的两个分支,即交感和副交感神经,通过心率控制的可变性来维持血流速度。因此,以可变性为衡量标准的系统灵活性提供了对健康功能的描述。正如在心血管的例子中提到的,健康的心血管状态的一个方面是交感系统和副交感系统的平衡。

九、认知过程和记忆功能的可塑性

改变认知过程功能的一个重要因素是可塑性的能力。可塑性程度不但表示人们能够多么容易地接受有效的表现能力培训,还表示有效的再培训成功的可能性有多大。认知可塑性发生方式的一些证据可以在补偿性可塑性的发育研究中看到,一个感官能力(如视觉)的丧失被另一个感官能力(如听觉)的高度发达所补偿。Rauschecker(1995年)认为起作用的是突触的改变,这可能也利用了生化机制。可塑性会因为正常衰老过程中人类海马结构中神经元的丢失和突触的变化而受到损害,但是这里也有补偿机制在起作用。

鉴于老化大脑的神经解剖学变化与认知缺陷之间缺乏强有力的关联,强调功能性神经生理学可能会特别有成效。Petit(1982年)注意到,大多数有限的细胞变化在认知完整的人身上和在老年痴呆患者身上一样容易被发现。一个例外是老年性痴呆患者斑块的数量多于正常老年人。虽然最近发现,甚至连淀粉样斑块的密度也未能与认知缺陷水平相关联。尽管如此,一个值得注意的发现是树突状分支的密度,在痴呆和正常的老年个体里是有显著差异的。对专业人士和非专业人士死后的大脑检查也有同样的发现。与此相关的是,Diamond(1988年)发现的未经训练和训练过的老年大鼠树突生长的差异暗示了认知功能训练可能保留并促进树突生长的可能性。这似乎是一个提出可塑性概念的有吸引力的假设。

十、脑电波与衰老

将神经反馈应用于老年人的经验是慢慢积累的。一个问题是脑电图缺乏与年龄相关的一致性恶化。然而,一些老年人的脑电波频率水平确实随着年龄的变化而变化。与 30 岁的人相比,65 岁及以上的成年人典型的脑电波频率向低值方向移动。主导波 alpha 波(8~12 Hz)的强度减小,theta 波(4~7 Hz)的强度增大,low beta 塔(12.5-17.5 Hz)和 high beta(17.5~25 Hz)的强度减小。视觉评估的 420 条正常人记录显示,随着年龄的增长,慢波的强度增加。

同时,通常占主导地位的 alpha 波会随着身体功能的衰退和长寿而减弱。Dyro(1989 年)指出,在 75 岁以上的患者中会在大脑后部找到 7~7.5 Hz 的主导脑波,两侧颞叶 theta 波增加。有人曾报道过一项对比一组存活的精神正常的老年人和一组已死亡的 28 人的脑波研究结果。研究表明,在 7.3 年的时间里,那些仍然活着的人的主波 alpha 波平均下降 0.3 Hz,而对比组已死亡的人仅仅在 5.1 年时间内就下降了 0.6 Hz。

然而,Niedermeyer 认为,"衰老引起的脑电图波化本质上是多种病理发展的结果,这里只有很小的空间归咎于年龄的增长"(1981 年)。这一观点得到了 Duffy 的进一步支持,他们发现在正常成年人中,强度和频率的变化都与年龄相关性不高。此外,变化似乎是一个非线性的过程,在两个半脑中并不完全对称。右脑的脑波变化比左脑脑波的变化更明显。高 alpha 波段(10~12 Hz)的强度仍然是良好的记忆性能的标志,与年龄无关。

一些研究人员报告说,在认知能力下降的老年人中,定量脑电图最具病理特征的特点是弥漫性缓慢活动的普遍增加,而不是局灶性干扰的出现。弥漫性缓慢活动在前、后颞区、额区和枕区均有增加。在痴呆症患者中,脑波活动的特征是 theta 波和 delta 波显著增加,血流减少,脑代谢率降低。这可能表明代谢 / 循环系统活动是认知能力下降的重要因素。theta 波和 delta 波的强度大小似乎是早期的认知能力下降和预期寿命的预后指标。Williamson 等(1990 年)发现 low beta 波与双侧额叶和中心位置认知测试的表现显著相关。此外,alpha 波的降低也与认知功能的降低显著相关。

十一、诱发电位

诱发电位(EPs)被定义为当特定刺激出现时大脑的电活动。感觉系统(视觉、听觉或触觉)的刺激是由皮层的波形表现出来的。最有用的波之一是 P300,它在刺激出现后约 300 毫秒出现。P300 潜伏期随着年龄的增长而增加,但认知缺陷可以进一步延缓它。P300 波的缺失、减弱或延迟可能表明认知障碍的存在。对于大多数痴呆的病人,P300 是延迟的。其他类型的头部创伤可能会产生振幅降低的 P300,但潜伏期可以是正常的。

Moore 和其他人(1996 年)发现,在健康的老年志愿者中,延迟的 P2(P200)闪光诱导反应可能是认知功能障碍的一个标志。其中 9 名假定健康的参与者 P2 有延迟。虽然没有发现任何记忆缺陷,但 27 人中有 5 人的 WMS-R(韦氏记忆量表—修订版)视觉记忆广度百分位分数低于年龄标准值一个标准差。5 人中的 4 人有 P2 延迟。作者的结论是,在假定健康的受试者中延迟的 P2 预示着视觉空间缺陷,这可能是以后痴呆的前兆。

Keller(1988 年)发现,受试者在解决问题时,特定波段的脑电波(36~44 Hz)的强度会增加,但是 SDAT(阿尔茨海默型老年痴呆)患者无明显增加。

十二、老年人的脑电波一致性变化

一致性是帮助定义大脑信息处理能力效率的参数之一。从本质上讲,一致性是一个点位的脑波的形态或形状与另一个点位的脑波的形态或形状接近度的度量。对外部刺激的恰当反应和神经系统的高效处理进程的一个基本条件是整个皮质达到最佳的一致性水平。然而。Duff 和他的同事们(1995 年)发现,一致性会随着年龄的增长而下降。由于动脉粥样硬化、压力 、斑块和缠结,以及日常生活中产生的大量脑损伤,不同部位之间的神经连接在信息交流中很可能变得不那么有效。一致性功能障碍能被纠正吗?Dillbeck 和 Bronson(1981 年)发现,仅仅持续 2 周的超验冥想可以增强额叶的一致性,一致性也可以通过神经反馈训练来增加或减少。

十三、对脑电波和衰老的总结

此处,可以提出几个假设:

1. 老年人的认知能力可能会受到我们文化养成的信念的限制,即人们认为老年人的确会有这些缺陷,因此年轻人对他们的评价就不那么高。

2. 老年人的脑电波和皮层诱发反应通常呈非线性变化,与大脑警觉性下降有关。只有一部分的变化是由年龄增长引起的。

3. 老年人的大脑血流量通常有所减少。

4. theta 波随年龄增长。

5. 脑电图通常显示随着一个人年龄的增长, alpha 波会出现一些功率损耗, 但在 beta 波功率中则不会出现系统性的损耗。

6. 降低的 40 Hz 脑波可以作为老化的标志。

7. 诱发反应显示 P200 和 P300 常随年龄增长而延迟。

8. 一致性通常会随年龄增长而降低。

9. 有一部分老年人的认知功能并没有明显的下降, 他们似乎保持了年轻得多的人的脑血流和脑电图。

十四、适于老人的神经反馈训练方案

基于轻度认知障碍(但没有其他慢性脑病)老年人脑电图的广泛差异, 神经治疗师正在寻求各种不同的方法, 而不是传统的既定方案。与轻度颅脑损伤的治疗方法相似, 考虑表现出异常的部位(经常是升高的 delta 和 theta 慢波)和观察到的认知功能受损的症状的联合治疗方案。当 QEEG 与数据库的比较表明一致性与常模有显著差异时, 一致性训练可能是最先想到的方案。

下列方案通常是有用的:

1. 一致性训练通常首先在偏差最大的点位进行 5 次训练, 然后是第二大偏差的点位, 以此类推。由于一致性训练很容易被"训练过度", 临床经验发现对一个点位最多进行 5 次训练。

2. 基于 QEEG 的窄频偏差可以通过神经反馈训练方案来解决, 在不同的点位可以抑制或增强频率。在大多数情况下, 老年人需要降低 theta 和 delta 波, 增强 beta 波, 有时也增强 alpha 波。

3. 如果方案允许, 通常需要增强 alpha 波峰值。

4. 增强 Pz 的高阿尔法波, 例如 11~13 Hz, 是有益的。

5. 许多神经反馈系统将 AVS(视听刺激)加入方案。AVS 的频率可以通过脑电图来控制。除了训练脑电波, AVS 还能增加脑血流。

6. 家庭训练可以通过便宜的神经反馈装置、AVS 装置或特殊用途的 CD(用于提升记忆、放松和减轻压力)来完成。

(一)庞塞德莱昂项目

20 世纪 90 年代初, 在西佛罗里达大学, 制订了一个应用广泛的培训计划"大脑

的十年"，使用了很多技术，包括神经反馈、光／声刺激、活化和大脑开化磁带、手温度生物反馈和血压测量。其中一组接受压力管理讲座，并与手部温度反馈一起练习。那些坚持完成计划的人确实显著降低了他们的压力。令人惊讶的是，参与这个项目的志愿者很少。潜在的研究对象来自校园周边的高收入独立生活社区。虽然研究者做了 3 次 4 小时的演讲演示，但是潜在的参与者通常对这些替代的非医疗干预措施持高度怀疑态度。有两名 80 岁的老人，一男一女，自愿接受了神经反馈训练综合计划，不仅包括神经反馈训练，还包括大脑开化计划，脑部有氧运动（Neurobics）和振兴盒式磁带和光／声机器。

庞塞德莱昂项目的神经反馈部分被称为"大脑开化"项目。参与者将接受来自头皮中央（Cz）区域的神经反馈，每周 2 次。家庭作业包括每天的 AVS（光／声）训练和听各种磁带。

两名参与者的结果都令人满意，尽管他们训练开始之前在韦氏记忆量表上的得分都高于平均水平。随着训练的进程，两名参与者都降低了 2~8 Hz 的 delta-theta 脑电波的水平。

女性（DM）完成了包括第一次练习在内的 20 个疗程。她参加了韦氏记忆量表的训练前后测试，她的分数显示出改善，尽管她训练之前的分数与她的年龄和教育程度相称。

不幸的是，男性（RH）的大腿上长了一个恶性肿瘤，18 次治疗后不得不退出。两名参与者的评论值得注意：DM 说，她又能记住一些小事情了，比如朋友的名字和她把东西放在哪里了，她又开始一心多用了。另一方面，80 岁的 RH 不愿发表任何有进展的声明。然而，在他的第 10 次训练中，他说在过去的两周里，他又一次像 45 岁时的桥牌大师那样打桥牌了（他说他不知道为什么会这样）。

从那时起，有越来越多有认知缺陷的老年客户参与了神经反馈训练。Elsa 使用"大脑开化"联合方案，在培训前和培训后使用 Microcog 进行了评估。在培训期间或之后，客户经常报告他们在生活相关领域能力的复苏，例如，恢复写作、打牌、短期和长期记忆等能力，以及安稳的睡眠。

（二）对认知功能刺激的效果

Diamond 等（1988 年）的动物研究证实了刺激对大脑结构变化的影响。置于刺激环境中的老鼠显示出更强的学习能力。有确凿的证据表明，与未受刺激的对照组相比，树突的生长和其他神经元的变化导致了更重、更密、更大的大脑。此外，年龄相当于 70~80 岁的老年人的大鼠，在刺激条件下也表现出同样的结构和学习能力变化。

增加对老年人的刺激是否有助于保持甚至提高认知能力？将这种刺激应用到老年人身上，产生有效的积极变化，这是当今的挑战。对不同文化（中国、法国和美国）的大量研究结果表现出一致的模式——教育水平和 / 或工作的智力挑战越大，老年人的认知健康状况越好。

认知活动的增强有着悠久的历史。尝试纠正特定的认知缺陷，如信息发现、表现速度、记忆广度、编码、回忆和空间定向，是通过认知 / 行为训练实现的。神经刺激的新方法是使用视听刺激和神经反馈训练。神经反馈方法的本质是试图降低慢波的强度，增加高阿尔法或贝塔波的强度。

（三）视听刺激

光刺激的使用可以追溯到阿德里安和马修斯，他们详细阐述了枕叶中发现的博格节律效应。然而，Walter 和 Walter（1949 年）的工作仍然是这一领域的经典，他们认识到光照刺激可使脑电图模式与闪烁光的频率相匹配。Budzynski（1992 年）和 Siever（1997 年）对光刺激现象对大脑活动的影响进行了综述。视听训练是通过视觉诱发反应的自然现象来实现的。当刺激到达视觉皮层时，产生一种视觉诱发反应，这种反应遵循刺激的频率特征。例如，一个常用的闪光频率是 9~11 Hz。这闪光刺激会引起大脑皮质 9~11 Hz 的响应。更高频率的训练可以通过闪烁频率略高于预期的 α 频率来实现。

在视听刺激治疗中，通常的方法是将灯光集中置于两个眼睛上方，可以有各种光具如发光二极管的组合，并指示受试者闭上眼睛。有些灯是缠绕着 LED 的透明塑料灯。因此，用户可以透过它们来阅读、看电视或电脑屏幕。不同的光具模式、颜色、频率和波形产生变化的视觉颜色模式。有证据表明，蓝色和绿色似乎能使人平静，而红色、橙色和黄色则有唤醒效果。白光包含光谱中的所有颜色，因此可以通过激发用户对颜色的各种感知，对参与者产生最普遍的效果。变化的频率和波形也是产生变化的关键因素。光刺激的不同组合可以引导产生特定的结果。光刺激的频率水平可以影响情绪和警觉性。Budzynski 设计了"伪随机"程序，它将光具的频率和声音在 9~22 Hz 的区间内上下变化。

随着大脑逐渐习惯了一种方式，变换组合可以进一步激活大脑。如果这些变化以一种伪随机的方式迅速发生，大脑就无法习惯，从而在某些区域维持较高的血流速度。Paradise XL 使用了半方波,这是纯方波和正弦波的中间状态。方波的作用是通过谐波的作用,以更快的速度刺激大脑,而正弦波通过产生单频响应来达到放松。这些光刺激技术为视听干预提供了良好的基础。

Fox 和 Raichle(1985 年)研究了光刺激对脑血流的影响。他们发现在刺激后,血流量比基线增加了约 28%。

Mentis(1997 年)对老年人进行 PET 扫描,以显示光刺激如何激活大脑额叶区域。Cady(1988 年)的一份报告显示,暴露在自我选择的光刺激频率下,血清素和 β-内啡肽分别增加了大约 21% 和 24%。这些变化应该会减少由低于正常值的血清素引起的抑郁。

听觉刺激也可转化为生物电信号,影响脑电波活动。听觉投射中心位于额叶附近的颞叶。使用听觉音调作为光刺激的增强手段,声音,特别是双耳节拍,有助于光刺激的训练效果。低频音多为前向音,高频音多为后向音。

虽然对视听刺激后的变化机制有很多了解,但现有的数据是不一致和不完整的。然而,有足够的证据表明,通过这种方式刺激大脑可以产生相当大的影响。

(四)华盛顿大学对老年人进行的视听刺激研究

这项研究采用光刺激和听觉(光/声)刺激对 53~87 岁的老年人进行了研究。这些老年人表现出很大的个体差异,因此引发了参与者的各种特征可能如何影响结果的猜测。这个由 31 名男性和女性组成的小组完成了训练,他们都在社区或是在单独居所内独立生活。他们参加了为期 3 个月每周 3 天每天 20 min 的光/声治疗。他们可以选择每周 4 天中的任意 3 天,在上午的任何半小时来这里。场地可同时容纳 10 名学员接受训练。在训练期间,他们可以随心所欲地相互交谈或与研究者交谈。研究中的光/声刺激频率由一个计算机程序控制,该程序可以在 9~22Hz 之间随机改变频率。这种方法不允许大脑停留在某个静态频率,而是要求它不断适应变化的光和声音刺激,从而增加大脑活动和大脑血液流动。听觉刺激还包括左、右双耳音调不同频率的脉冲,以进一步激活大脑。每个参与者都有自己的训练包,包括一个光具、一副耳机和两个控制器,一个控制光强,一个控制音量。

这项研究的目的是发现这种光/声刺激在一段时间内是否会导致 Microcog 和 Buschke 记忆测试所测量的认知能力的积极变化。研究还检查了治疗后脑电图的变化。测量脑电图变化的位置为 F7 和 F8,取 3 min 的睁眼和闭眼数据,训练前后都测量。研究还收集了有关药物、慢性病、生活安排和日常活动等数据。

1.Microcog 发展报告

31 名参与者（N =31）能够完成 AVS 训练和前后测试，包括原实验组 18 人，原等待名单对照组 13 人，对照组结束后进行 30 期 AVS 训练。大多数受试者在 9 个 Microcog 参数中的 8 个参数上得分增加。只有在推理方面，没有大面积提高分数。

2. 比较 AVS 和对照组

少数参与者在研究期间经历了身体疾病的恶化。通常情况下，他们会被安排服用新的药物，或者让医生增加现有药物的剂量。这些人从最终的 AVS 和对照组研究中被剔除，最终结果是 AVS 中 N = 13，对照组中 N = 11。

AVS 组在 Buschke 记忆测试中比对照组表现得更好，AVS 组在 9 个量表参数中有 7 个在前后差异水平上得分更高，而对照组在推理和一般认知能力上的平均得分更高。可能 AVS 组只是在后期测试中完成得更快，更不谨慎。此外，光 / 声刺激的经验表明，经过一次训练后参与者在 15~30 min 的时间里，可能会感到轻微的意识模糊。考虑到这种刺激以不加区分的方式增加颅脑血流，抑制性和兴奋性神经网络都被激活。有些人似乎对这种变化特别敏感，尽管这似乎对大多数认知能力都有好处，但它可能会暂时阻碍更复杂的功能，比如推理任务中所需的功能。事实上，这两种量表得分的下降可以归因于 7 个受试者。对这 7 人的共同点进行研究后发现，它们都存在一定程度的病理生理问题，要么是心血管问题，要么是与激素相关的问题，如 2 型糖尿病。总的来说，所有完成研究的参与者都认为培训对他们有帮助。

十五、营养与认知健康

一个相关的讨论主题是营养。关于什么是关键营养元素的争论非常激烈，而且在膳食补充元素如何参与逆转认知障碍上有些悬而未决。

至于老年人需要补充多少诸如抗氧化剂之类的物质，我们还需要了解更多。文献经常有不同观点，但这里的一个简短的回顾证实了目前接受的营养建议。

在老年人中一个重要且经过充分研究的发现是谷胱甘肽缺乏的有害影响。谷胱甘肽是肝脏产生的主要抗氧化剂，是预防帕金森病、阿尔茨海默病等神经退行性疾病以及其他慢性疾病的主要辅助保护因子。谷胱甘肽的合成依赖于足够的蛋白质营养作为半胱氨酸生成的前体。谷胱甘肽在抗氧化防御、细胞代谢、细胞增殖和凋亡等细胞事件的调节、免疫反应和信号转导等方面起着重要的作用。干扰谷胱甘肽代谢会导致氧化应激，最终导致神经细胞死亡。

对于维持谷胱甘肽代谢的合成，关键因子为 n- 乙酰半胱氨酸和辅助因子维生素 A、C、E 和硫辛酸。补充谷胱甘肽本身是不能口服的。各种形式的谷胱甘肽在肝脏中生成，并进入大脑，对抗金属和自由基等毒素。另外，线粒体是产生营养物质 ATP 的副产品，需要抗氧化剂来对抗，防止脑细胞的神经退化。谷胱甘肽及其辅助因子，以及维生素（B_1、B_2、B_6、B_9、B_{12}）等对神经系统的健康至关重要，已被确定为预防帕金森病、阿尔茨海默病和其他神经系统疾病的重要成分。在老年人中，谷胱甘肽的消耗与健康状况不佳之间似乎存在相关性。

单独来说，这些抗氧化剂中有许多是为了大脑健康而研究的。许多研究表明，叶酸（维生素 B_9）水平较高的男性和女性比叶酸水平较低的男性和女性更能记住读给他们听的短篇小说的主要细节。

体内维生素 B_6 和 B_{12} 水平越高，记忆力越好。自由基造成的损害被认为是血液中同型半胱氨酸水平高的结果，这些自由基在阿尔茨海默病和其他慢性病中被发现数量增加。叶酸和 B_{12} 被认为可以对抗高水平的半胱氨酸。维生素 A 和它的前体胡萝卜素也在研究中，因为在患阿尔茨海默病的人体内发现的含量很低。

建议服用来自冷水鱼的 $\Omega-3$ 脂肪酸，以保持脑细胞完整，稳定动脉壁，并提供抗炎保护。有趣的是，这种饮食的补充似乎也能增强学习障碍患者的认知能力。

钙、镁、锌等矿物质和两种天然化合物都建议作为补充剂服用。s-腺苷蛋氨酸有助于提高身体的血清素、褪黑素和多巴胺的水平。磷脂酰丝氨酸能够促进细胞健康，增强乙酰胆碱和其他大脑化学物质的活性。

十六、可作用于最佳变老的大脑开化方案

考虑到以上所述，人们可以提出一个合理有效的计划健康变老。虽然我们没有强调保持正常体重和进行有规律的锻炼，这两者显然是非常重要的。神经反馈已经被证实，至少在许多个案研究中是这样可以提高老人的认知能力。AVS 越来越多地应用于老年人的平衡和记忆等问题。使用音频和计算机软件减轻压力和疼痛，增强记忆，都是可行的。那些经常练习瑜伽和 / 或冥想的老年人知道这些练习可以如何缓解日常压力。专注于认知挑战的活动，从桥牌到填字游戏，甚至参加附近的高等教育机构的课程，都有助于保持大脑年轻。和一群好朋友保持愉快的社交生活有助于减轻压力，很可能还能增强免疫功能。终有一天，科学家对端粒和干细胞的研究将可以延长寿命，而且可能很快就会实现。

尽管如此，仍有一些需要治疗的问题超出了上述治疗方法的能力范围。个体受到的创伤和情感伤害经历会产生电磁效应，令身体和大脑的免疫力和激素失衡。当脑电波出现问题时，神经治疗师可以设法恢复平衡，首先确定问题区域，然后用神经反馈纠正这些问题。这一应用领域正在扩大，不仅仅是因为长寿人口在增加，更因为越来越多的知识和技术可用于治疗慢性疾病，而且消费者对那种无疾病生活方式的可能性越来越敏感。

第三章

精神运动康复诊疗技术

3

精精神运动康复是一种不同于物理治疗、作业治疗、言语治疗和心理治疗的非药物治疗措施,其独特之处在于将人的脑部功能与身体视为整体,通过精神运动评估让治疗师能够更准确地掌握人体机能的复杂性,研究身体与精神之间的双向影响,以身体为媒介调整心理、情绪和神经功能再造的康复过程;"共情"、"适应"、"关系"和"非语言交流"是精神运动康复的四大理念,旨在让患者与其家人能真正主动参与到康复中。

第一节　简明发展史

精神运动康复学早期被称为"身体调解心理疗法",它的雏形由运动理疗师吉赛尔·苏比昂(Giselle Soubiran)和神经科学家朱利安·德阿久里亚格拉(Julian de Ajuriaguerra)这两位杰出的人才通过不同领域不同学科的思想碰撞而产生。1948-1962年间这两位领头人通过组建工作团队,引进国外先进理论,大量实践于临床,始终致力于完善精神运动康复学。1963年起精神运动康复学由政府部门批准正式成立为一门新学科。

1967年,吉赛尔·苏比昂女士和她的儿子何塞·苏比昂(José Soubiran)创办了法国宜世高等精神运动与康复学院。1974年宜世学院的教学成果得到了法国政府的官方认可,精神运动康复学科教育被授予法国国家文凭。精神运动康复学作为专业的学历教育,所有与它相关的研究工作、理论基础、临床经验均可以通过教学在法国乃至全球发展和传播。

1976年,宜世学院在巴黎建立了一所欧洲继续教育培训机构,为精神运动康复学在欧洲乃至全球进一步推广应用奠定了基础。1979年精神运动康复学和放松疗法国际协会(OIPR)成立,拥有来自世界30多个国家和地区的成员,旨在统一规范全球范围内的精神运动康复培训。1988年,法国政府制定了精神运动康复师职业规范。1995年,精神运动康复学正式进入医疗领域,精神运动康复师也正式成为医疗辅助人员。2007年,在OIPR的支持下,宜世学院和多所国外学校合作,进一步提升教学水平和研究水平,成立了第一个国际精神运动硕士学位。

1982年吉赛尔·苏比昂女士首次提出国际夏季研讨会的想法,旨在邀请来自世界各地的专业人士和学生,围绕当下的热点主题组织培训和交流。2013 至 2019 年,研讨会涉及不同主题,例如精神运动康复的症候学,抑郁症的症状表现,自闭症计划、阿尔兹海默病计划等。这些热点主题有助于动态了解儿童、青少年、成年或老年人患者的身体功能障碍的复杂性,以及如何用精神运动康复人性化地对待这些群体等等。一些被提及的主题在精神运动康复有关照护治疗方面都受到法国政府的推崇。

2000 年以来,法国卫生署在多项国家五年卫生研究计划中(包括:孤独症计划、婴幼儿计划、阿尔兹海默病计划、神经退行性疾病计划等等)强调精神运动康复的地位与作用。其中,阿尔兹海默病计划和神经退行性疾病计划对于法国政府试图解决照顾老年人群、失智人群等社会问题意义重大。2008 年,宜世学院参与了法国政府的阿尔兹海默病计划。

2014 年法国宜世学院开始向中国推广精神运动康复的先进理念和技术。5 年来,通过与中国多所高校院所、医院、康复机构及政府部门合作,为在健康领域工作的专业人员包括医生、治疗师、护士和护师助理等,提供不同的教育和培训,帮助他们更好地了解、关注患者的情感状态、心理因素,在提高治疗质量的同时提高治疗效率。

更多内容可参考以下 2 本书,《吉赛尔·苏比昂精神运动康复学从创立到研究》([法]Francoise Giromini 著 . De Boeck-Solal 出版社, 2014 年)详细阐述了精神运动康复学在法国创立的科学和临床背景,法国宜世高等精神运动与康复学院的创建,精神运动康复学国际组织的创立和发展。这本书通过其创始人吉赛尔·苏比昂(Giselle Soubiran)的工作追溯了作为自主学科的精神运动康复学的创建。Mark Soubiran(马克·苏比昂),法国精神运动康复学第三代传人,法国宜世高等精神运动与康复学院国际项目事务负责人,在《阿尔兹海默病精神运动康复照护指导手册》([法] 克里斯托弗·勒夫维斯和法兰克·皮特里 著 . 中国社会出版社, 2017 年)一书的前言中,向中国读者介绍了精神运动康复学的发展及其在中国的推广。

第二节　在老年认知障碍方面的研究

一、法国老年认知障碍的相关研究

虽然法国精神运动康复在老年认知障碍方面的英文研究文献有限。不过,下列相关研究还是很有参考意义。

(一)身体活动对患有轻度至重度认知障碍(例如阿尔茨海默病或相关障碍)老年人生活自理能力的帮助

阿尔茨海默病是 60 岁以上人群最常见的神经系统变性疾病。它的特点是记忆力、学习能力和其他认知能力(语言、诊断、实践、注意力)下降,伴随认知和行为症状逐渐发展。这些能力的下降给患者日常活动带来很大困难,对患者生活的自理具有非常重要的影响。

迄今为止,有多种非药物策略可用于解决这些困难。近年来,越来越多的研究表明,包括身体活动在内的几项患者护理,不仅对健康的老年患者,也对提高患者 AD 或相关疾病的患者的认知功能和总体生活质量有益。

这项研究的目的是评估适应性身体活动对神经认知障碍患者的生活自理能力的有效性。在克劳德蓬皮杜研究所提议下设立了观察小组。在这些小组中,提供了自己开发的适应性身体活动计划。更具体地说,该研究旨在评估时长 12 周、每周 1 小时的身体活动对患者的生活自理能力的影响。

这项研究的目的在于验证这种患者护理的有效性,这将有可能促进此项技术的传播并增强这种非药物干预对患有认知障碍的老年人的帮助性及有益性。

(二)老年轻度认知障碍进行神经反馈训练的可行性研究

这是一项非药理研究,根据募集志愿者、参与时间、参与频率和接受程度等数据评估了神经反馈训练计划对轻度认知障碍(MCI)老年人的可行性。

如果认真遵守应用原则,并且认识到对轻度认知障碍(MCI)患者的病情进行必要的适应,则可以将神经反馈(NF)视为改善认知功能的有前途的技术之一。 这项研究检查了脑电图神经反馈训练方案在 MCI 老年人样本中的可行性和可接受性,以便确定改善神经反馈应用的必要条件。 参与者分别在神经反馈训练计划之前(T0),

神经反馈训练计划期间(T2)和 1 个月随访期(T3)进行一系列神经心理学测试的脑电图记录。在 T0 和 T2 时,就效果、NF 技术方面的观点和认知改善的感觉进行了问卷调查。

(三)轻度认知障碍老年患者的神经反馈训练

患有轻度认知障碍(MCI)的老年人患上 AD 的风险很高,通过增强大脑可塑性来降低痴呆症的影响是最突出的挑战。神经反馈是一项有前途的技术,初步研究发现其在注意力缺陷、多动障碍、癫痫、卒中等疾病中都表现出治疗效果和认知改善。研究人员旨在研究感觉运动神经反馈训练规程(SMR)对认知障碍老年人认知能力的影响,并评估 MCI 患者在训练后脑电活动是否发生变化。

(四)因不当原因而住院的老年患者的经济性分析

75 岁以上被送往急诊科的案例中约有 17% 是由于不适当的原因住院治疗的。之所以将其描述为不适当的住院治疗,是因为他们既不需要使用技术平台进行诊断,也不需要在医疗监督下进行诊断治疗,患者可以在家中或机构中获得有关辅助医疗和社会护理。由于可用的基础设施缺乏,患者或其亲戚的信息缺失,医疗社会机构中缺乏协调,医院仍然是无法解决的社会和健康问题的补救之地。

这些不适当的住院治疗会导致住院时间的延长,从而增加老年人的脆弱性、失代偿性、合并症的发生以及自理能力的丧失。

此外,照顾者的痛苦也是一个重要的公共卫生问题。照顾者可能因照顾他们的亲戚而患有严重的疾病,这导致他们对医疗保健和医疗用品的消费增加。

这项全面的研究将通过分析所涉及的不同部分的报告(主要研究)来强调实际医疗保健的缺陷,同时,将对卫生保健费用进行比较分析(经济综合研究)。

(五)养老机构老龄人血压和动脉僵硬度的预测价值

高血压,尤其是收缩期高血压是老年人的常见病,其不仅被视为心血管(CV)发病率和死亡率的主要决定因素,而且还被视为其他多种与年龄有关的疾病、体弱和自主能力丧失的决定因素。实际上,具有多种合并症的老年人的血压水平与发病率和死亡率之间的关系仍然是一个有争议的问题。

本研究的目的是确定养老机构 80 岁及以上的老龄人的血压(BP)和动脉僵硬度对总体死亡率、主要心血管事件和认知下降的预测值。

研究对象由居住在养老院中的 1 130 名 80 岁以上的受试者组成,包括法国四个大学医院中心(南希、第戎、巴黎、图卢兹)和意大利两个医院(切塞纳、维罗纳)。患有严重痴呆症和自主性水平很低的受试者被排除在研究之外。在第一次就诊期间，医师使用自动血压计测量患者在坐姿和站立位的血压，此后连续 3 天的早晨和傍晚由患者自己测量血压。

通过使用 PulsePen® 自动装置测量颈动脉径向脉搏波速度（PWV）来评估动脉僵硬度，并在 2 年的随访中记录死亡和心血管事件。

PARTAGE 纵向研究的假设是，在患有多种合并症的非常年老的体弱的个体中，将 BP 的自我测量结果与直接评估动脉僵硬度相结合，可以更好地评估 CV 风险，而不受上述疾病和合并症的影响。

（六）帕金森病患者认知功能下降的神经心理学评估

帕金森病（PD）中的认知障碍不如 AD 中的认知障碍明显，其诊断往往会延迟。虽然对帕金森病认知下降的神经心理学评估已经得到充分确立，然而对其痴呆症相对应的认知测试评估标准尚无报道。近年来，运动障碍学会提出了与 PD 相关的痴呆的新诊断标准。在这项研究中，将根据简易智力状态检查量表（MMSE）评分（高于或低于 26）将两组患有特发性 PD 的患者分开并进行比较。纳入的患者为临床特发性 PD，年龄超过 65 岁，并出现认知功能障碍。认知和情绪障碍以及运动症状将使用专家共识的量表进行评估，并且将在两次访问中进行神经心理评估。两组患者数据分布的差异将通过非参数检验进行统计分析。这项研究的目的是确定最有效的测试及其与病理性认知能力下降相对应的阈值。

（七）认知障碍在摔倒骨折中的关系作用以及与骨脆性的比较

这项研究的目的是确定认知障碍是否是跌倒后骨折的危险因素，而与骨脆性无关。跌倒是老年人的主要问题，65 岁以后，跌倒占日常生活事故的 84%，几乎一半的跌倒后受伤是骨折（Ricard 和 Thélot，2007 年）。因摔倒而骨折，导致丧失自理能力和承担高昂的医疗费用，所以，预防是研究的重点。很明显，骨质疏松症患者的骨折风险要比那些具有正常骨密度的患者更高，但最近的研究表明，大多数跌倒后骨折的患者并不符合骨质疏松症的诊断标准。

众所周知，老年人中常见的认知障碍是跌倒的重要危险因素。不适当的姿势或平衡控制不当的跌倒也可能是骨折的危险因素。

研究人员选取在 150 例从站立高度跌倒导致骨折（上肢或下肢）的受伤者进行测试，他们是在卡昂和鲁昂（法国）的医院中招募和接受医疗随访 [血液和双能 X 线骨密度仪（DXA）检查] 后招募的。这些患者将与 150 名对照者（没有骨折的跌倒者，并且接受相同的检查）相比较。

所有参与者都需要评估认知功能、姿势和步行测试以及各种评分（日常生活活动、抑郁等）。这些检查将进行半天，并进行为期 2 年的随访（参与者必须注意新的跌倒和新的医疗诊断方法）。

（八）血管改变和认知障碍的演变

在 2001—2005 年进行的横断面研究阿德莱德Ⅰ（Adelahyde Ⅰ）中，研究者的数据表明，血管的改变可能在主观记忆障碍的发生中起作用。另外一项纵向研究阿德莱德Ⅱ（Adelahyde Ⅱ）旨在确认血管因子在认知功能和痴呆症演变中的作用。

动脉高压和血管改变在认知功能减退发展中的作用是研究和临床实践中的主要问题。最近发表的一项横断面研究（Kearney-Schwartz, Rossignol 等，2009 年）是在"Adelahyde"队列中进行的，研究人员显示了动脉变化（肥大和动脉僵硬、内皮功能障碍）与认知功能和 / 或 MRI 上的白质高信号的相关性。纵向研究是确认血管因子在认知功能和痴呆发作中的作用的唯一手段。

目标：1. 主要目标：在"Adelahyde"队列中建立横断面研究期间基线评估的血管改变（肥大和动脉僵硬、内皮功能障碍）与在 8 年的随访期认知功能演变（主要研究终点）之间的关系。2. 次要目标：（1）研究 MRI（次要研究终点）上白质高强度的变化与周围血管状态（尤其是内皮功能）的关系。（2）确定遗传因素和氧化应激的生物标志物（来自首次随访时收集的 DNA 和血清生物库）在认知功能和白质高信号的演变中的作用。

方法：采用前瞻性纵向单中心研究。参加 2001—2005 年间进行的基线横断面研究的所有患者（378 名受试者）将在南希的临床研究中心（CIC）重新召集。

如同在横断面研究中一样，将在此纵向阶段评估以下内容：脉搏波速度（PWV），颈动脉超声检查，血流介导的扩张，具有白质高信号半定量的脑 MRI，认知功能评估和测量内皮功能的各种生物标志物。

预期的后果：该项目的主要好处是，已经从认知功能、动脉特性和神经血管成像（MRI）方面研究了该队列。因此，在 2011 年对参与该项目的这些研究对象进行重新回访，使我们能够确定痴呆症高风险人群中血管改变在认知功能和脑白质疏松症演变中的作用，它可以为进一步的研究铺平道路，特别是在预防认知障碍领域，旨在通过作用于"血管因子"来减少或延迟痴呆的发作，而血管因子可能是可以通过干预改变的。

结论：他汀类药类 ACEI/ARB 等对改善记忆力有益，而年龄、吸烟、血脂等因素与记忆力下降和脑白质高信号有关，提示我们对危险因素的干预措施可以保护认知。

（九）评估精神运动治疗对姑息治疗患者身体体验的影响

在严重疾病的晚期，姑息治疗是对患者进行综合治疗的一部分。这种护理的目的是缓解疼痛症状，提高舒适度和生活质量。在严重疾病的情况下，患病者会面临身体改变，这会影响他的身体体验，即影响他的感觉和他的身体形象。

精神运动康复学是一门侧重于身体与心理联系的辅助医学学科。根据权限法中的定义，精神运动治疗师有权照管精神运动障碍患者。

这些精神运动障碍与严重疾病的发展以及这些患者中症状的出现有关（例如强直调节障碍，精神运动失调，身体表征障碍等）。在姑息治疗中，精神运动治疗师寻求通过使用不同的身体方法来调节这些精神运动障碍，从而在患者中促进更令人满意的身体体验。

几项研究表明，触摸和移动身体会对癌症患者产生有益的影响，但尚无评估精神运动方法（涉及各种身体干预）对姑息性癌症患者身体体验的影响的研究工作。

二、中国老年认知障碍的三级诊疗模式

随着我国社会的老龄化，认知障碍疾病发病率逐年增多，用于认知障碍疾病治疗的药物效果不佳，并且近 20 年少有新药出现，为此我们将目光转向认知障碍的非药物疗法，包括目前我国康复专业的肢体康复治疗、作业治疗、音乐治疗等。法国精神运动康复技术相对成熟，在法国已经使用了 50 年，可见其作用的强大，我们引进精神运动康复学诊疗技术，针对认知障碍疾病的诊断治疗和预防，并培养专业人才队伍，在养老机构、社区、家庭中应用此项技术。开展多中心临床试验，创新研发符合中国国情的认知障碍的诊疗技术系统，形成中国化技术标准流程或技术规范势在必行。

根据以往的经验，任何技术的推广均需要社区和各级医疗机构的参与，结合中国特色，认知障碍诊疗技术须经过三级诊疗模式的推广才能更好地使百姓受益。

一级推广：在社区建立相关档案和筛查制度。

加大宣传力度，提高群众对认知障碍的知晓率。

提高广大群众对认知障碍的就诊率。

加大社区医师和家庭医师的诊断率。

提高社区医师的诊断水平,提高诊断正确率。

加大社区和家庭的预防干预功能和作用。

措施:

(一)社区认知障碍管理培训

核心内容:在社区做到认知障碍管理"五个一工程"——训练一支防治队伍、掌握一套教育工具、开发应用一套管理软件、教会一套评估方法、编写一本标准手册。

1.训练一支防治队伍

人员保证:每个社区卫生服务中心团队至少包括一名医生、两名护士接受规范的专业知识、专业技能培训。由行政保证受培训人员专业相对固定,最大限度地减少专业人员流动。通过"五个一工程"的实现过程,培养社区相对专业化的医护团队,该团队能在三甲医院专业医生指导下独立开展社区诊治,建立医院－社区综合防治体系和一体化管理平台。

培训形式保证:采用"以点带面"教育系统——包含一种教育模式,一套评估方案。

(1)教育模式:分两阶段进行,即学习阶段和提高阶段。

学习阶段:为集中学习,首先普及精神运动康复学诊疗技术,三甲医院专科医生参加专项学习班正规学习诊疗技术,并集中制订认知障碍患者诊治流程。内容涉及认知障碍的诊断、治疗、指南等知识,学习建立档案数据管理等内容,制订病员档案管理与数据库录入规则和制度。

提高阶段:建立各社区3个教育模块,每个模块每年循环进行2次,每个模块时间为3~5天,以理论学习为主,选择本社区认知障碍老人和确诊病例,进入训练和干预流程,并观察干预和治疗效果,各社区之间建立交流,连续2年。

模块一:认知障碍诊断和治疗的基础知识,学习精神运动康复诊疗技术;

模块二:对社区认知障碍老人进行选择及分组、治疗方案的制订,社区治疗和干预计划的制订;

模块三:干预和治疗方案的实施,并对干预和治疗效果进行评定。

(2)评估方案:培训前后以理论测试、技能考核和问卷等形式进行培训效果评估。

2.掌握一套教育工具

制订一套社区保健人员和家庭陪护者容易接受的用于精神认知障碍早期发现和家庭干预的中文版图册。与以往不同之处在于它打破了以"教育者"为主导的讲课式教育，而把社区卫生和家庭陪护人员变为主角，对家庭成员、老人和社区工作者发放宣传资料，该种新型的教学工具包括 2~4 张图（什么是认知障碍、预防认知障碍的方法、认知障碍心理和精神治疗简易法）、教育者手册和对话卡片。利用该工具，教育者帮助患者在轻松愉快的交流过程中掌握认知障碍知识。

将该工具引入社区，在常规管理工作中，培训和帮助社区的专业人员正确使用，可以很好地帮助社区卫生服务中心科学地诊治认知障碍。以患者为主导的教育方法可以充分转变患者及家属对疾病的态度，主动防治。图片的信息包含了认知障碍治疗和管理的最基本的信息，适合社区初级筛查的需要。良好的慢性疾病管理也增加社区卫生保健专业人员的工作满足感，提升社区卫生服务中心的服务品质和形象。

3. 开发应用一套管理软件

在政府部门牵头下，在认知障碍分阶段管理模式基础上，结合社区及各省医疗实际情况制订出一套工作流程及团队管理的工作模式，并研发出一套具有自主知识产权的软件系统《认知障碍诊治及管理软件》，并将管理软件用于社区认知障碍及慢病患者的管理，建立患者数据库，使者信息管理的采集、录入、查询、随访预约、分析和统计全部实现电子化。

4. 教会一套评估方法

现在临床上多用 MMSE、MoCA 精神认知量表来评估患者的认知功能，还有根据需要选用相关的量表，如果认知障碍诊断及治疗流程混乱，结果也会偏差很大。为了能达到标准统一、治疗统一的目标，制订一套诊治流程和标准很重要。这些评分表简便易学，适合社区广泛人群推广。

5. 编写一本标准手册

总结社区认知障碍管理实践经验，结合国际国内先进社区管理指南，结合法国宜世学校的教材，编写一本《社区认知障碍防治与管理手册》，为社区认知障碍标准化管理提供指导。

（二）社区认知障碍管理模式流程的建立：

社区认知障碍管理模式参照《中国痴呆与认知障碍诊治指南》，根据制订的认知障碍患者诊治流程对认知障碍患者进行管理。管理分三个阶段：评估、调整、维持阶段。流程见图 3-1。

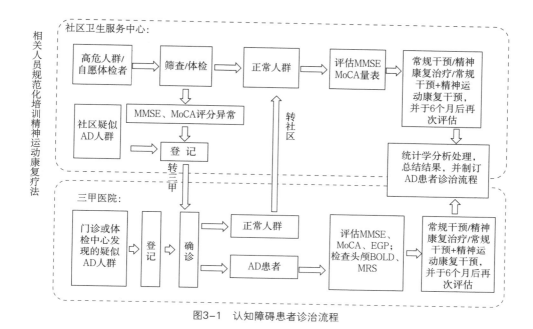

图3-1 认知障碍患者诊治流程

评估阶段：对初诊认知障碍患者进行评估，收集相关资料及信息。包括：① 家族史及家庭成员。② 病史及治疗史（认知障碍诊断治疗经过，服药剂量和时间）。③ 辅助检查结果，实验室数据（血糖、血脂情况，肝肾功能检查等）。④ 相关的病史。⑤ 其他药物治疗情况。⑥ 体格检查。⑦ 相关量表评分情况等。

设立治疗目标：参考2011年《中国痴呆与认知障碍诊治指南》，根据患者病情，制订个体化药物和精神运动治疗计划，并评估治疗效果。

调整阶段：评估后，由治疗团队共同评价现有的治疗是否成功，如已达标，可直接进入维持阶段，如未达标，医生调整治疗方案，经过专业培训的医师、护士、康复师为患者提供个体化的精神运动康复治疗计划（包括肢体功能恢复、生活方式指导、心理和精神治疗）。鼓励和支持患者行为方式的改变，以改善生活质量并达到目标。对于以下患者，应考虑转上一级医院治疗：① 痴呆程度加重的患者，经过社区干预不能改善者；② 新合并脑卒中的患者，辅助检查明显异常患者；③ 新近出现其他脏器疾病的患者；④ 在治疗过程中出现药物不良反应者。

维持阶段：此阶段均在社区完成。当患者达到治疗目标，维持现有治疗方案，治疗过程中没有不良反应者，进入维持阶段。患者每2个月一次随访，随访内容为：精神认知评分,药物治疗情况,血压、血脂、血糖等监测并记录。根据预先制订的每年随访计划,督促患者常规检查。

若患者在维持阶段出现血压、血脂、血糖及认知功能异常,该患者将再次进入调整阶段治疗。

（三）建立认知障碍注册及管理网络系统及医院－社区培训和诊治平台

1.政府、医院、社区建立共同网络数据库"认知障碍患者注册及管理网络系统",实现资源互通、数据共享。

数据上传:在医院专科住院、专科门诊就诊,在社区门诊就诊、实验室检查、筛查等情况及医院和社区分别建立的管理数据库资料可以上传到该网络系统。

数据提取:医院和社区可以从该系统中提取来院就诊病人的数据库资料,实现二者疾病管理一体化,保持诊疗状态的连续性。

数据监控:政府部门可以对整个网络系统数据进行监控、统计分析,帮助制定行政决策和改良医保支付政策。

2.社区承担认知障碍患者管理、常规诊治、药物调整、一般评估、随访。

3.医院专科承担二级培训、筛查与诊治、疑难病例诊治、药物的调整及精神运动康复治疗方案的制订。

（四）对社区 AD 高危人群,建立认知障碍早期定期随访干预体系

建立包括群众健康促进、早期预警症状识别、早期临床干预等环节以疾病早诊早治为核心的预防干预体系。通过多中心、前瞻性、连续性研究对高危人群进行定期认知功能检查。通过宣传教育或精神运动康复干预对认知障碍前期患者进行治疗,减少认知障碍的发生率,并建立医疗档案,定期随访。

高危人群包括:绝经期女性、高脂饮食、高胆固醇、高血糖、高同型半胱氨酸、动脉粥样硬化、脑外伤、铝或硅中毒、低教育程度、高龄、母亲怀孕年龄小、一级亲属患有阿尔茨海默病、丧偶、独居、经济窘迫和生活颠簸流离、抑郁等,这些高危人群均可增加认知障碍患病的风险。可以通过宣传教育,发放宣传单页,放置宣传展板等手段让高危人群自觉进行认知障碍早期发现筛查。

（五）建立社区认知障碍医疗保健服务专家指导小组

专家指导小组成员包括三甲医院专科医师、社区医生、专科护士、精神运动康复医师、信息管理人员等相关专家,为社区初级保健提供后续支持。

（六）建立"认知障碍微信平台"

微信"平台"为专科医师、社区医师、陪护人员提供沟通的平台，为认知障碍患者和家属提供咨询和指导，并及时反馈患者治疗效果。

考核指标及评测手段/方法：

① 认知障碍知晓率；

② 社区认知障碍患者建档率、诊断和治疗率；

③ 高危人群筛查率、干预治疗率；

④ 成本－效益分析；

⑤ 医护人员、患者对社区认知障碍综合防治体系的评价。

具体步骤：

（1）人员培训：精神运动康复疗法的培训。

（2）材料与方法：

分组：将60岁以上居民分组：A.60~69岁；B.70~79岁；C.80岁及以上。

筛查：每组均行MoCA、MMSE量表检测，对于文盲或听力有障碍的居民采用画钟等试验。

签署知情同意书后，将每组量表积分异常的人群纳入临床试验组。查核磁MRS（磁共振波谱分析）和BOLD（血氧水平依赖法）、血常规、血脂、血压、血糖，并行常规体格检查。

药物治疗组：安理申，每日1次，每次10 mg。对已经明确诊断的认知障碍患者，直接纳入试验组。

综合治疗组：安理申，每日1次，每次10 mg，加精神运动康复治疗。将每组量表积分异常的居民纳入临床试验组，查MRS和BOLD、血常规、血脂、血压、血糖，并行常规体格检查。

健康老人对照组：分两组，每组180人。①常规干预组：给予家庭关怀，社区常规随访、访谈、常规体检等；②干预组：给予精神运动康复治疗。

所有对象6个月后，进行复查。对照组行精神认知量表复查，有异常的进入下一个治疗周期。干预治疗组行常规体检、头颅BOLD、MRS、量表测试。见图3-2。

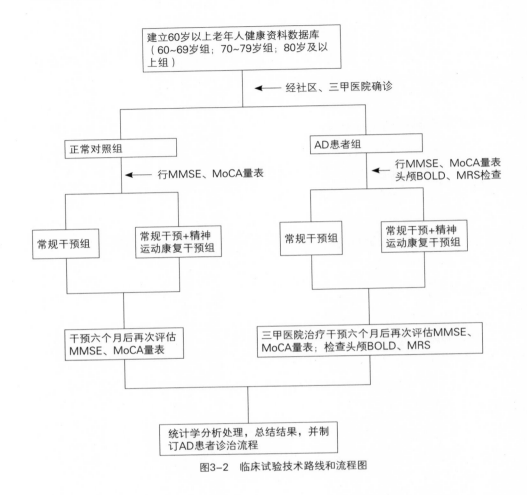

图3-2　临床试验技术路线和流程图

（3）统计学数据分析，得出结论，并依据实验结果制订适合中国国情的精神认知量表，制订认知障碍治疗流程及规范治疗计划。

（4）建立网络和微信平台：建立数据库，建立沟通微信平台，为政策提供有力的数据支撑。

认知障碍诊治的三级管理模式，符合中国国情，适合基层认知障碍病例的管理和干预，让家庭、社区群众、基层医生了解认知障碍和防治方法，降低发病率，降低家庭和社会的经济负担。

第三节　评估——量表

一、世界卫生组织与健康有关生存质量测定量表（WHOQOL）

世界卫生组织与健康有关生存质量测定量表（WHOQOL）是由世界卫生组织研制的、用于测量个体与健康有关的生存质量的国际性量表，包括 WHOQOL-100 和 WHOQOL-BREF。

该量表不仅具有较好的信度、效度、反应度等心理测量学性质，而且具有国际可比性，即不同文化背景下测定的生存质量得分具有可比性。中山医科大学卫生统计学教研室方积乾教授领导的课题组受世界卫生组织和原中华人民共和国卫生部的委托，在 WHOQOL-100 英文版的基础上，结合中国国情，遵照世界卫生组织推荐的程序，制定了该量表的中文版。该中文版量表已被我国政府列为卫生行业标准（编号 WS/T119-1999）。

按照世界卫生组织的定义，与健康有关的生存质量是指不同文化和价值体系中的个体与他们的目标、期望、标准以及所关心的事情有关的生存状况的体验。包含了个体的生理健康、心理状态、独立能力、社会关系、个人信仰以及与周围环境的关系。因此生存质量主要指个体的主观评价，这种对自我的评价是根植于所处的文化、社会环境之中的。根据上述定义，世界卫生组织研制了 WHOQOL-100 量表，该量表覆盖了生存质量有关的 6 个领域和 24 个方面，每个方面有 4 个问题条目；另外，再加上 4 个有关总体健康和总体生存质量的问题，共计 100 个问题。除了原版的 100 个问题，中文版还附加了 3 个问题。①家庭摩擦问题。对于大多数中国人，家庭生活是很重要的。家庭冲突会影响生存质量。尽管在原来的 100 个问题中有家庭关系的问题，但是家庭成员中存在冲突并不意味家庭关系较差，所以增加了一个新问题：家庭摩擦影响您的生活吗？（Does family friction affect your life？）②食欲问题。食欲是中国人饮食文化中的重要因素，我国中医问诊特别重视病人的食欲。于是，又附加了一个问题：您的食欲怎么样？（How is your appetite？）③生存质量的总评价。一般认为，受各种原因的影响，对单个问题的答案可能或多或少地偏离真值，而病人对自己的生存质量的总的评价是相对稳定的。所以附加了一个概括性的问题：如果让您综合以上各方面（生理健康、心理健康、社会关系和周围环境等方面）

给自己的生存质量打一个总分,您打多少分(满分为 100 分)? 这个综合分数在效度考核和选择重要性问题时很有用。结果评定 WHOQOL 量表测定的是最近 2 周的生存质量的情况,但在实际工作中,根据工作的不同阶段的特殊性,量表可以考察不同长度时间段的生存质量。如:评价一些慢性疾病如关节炎、腰背痛患者的生存质量,可调查近 4 周的情况。在接受化疗的病人的生存质量评价中,主要根据所要达到的疗效或产生的副作用来考虑时间框架。

WHOQOL-100 能够计算 6 个领域、24 个方面以及 1 个评价一般健康状况和生存质量的评分。各个领域和方面的得分均为正向得分,即得分越高,生存质量越好。制订者并不推荐将量表所有条目得分相加计算总分。考察一般健康状况和生存质量的 4 个问题条目的得分相加,总分作为评价生存质量的一个指标。量表所包含的领域及方面见下表。

WHOQOL-100 量表的结构

I. 生理领域(PHYS)

1. 疼痛与不适(pain)

2. 精力与疲倦(energy)

3. 睡眠与休息(sleep)

II. 心理领域(PSYCH)

4. 积极感受(pfeel)

5. 思想、学习、记忆和注意力(think)

6. 自尊(esteem)

7. 身材与相貌(body)

8. 消极感受(neg)

III. 独立性领域(IND)

9. 行动能力(mobil)

10. 日常生活能力(activ)

11. 对药物及医疗手段的依赖性(medic)

12. 工作能力(work)

IV. 社会关系领域（SOCIL）

13. 个人关系（relation）

14. 所需社会支持的满足程度（support）

15. 性生活（sex）

V. 环境领域（ENVIR）

16. 社会安全保障（safety）

17. 住房环境（home）

18. 经济来源（finan）

19. 医疗服务与社会保障；获取途径与质量（service）

20. 获取新信息、知识、技能的机会（inform）

21. 休闲娱乐活动的参与机会与参与程度（leisure）

22. 环境条件（污染/躁声/交通/气候）（envir）

23. 交通条件（transp）

VI. 精神支柱/宗教/个人信仰（DOM6）

24. 精神支柱/宗教/个人信仰（spirit）

——

注：括号内为相应领域或方面的英文单词缩写。

1. 方面计分（FACET SCORES）：各个方面的得分是通过累加其下属的问题条目得到的，每个条目对该方面得分的贡献相等。条目的记分根据其所属方面的正负方向而定，许多方面包含需要将得分反向的问题条目。对于正向结构的方面，所有负向问题条目需反向计分。有3个反向结构的方面（疼痛与不适、消极情绪、药物依赖性）不包含正向结构的问题条目。

2. 领域计分（DOMAIN SCORES）：每个方面对领域得分的贡献相等，各附加的方面归属于相关的领域，且按正向计分。各个领域的得分通过计算其下属方面得分的平均数得到。

3. 得分转换：各个领域及方面的得分均可转换成百分制。

4. 信度：以克郎巴赫 α 系数信度系数为指标，在量表的6个领域中，生理领域最低，为0.4169，环境领域最高，为0.9323；除独立能力领域为0.5571外，其他均高于 0.7000。在量表的 24 个生存质量方面,行动能力方面最低,为 0.3816,对药物及医疗手段的依赖性方面最高,为 0.9034;其他方面均大于 0.6500。综上所述,我们可以认为,WHOQOL-100 量表中文版具有较好的信度。

5. 内容效度:量表的领域及方面之间均存在一定的相关性,各方面与其所属领域之间的相关较强,而与其他领域的相关较弱。如 FACET1、FACET2、FACET3 与 DOM1 的相关系数的绝对值均大于 0.8000。可以认为 WHOQOL-100 量表中文版具有较好的内容效度。

6. 区分效度:采用 *t* 检验考察各个领域和方面的得分区别病人与正常人的能力,除心理领域、精神 / 宗数 / 信仰领域外,其他领域得分病人和正常人的差别都有统计学意义 (P<0.05)。在 24 个方面中,有 14 个方面能区分开病人和正常人 (P<0.05)。其他 10 个方面不能区分,它们是心理领域及其下属的 4 个方面、性生活、社会安全保障、获取新信息等的机会、休闲娱乐活动的参与、交通条件、精神宗教信仰等方面。

7. 结构效度:六个领域对生存质量均有影响,证实性因子分析表明,结构模型合优度指数 >0.9,说明量表具有较好的结构效度。

生存质量测定量表简表(QOL-BREF)

有关您个人的情况

1. 您的性别?　　　　　男　　　　女

2. 年龄?

3. 您的出生日期?　　　　年　　月　　日

4. 您的最高学历是:　　小学　初中　高中或中专　大专　大学本科　研究生

5. 您的婚姻状况?　　未婚　已婚　同居　分居　离异　丧偶

6. 现在您正生病吗?　　是　　否

7. 目前您有什么健康问题?　＿＿＿＿＿＿＿＿＿＿＿＿

8. 您的职业是:

工人　农民　行政工作者　服务行业　知识分子　其他

填表说明：

这份问卷是要了解您对自己的生存质量、健康情况以及日常活动的感觉如何，请您务必回答所有问题。如果某个问题您不能肯定如何回答，就选择最接近您自己真实感觉的那个答案。

所有问题都请您按照自己的标准、愿望，或者自己的感觉来回答。注意所有问题都只是您最近两周内的情况。

例如：您能从他人那里得到您所需要的支持吗？

根本不能	很少能	能（一般）	多数能	完全能
1	2	3	4	5

请您根据两周来您从他人处获得所需要的支持的程度在最适合的数字处打一个√，如果您多数时候能得到所需要的支持，就在数字"4"处打一个√，如果根本得不到所需要的帮助，就在数字"1"处打一个√。

请阅读每一个问题，根据您的感觉，选择最适合您情况的答案。

1.（G1）　您怎样评价您的生存质量？

很差	差	不好也不差	好	很好
1	2	3	4	5

2.（G4）　您对自己的健康状况满意吗？

很不满意	不满意	既非满意也非不满意	满意	很满意
1	2	3	4	5

下面的问题是关于两周来您经历某些事情的感觉。

3.（F1.4）　您觉得疼痛妨碍您去做自己需要做的事情吗？

根本不妨碍	很少妨碍	有妨碍（一般）	比较妨碍	极妨碍
1	2	3	4	5

4.（F11.3）　您需要依靠医疗的帮助进行日常生活吗？

根本不需要	很少需要	需要（一般）	比较需要	极需要
1	2	3	4	5

5.（F4.1）您觉得生活有乐趣吗?

根本没乐趣	很少有乐趣	有乐趣（一般）	比较有乐趣	极有乐趣
1	2	3	4	5

6.（F24.2）您觉得自己的生活有意义吗?

根本没意义	很少有意义	有意义（一般）	比较有意义	极有意义
1	2	3	4	5

7.（F5.3）您能集中注意力吗?

根本不能	很少能	能（一般）	比较能	极能
1	2	3	4	5

8.（F16.1）日常生活中您感觉安全吗?

根本不安全	很少安全	安全（一般）	比较安全	极安全
1	2	3	4	5

9.（F22.1）您的生活环境对健康好吗?

根本不好	很少好	好（一般）	比较好	极好
1	2	3	4	5

下面的问题是关于两周来您做某些事情的能力。

10.（F2.1）您有充沛的精力去应付日常生活吗?

根本没精力	很少有精力	有精力（一般）	多数有精力	完全有精力
1	2	3	4	5

11.（F7.1）您认为自己的外形过得去吗?

根本过不去	很少过得去	过得去（一般）	多数过得去	完全过得去
1	2	3	4	5

12.（F18.1）您的钱够用吗?

根本不够用	很少够用	够用（一般）	多数够用	完全够用
1	2	3	4	5

13.（F20.1）在日常生活中您需要的信息都齐备吗?

根本不齐备	很少齐备	齐备（一般）	多数齐备	完全齐备
1	2	3	4	5

14.（F21.1）您有机会进行休闲活动吗?

根本没机会	很少有机会	有机会（一般）	多数有机会	完全有机会
1	2	3	4	5

15.（F9.1）您行动的能力如何?

很差	差	不好也不差	好	很好
1	2	3	4	5

下面的问题是关于两周来您对自己日常生活各个方面的满意程度。

16.（F3.3）您对自己的睡眠情况满意吗?

很不满意	不满意	既非满意也非不满意	满意	很满意
1	2	3	4	5

17.（F10.3）您对自己做日常生活事情的能力满意吗?

很不满意	不满意	既非满意也非不满意	满意	很满意
1	2	3	4	5

18.（F12.4）您对自己的工作能力满意吗?

很不满意	不满意	既非满意也非不满意	满意	很满意
1	2	3	4	5

19.（F6.3）您对自己满意吗?

很不满意	不满意	既非满意也非不满意	满意	很满意
1	2	3	4	5

20.（F13.3）您对自己的人际关系满意吗?

很不满意	不满意	既非满意也非不满意	满意	很满意
1	2	3	4	5

21. （F15.3）您对自己的性生活满意吗？

很不满意	不满意	既非满意也非不满意	满意	很满意
1	2	3	4	5

22. （F14.4）您对自己从朋友那里得到的支持满意吗？

很不满意	不满意	既非满意也非不满意	满意	很满意
1	2	3	4	5

23. （F17.3）您对自己居住地的条件满意吗？

很不满意	不满意	既非满意也非不满意	满意	很满意
1	2	3	4	5

24. （F19.3）您对得到卫生保健服务的方便程度满意吗？

很不满意	不满意	既非满意也非不满意	满意	很满意
1	2	3	4	5

25. （F23.3）您对自己的交通情况满意吗？

很不满意	不满意	既非满意也非不满意	满意	很满意
1	2	3	4	5

下面的问题是关于两周来您经历某些事情的频繁程度。

26. （F8.1）您有消极感受吗？ （如情绪低落、绝望、焦虑、忧郁）

没有消极感受	偶尔有消极感受	时有时无	经常有消极感受	总是有消极感受
1	2	3	4	5

此外，还有三个问题：

27. 家庭摩擦影响您的生活吗？

根本不影响	很少影响	影响（一般）	有比较大影响	有极大影响
1	2	3	4	5

28.您的食欲怎么样?

很差	差	不好也不差	好	很好
1	2	3	4	5

29.如果让您综合以上各方面（生理健康、心理健康、社会关系和周围环境等方面）

　　给自己的生存质量打一个总分，您打多少分（满分为 100 分）?　　　分

　　您是在别人的帮助下填完这份调查表的吗?　　是　　否

　　您花了多长时间来填完这份调查表?　　（　　　）分钟

　　您对本问卷有何建议:

二、Zarit 照顾者负担量表（ZBI）

　　Zarit 照顾者负担量表（ Zarit Caregiver Burden Interview, ZBI）是由 Zarit 等在 20 世纪 80 年代发明的，用于测量照顾者负担的程度。目前该量表被译成多种文字，在世界很多国家被广泛应用。它共有 22 个条目，包括角色负担和个人负担两个维度。每个条目按负担的轻重 0~4 分 5 级评分，其中 0 分表示从来不，4 分表示几乎经常。量表总分为 0~88 分，得分越高，说明照顾者负担越重。

　　说明：以下问题是反映当在照顾病人时您的感受，过去一周内你是否出现以下感受，请您仔细阅读下表中的每一项，然后在最适合您本人情况的数字上打勾。

　　请在以下各问题中您认为最合适答案的代码上打勾（√）

　　1.您是否认为，您所照料的病人会向您提出过多的照顾要求?

　　　　0　　1　　2　　3　　4

　　2.您是否认为，由于护理病人会使自己时间不够?

　　　　0　　1　　2　　3　　4

3. 您是否认为,在照料病人和努力做好家务及工作之间,您会感到有压力?

    0   1   2   3   4

4. 您是否认为,因病人的行为而感到为难?

    0   1   2   3   4

5. 您是否认为,有病人在您的身边而感到烦恼?

    0   1   2   3   4

6. 您是否认为,您的病人已经影响到了您和您的家人与朋友间的关系?

    0   1   2   3   4

7. 您是否认为,对未来感到担心?

    0   1   2   3   4

8. 您是否认为,病人依赖于您?

    0   1   2   3   4

9. 当病人在您身边时,您感到紧张吗?

    0   1   2   3   4

10. 您是否认为,由于护理病人,您的健康受到影响?

    0   1   2   3   4

11. 您是否认为,由于护理病人,您没有时间办自己的私事?

    0   1   2   3   4

12. 您是否认为,由于护理病人,您的社交受到影响?

    0   1   2   3   4

13. 您有没有由于病人在家,放弃请朋友来家的想法?

    0   1   2   3   4

14. 您是否认为,病人只期盼您的照顾,您好像是他 / 她唯一可依赖的人?

    0   1   2   3   4

15. 您是否认为,除外您的花费,您没有余钱用于护理病人?

    0   1   2   3   4

16. 您是否认为,您有可能花更多的时间护理病人?

    0   1   2   3   4

17. 您是否认为,开始护理以来,按照自己的意愿生活已经不可能了?

    0   1   2   3   4

18. 您是否希望,能把病人留给别人来照顾?

　　0　　1　　2　　3　　4

19. 您对病人有不知如何是好的情形吗?

　　0　　1　　2　　3　　4

20. 您认为应该为病人做更多的事情吗?

　　0　　1　　2　　3　　4

21. 您认为在护理患者上您能做得更好吗?

　　0　　1　　2　　3　　4

22. 综合看来您怎样评价自己在护理上的负担?

　　轻　　中　　重　　极重

三、简易智力状态检查量表(MMSE)

简易智力状态检查量表(MMSE)是根据张明园修订的简易智力状态检查(Mini-mental State Examination, MMSE)改编而成,用于全面、准确、迅速地反映被测试者智力状态及认知功能缺损程度,为临床心理学诊断、治疗以及神经心理学的研究提供科学依据。

简易智能精神状态量表（MMSE）

姓名：_____ 性别：_____ 年龄：_____ 教育水平：_____

测评时间：_____ 年 ____ 月 ____ 日

定向力 （10分）	今年是哪一年		1	0
	现在是什么季节？		1	0
	现在是几月份？		1	0
	今天是几号？		1	0
	今天是星期几？		1	0
	你住在哪个省？		1	0
	你住在哪个县（区）？		1	0
	你住在哪个乡（街道）？		1	0
	咱们现在在哪个医院？		1	0
	咱们现在在几楼？		1	0
记忆力 （3分）	告诉你三种东西，我说完后，请你重复一遍并记住，待会还会问你（各1分， 共3分）			
	皮球		1	0
	国旗		1	0
	树木		1	0
注意力和计 算力 （5分）	100-7=？连续减5次（93、86、79、72、65。各1分，共5分。若错了，但下一 个答案正确，只记一次错误）			
	-7		1	0
	-7		1	0
	-7		1	0
	-7		1	0
	-7		1	0

（接上表）

			现在请你说出我刚才告诉你让你记住的那些东西？		
回忆能力 （3分）			皮球	1	0
			国旗	1	0
			树木	1	0
语言能力 （9分）	命名能力		出示手表，问这个是什么东西？	1	0
			出示钢笔，问这个是什么东西？	1	0
	复述能力		我现在说一句话，请跟我清楚地重复一遍（四十四只石狮子）	1	0
	阅读能力		（闭上你的眼睛）请你念念这句话，并按其意思去做！	1	0
	三步命令 我给您一张纸 请您按我说的 去做		用右手拿着这张纸	1	0
			用两只手将它对折起来	1	0
			放在您的左腿上	1	0
	书写能力		要求受试者自己写一句完整的句子	1	0
	结构能力		（出示图案）请你照上面图案画下来！ 	1	0
测评总分			测评医师		

（一）操作说明

1. 定向力（最高分：10分）

首先询问日期，之后再针对性地询问其他部分，如"您能告诉我现在是什么季节"，每答对一题得1分。

请依次提问,"您能告诉我你住在什么省市吗"(区、县、街道、什么地方、第几层楼)每答对一题得 1 分。

2. 记忆力(最高分:3 分)

告诉被测试者您将问几个问题来检查他 / 她的记忆力,然后清楚缓慢地说出 3 个相互无关的东西的名称(如皮球、国旗、树木,大约 1 秒钟说一个),说完所有的 3 个名称之后,要求被测试者重复它们。被测试者的得分取决于他们首次重复的答案(答对 1 个得 1 分,最多得 3 分)。如果他们没能完全记住,你可以重复,但重复的次数不能超过 5 次。如果 5 次后他们仍未记住所有的 3 个名称,那么对于回忆能力的检查就没有意义了(请跳过"回忆能力"部分检查)。

3. 注意力和计算力(最高分:5 分)

要求病人从 100 开始减 7,之后再减 7,一直减 5 次(即 93,86,79,72,65)。每答对 1 个得 1 分,如果前次错了,但下一个答案是对的,也得 1 分。

4. 回忆能力(最高分:3 分)

如果前次被测试者完全记住了 3 个名称,现在就让他们再重复一遍。每正确重复 1 个得 1 分。最高 3 分。

5. 语言能力(最高分:9 分)

1. 命名能力(0~2 分):拿出手表卡片给测试者看,要求他们说出这是什么之后拿出铅笔问他们同样的问题。

2. 复述能力(0~1 分):要求被测试者注意你说的话并重复一次,注意只允许重复一次。这句话是"四十四只石狮子",只有正确、咬字清楚的才记 1 分。

3. 三步命令(0~3 分):给被测试者一张空白的平纸,要求对方按你的命令去做,注意不要重复或示范。只有他们按正确的顺序做动作才算正确,每个正确动作计 1 分。

4. 阅读能力(0~1 分):拿出一张"闭上您的眼睛"卡片给被测试者看,要求被测试者读它并按要求去做。只有他们确实闭上眼睛才能得分。

5. 书写能力(0~1 分):给被测试者一张白纸,让他们自发的写出一句完整的句子。句子必须有主语、动词,并有意义。注意你不能给予任何提示。语法和标点的错误可以忽略。

6. 结构能力(0~1 分):在一张白纸上画有交叉的两个五边形,要求被测试者照样准确地画出来。评分标准:五边形需画出 5 个清楚的角和 5 个边。同时,两个五边形交叉处形成菱形。线条的抖动和图形的旋转可以忽略。

判定标准：最高得分为 30 分，分数在 27~30 分为正常，分数 <27 为认知功能障碍。痴呆严重程度分级方法：轻度，MMSE ≥ 21 分；中度，MMSE10~20 分；重度，MMSE ≤ 9 分。

（二）使用指南

1. 定向力：每说对一个记 1 分，总共 5 分。日期和星期差一天可计正常。月、日可以记阴历。如受访者少说了其中一个或几个（如忘记说月份、星期几等），调查员应该补充再问一遍受访者遗漏的内容。

2. 记忆：要求患者记忆 3 个性质不同的物件，要告诉受访者你可能要考察他 / 她的记忆力。调查员说的时候需连续、清晰、一秒钟一个。第一次记忆的结果确定即刻记忆的分数，每说对一个给 1 分，总共 3 分。如果受访者没有全部正确说出，调查员应该再重复说一遍让受访者复述。重复学习最多 6 次，若仍不能记忆，则后面的回忆检查则无意义。

3. 注意和计算：

①记分方式为 0 或 2 分，没有 1 分。调查员不能帮助受访者记答案，如受访者说 20-3 等于 17，调查员不能说 17-3 等于多少？而只能说再减 3 等于多少。

②要求患者从 100 连续减 7。记分方式为 0 或 2 分，没有 1 分。调查员不能帮助受访者记答案。

③记分方式为 0 或 2 分，没有 1 分。

④记分方式为 0 或 2 分，没有 1 分。

4. 判别能力：该部分考查受访者的形成抽象概念的能力。

①按照 3 个部分分别给分。说出苹果和桔子的大小、颜色、长在树上都是属于表面特征，给 1 分。如受访者说出"能吃的"则再给 1 分。而说出都是水果或果实再给 1 分。总共 3 分。这个项目的记分不是受访者说出任意一个相同点就给 1 分，如果说出的几点都是表面特征只能给 1 分。

②按照 3 个部分分别给分。说出形状上的不同（如高 / 矮，外形）给 1 分。如果说出用途的不同单独给 1 分。如果说出两者设计依据上的不同（椅子以人腿的长度为设计依据，而桌子以人上半身高度为依据）再给 1 分。

5. 复述：考查受访者的短期记忆。说对一个给 1 分，总共 3 分。不论受访者第 18 项的完成情况如何，这里都要求受访者复述一遍。

6.语言:从命名、语言的流畅性、听懂命令和阅读书写等方面考查受访者的语言能力。

①命名:给患者出示表和圆珠笔,能正确命名各记 1 分。

②语言复述:是检查语言复述能力,要求患者复述中等难度的短句子。调查员只能说一次,正确无误复述给 1 分。

③三级命令:准备一张白纸,要求病人用右手把纸拿起来,把它对折起来,放在左腿上。三个动作各得 1 分。调查员把三个命令连续说完后受访者再做动作。

④-1 阅读理解:让受访者看右边纸上"闭上您的眼睛三次",请患者先朗读一遍,然后要求患者按纸写命令去做。患者能闭上双眼给 1 分。

④-2 书写:让受访者看右边纸上第二个命令,受访者在纸上主动随意写一个句子。检查者不能口述句子让受访者书写。句子应有主语和谓语,必须有意义,能被人理解。语法和标点符号不作要求。如果受访者在 2 min 之内仍不能写出合格的句子给 0 分。

④-3 临摹:让受访者自己看右边纸上的命令完成。要求患者临摹重叠的两个五角形,五角形的各边长应在 2.5 cm 左右,但并不强求每条边要多长。必须是两个交叉的五边形,交叉的图形必须是四边形,但角不整齐和边不直可忽略不计。

(三)判定标准

1.认知功能障碍:最高得分为 30 分,分数在 27~30 分为正常,分数 <27 分为认知功能障碍。

2.痴呆划分标准:文盲≤17 分,小学程度≤20 分,中学程度(包括中专)≤22 分,大学程度(包括大专)≤23 分。

3.痴呆严重程度分级:轻度,MMSE ≥ 21 分;中度,MMSE 10~20 分;重度,MMSE ≤ 9 分。

四、日常生活活动能力量表(ADL)

日常生活活动(Activity of Daily Living, ADL)指一个人为了满足日常生活的需要每天所进行的必要活动,包括进食、梳妆、洗漱、洗澡、如厕、穿衣等,功能性移动包括翻身、从床上坐起、转移、行走、驱动轮椅、上下楼梯等。日常生活活动能力量表用于日常生活活动能力评定。

日常生活活动能力量表　ADL 量表(Barthel 指数)

序号	项目	独立	部分独立或需部分帮助	需极大帮助	完全依赖
1	进餐	10	5	0	
2	洗澡	5	0		
3	修饰(洗脸、刷牙、刮脸、梳头)	5	0		
4	穿衣(系鞋带、纽扣)	10	5	0	
5	大便	10	5 (每周 < 1 次失控)	0(失控)	
6	小便	10	5 (每24h < 1 次失控)	0(失控)	
7	用厕(擦净、整理衣裤、冲水)	10	5	0	
8	床椅转移	15	10	5	0
9	平地走 45 米	15	10	5	0
10	上下楼梯	10	5	0	
总　分					

评定标准	独立	轻度依赖	中度依赖	重度依赖	完全依赖
	100 分	75~95 分	50~70 分	25~45 分	0~20 分

说明:

1. 能吃任何正常饮食(不仅是软饭),食物可由其他人做或端来。5 分指别人夹好菜后病人自己吃。

2.5 分 = 必须能不看着进出浴室,自己擦洗;淋浴不须帮助或监督,独立完成。

3. 指 24 ~ 48 小时情况,由看护者提供工具也给 5 分,如挤好牙膏,准备好水等。

4. 应能穿任何衣服,5 分 = 需别人帮助系扣、拉链等,但病人能独立披上外套。

5. 指 1 周内情况。

6. 指 24 ~ 48 小时情况,插尿管的病人能独立完全管理尿管也给 10 分。

7. 病人应能自己到厕所及离开,5 分指能做某些事。

8. 0 分 = 坐不稳,须两个人搀扶;5 分 =1 个强壮的人 / 熟练的人 /2 个人帮助,能站立。

9.指在屋内活动,可以借助辅助工具。如用轮椅,必须能拐弯或自行出门而不须帮助。

10 分 =1 个未经训练的人帮助,包括监督或看护。

10.10 分 = 可独立借助辅助工具上楼。

五、社会支持评定量表(SSRS)

社会支持评定量表由肖水源于 1986 年编制,该量表共有 10 个条目,包括客观支持(3 条)、主观支持(4 条)和对社会支持的利用度(3 条)三个维度。该表用于了解受试者社会支持的情况及其与心理健康水平、精神疾病和各种躯体疾病的关系。

指导语:下面的问题用于反映您在社会中所获得的支持,请按各个问题的具体要求,根据您的实际情况写,谢谢您的合作。

1.您有多少关系密切,可以得到支持和帮助的朋友?(只选一项)

(1)一个也没有

(2)1~2 个

(3)3~5 个

(4)6 个或 6 个以上

2. 近一年来您:(只选一项)

(1)远离家人,且独居一室

(2)住处经常变动,多数时间和陌生人住在一起

(3)和同学、同事或朋友住在一起

(4)和家人住在一起

3. 您和邻居:(只选一项)

(1)相互之间从不关心,只是点头之交

(2)遇到困难可能稍微关心

(3)有些邻居很关心您

(4)大多数邻居都很关心您

4.您和同事:(只选一项)

(1)相互之间从不关心,只是点头之交

(2)遇到困难可能稍微关心

(3)有些同事很关心您

(4)大多数同事都很关心您

5.从家庭成员得到的支持和照顾(在合适的框内打"√")

	无	极少	一般	全力支持
A.夫妻(恋人)				
B.父母				
C.儿女				
D.兄弟姐妹				
E.其他成员(如嫂子)				

6.过去,在您遇到急难情况时,曾经得到经济支持和解决实际问题的帮助的来源有:

(1)无任何来源

(2)下列来源(可选多项)

A.配偶;B.其他家人;C.亲戚;D.同事;E.工作单位;F.党团工会等官方或半官方组织;G.宗教、社会团体等非官方组织;H.其他(请列出)

7.过去,在您遇到急难情况时,曾经得到安慰和关心的来源有:

(1)无任何来源

(2)下列来源(可选多项)

A.配偶;B.其他家人;C.亲戚;D.同事;E.工作单位;F.党团工会等官方或半官方组织;G.宗教、社会团体等非官方组织;H.其他(请列出)

8.您遇到烦恼时的倾诉方式:(只选一项)

(1)从不向任何人倾诉

（2）只向关系极为密切的 1~2 个人倾诉

（3）如果朋友主动询问您会说出来

（4）主动倾诉自己的烦恼,以获得支持和理解

9. 您遇到烦恼时的求助方式:（只选一项）

（1）只靠自己,不接受别人帮助

（2）很少请求别人帮助

（3）有时请求别人帮助

（4）有困难时经常向家人、亲友、组织求援

10. 对于团体（如党组织、宗教组织、工会、学生会等）组织活动,您:（只选一项）

（1）从不参加

（2）偶尔参加

（3）经常参加

（4）主动参加并积极活动

第四节 治疗方法与实践应用

一、精神运动康复疗法中的评估

精神运动康复是一种康复疗法,它在病人身体无法或不再适应外界环境时对其进行治疗。与运动治疗体系或作业治疗体系有所不同,精神运动康复不针对功能性运动机能,而是关系中的运动机能,并与情绪、感觉及认知功能相关,在治疗中,注重整体性概念,刺激大面积脑部区域,特别刺激感觉区域,促进各脑区间连接的建立,无论使用哪种方式和技术,精神运动康复总是建立在促发个体的自发运动基础上,同时总是使用趣味及身体愉悦性作为康复的基础。

我们知道,衰老是生物的特征,在了解精神运动康复疗法如何评估之前,我们先了解什么是衰老,以及关于衰老的一些概念。

正常衰老是生命固然必有的基本过程,引起一系列的器官功能的改变。其核心就是衰退。见图 3-3。

在西方社会衰老指身体、感官和认知功能的逐步衰弱和损坏。

从社会学和人口学的角度来看，衰老有几个阶段：第一年龄（约 35 岁）；第二年龄（约 55 岁）；第三年龄（约 65 岁）；第四年龄（约 75 岁）；第五年龄（约 85 岁）。

衰老的特征分为：① 体貌特征的改变；② 感官（视力、听力、嗅觉、味觉、足底敏感度的衰退）、知觉的改变；③ 运动机能的改变（肌肉萎缩、呼吸肌力量减小、骨质疏松、关节炎）；④ 脑部衰老：脑功能的退化、认知障碍；⑤ 心理社交功能衰退，不喜欢社交、情绪失常等；⑥ 精神运动功能衰退。

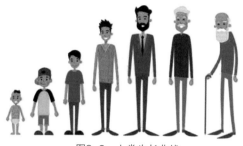

图3-3　人类生长曲线

法国精神运动康复学认为衰老是以下几方面的功能紊乱

精神运动功能的衰老指身心整合紊乱，身体意象受到影响，从而导致身体、情绪和自我身份感的脆弱，人体功能受限情况开始或恶化的风险包括以下几方面：生理功能方面、细胞功能方面、日常生活功能或人际社交的能力。

精神运动功能衰老的身体图式：对自身身体的思维表象出现紊乱、多感官功能的障碍、行动的空间参考错误、与年龄增长同步退化等。很多老年人出现移动和行动空间缩小或感觉丧失，身体图式贫瘠化和损坏，统一感和自我意识丧失，时间和空间感紊乱，自我认同危机，有的老人对变形、疼痛、衰弱的身体失去关注，而有的老人通过过度关注身体获得存在感。见图 3-4。

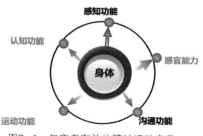

图3-4　与衰老有关的精神运动紊乱

在退化过程中,老年人的肌肉力量下降,肌张力神经生理学改变,导致老人自我封闭、害怕、疼痛。

精神运动康复学认为,老年医学精神运动学是一门整合了三个层面治疗方法的学科:① 生理学层面,能够缓解并改善运用功能与活动方面的障碍;② 心理治疗层面,作用于躯体的象征层面;③ 媒介层面(躯体情绪),情绪脱敏与意象。

同时精神运动康复学认为,人的精神运动组织通过以下三个层面之间的关系实现:协调层面,调节层面,预知层面。

躯体的病因是生物层面、生态层面、目的论层面,而症状是感知运动障碍、神经系统软体征、情感障碍等。

它包括:

1. 协调:是整套感官、肌张力和运动功能,它发展自神经运动结构,表现了个体活动的适应和调节。这种能力表现在粗大及精细感官运动功能上,参与促进立直、平衡、身体图式、偏侧性和目的行为如运用能力等的发展。

2. 调节:是个体与物质环境、人际关系交流时发展出的肌张力、情绪和节奏的调节形式,它促进了情感交流、同步化和一致化的能力。

3. 预知:是建立在感官、情感和心智关系连接之上的组织,它表现为组织感知,了解并理解时空关系,以及对体验进行表征和象征化的能力。

总而言之,在老年科的多学科评估中,精神运动康复治疗师的评估涵盖运动、认知和心理情感层面。同时又提供了独特视角:关系中的身体;突出个体的精神运动组织结构,既采用发展的眼光,又紧密联系背景;阐明精神运动组织结构的动态活力;突出补偿和规避策略。

在法国,对就诊的老人均进行认知功能评估,选用的量表有 MMSE、MoCA、ADL 等量表,以及相关的实验室和影像学检查。对于确诊有认知障碍的病人,会进一步做完整的精神运动康复量表(EGP)评估,那么,为什么要评估?

评估的作用是客观看待障碍和"治疗"的联系,调整药物护理与非药物护理,可以检查和评估治疗效果如何,正确地评估治疗团队和患者的治疗效果。同时,制订适宜的生活计划和治疗方案,与治疗团队和患者家属就具体化的信息进行交流和沟通。在与老人交流时,精神运动康复疗法分为语言交流和非语言交流,老人的非语言交流优点在很长的时间内都不会受到疾病影响,医生是通过其动作了解老人的情感,一些重复的动作具有个人化的意义。

语言交流时,要遵循"十戒"

1. 接近认知障碍老人时,要轻轻靠近他,而不是让其感到恐怖,从而躲避。

2. 呼唤他的名字,让认知障碍的老人感到亲切,易于接近,具有亲和感。

3. 轻轻触碰他的身体,让老人感到温暖和放松。

4. 眼睛与他保持相等高度,面对他,吸引老人的注意力,并观察老人的表现,同时让受试者感到平等和尊重。

5. 双目注视着他,尊敬并让老人感知测试者的态度,也减少老人的紧张感。

6. 当你与他交流时,语速缓慢、吐字清晰,让老人容易听清和理解。

7. 对于认知障碍的老人,这一点尤其重要,交谈要用词简单、具体、善用短句。

8. 还用一些轻轻的动作和触碰,作为话语的补充。

9. 对他说话时,一次只说一件事。

10. 带着肯定、安抚的口吻,唤起患者情绪的表达、倾听。

精神运动康复治疗师的评估方案见图3-5。

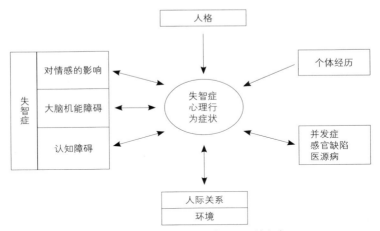

图3-5　精神运动康复治疗师的评估方案

　　每一个病人在行精神运动康复诊疗技术治疗前,治疗师会和病人以及家属见面,了解认知障碍老人的病史、服药史、既往史、家族史,和患者进行交流,了解患者的心理和精神状态、生活环境、生活习惯、爱好和经历等等,这个过程可能持续几天或者更长的时间。评估的顺利与否视老人认知障碍的程度而有所差异,EGP量表从多方面、多角度来评估患者的精神以及机体的状态(见EGP评估手册及相关量表)。

EGP

老年精神运动评估

Séverine Michel Régis Soppelsa Jean—Michel Albaret

评估手册

（此评估表由法国宜世学院提供）

姓名：

出生日期：

性别：

年龄：

评估日期：

评估次数：

地点：

评估所用时间：

评估者：

非正式译本，仅供教学使用。

项目－质性观察留白	测试次数	描述	计分	总分
1. 静态协调性 I	2- （5s）	平衡 － 无支持 － 有 1 个支持 － 有 2 个支持 － 有一个人 － 有 1 个固定支持 － 有 2 个固定支持	6 或 5 或 4 或 3 或 2 或 1	/6
2. 静态协调性 II	2 （5s） 2 （5s） 2 （5s）	两脚脚尖着地 － 无支持 － 有支持 － 无支持 － 有支持 － 无支持 － 有支持	2 或 1 2 或 1 2 或 1	/6
3. 动态协调性 I 时间 =	2	行走 － 独自 － 持拐杖 － 用代步器 － 由一人帮助 － 有持续支撑 － 由两人帮助	6 或 5 或 4 或 3 或 2 或 1	/6
4. 动态协调性 II 时间 4.1= 时间 4.2=	2 2	4.1行走 －10m 加速 －5m 加速 4.2 跑步 －10m －5m	3 或 1.5 3 或 1.5	/6
5. 上肢关节活动 Q5. 1 穿衣时的自主程度？	2 2 2 2 2 2 2 2 2 2 2 2	5.1 被动活动 － 手腕右 手肘右 肩膀右 手腕左 手肘左 肩膀左 5.2 主动活动 － 手腕右 手肘右 肩膀右 手腕左 手肘左 肩膀左	0.5 0.5 0.5 0.5 0.5 0.5 0.5 0.5 0.5 0.5 0.5 0.5	/6
6. 下肢关节活动	2 2 2 2 2 2 2 2 2 2 2 2	6.1 被动活动 － 脚踝右 膝盖右 髋部右 脚踝左 膝盖左 髋部左 6.2 主动活动 － 脚踝右 膝盖右 髋部右 脚踝左 膝盖左 髋部左	0.5 0.5 0.5 0.5 0.5 0.5 0.5 0.5 0.5 0.5 0.5 0.5	/6
7. 上肢精细运动机能 Q7.1~7.3: 失去指头敏感性的可能性？ Q7.4: 不能对物品进行命名，不能判定它的面值？	2 （最多 30s） 2 （最多 30s） 2 2 2	7.1 系纽扣 － 系纽扣 [<20s] [20~30s] 解纽扣 [<20s] [20~30s] 7.2 弹琴键 － 敲琴键 右手 左手 － 放开琴键 右手 左手 7.3 手指 － 拇指对抗 － 来回右手 － 来回左手 7.4 拾钱币 右手 左手	1 或 0.5 1 或 0.5 0.5 0.5 0.5 0.5 0.5 0.5 0.5	/6

项目 – 质性观察留白	测试次数	描述	计分	总分
8. 下肢精细运动机能 Q8.2 被试者用哪只脚射门？	2 2 2 2 2	8.1 脚的位置 右脚：– 全部 – 一半 左脚：– 全部 – 一半 8.2 踢球 – 右脚 – 左脚 8.3 用脚指示 –A 印记 –B 印记 –C 印记 –D 印记	1 或 0.5 1 或 0.5 1 1 0.5 0.5 0.5 0.5	/6
9. 动作运用 Q 9.1 餐具的名字 时间 9.5=	1 1 1 1 1 1 2 2 1 (最多30s)	9.1 餐具的运用 9.2 哑剧 – 打招呼 – 低声埋怨 – 刷牙 – 钉丁 9.3 书写 9.4 临摹几何图形 – 图形 1 (圆形 / 三角形) – 图形 2 (方形 / 对角线 / 中线) 9.5 构建金字塔 –[<15s] –[16~30s] –[>30s]；构建错误	1 0.5 0.5 0.5 0.5 1 0.5 0.5 1 或 0.5 0	/6
10. 对身体部位的认识 评估可以在项目 10.4 后停下	1 (最多30s) 1 1 1 1	10.1 人物下面和人物背面图 – 无支持 – 有支持 10.2 身体部位空缺的人物图 –8~13 –5~7 –0~4 10.3 口头指示 (头发、肩膀、脚踝、大腿、手肘、脖子、耳朵、颈部、脖子、眼睑)* –8~13 –5~7 –0~4 10.4 对指出的身体部位命名 (小腿、手臂、膝盖、头发、拇指、嘴巴、脚后跟、背、牙齿、眉毛)* –8~13 –5~7 –0~4 10.5 模仿动作 –4 个成功 –1~3 – 动作不正确 无参照重做动作 –4 个成功 –1~3 – 动作不正确	1 或 0.5 或 1 或 0.5 或 0 1 或 0.5 或 0 1 或 0.5 或 0 1 或 0.5 或 0 1 或 0.5 或 0	/6
11. 警惕性	2 2 1 (5s)	11.1 注意力的保持 此项在测试最后进行 – 执行命令 – 保持注意力 11.2 抓住提示出的方块 – 抓住 5 个 – 抓住 10 个 11.3 识别形状和颜色 – 颜色 3~4 1~2 – 形状 3~4 1~2	 1 或 0.5 1 或 0.5 1 1 1 或 0.5 1 或 0.5	/6

*按此顺序进行

项目-质性观察留白	测试次数	描述	计分	总分
12. 感知记忆	1	12.1 颜色回忆 – 紫色 – 黄色 – 红色 – 绿色	 0.5 0.5 0.5 0.5	
	1	12.2 姿势回忆 a）自由回忆 – 手臂 – 手 – 腿 – 脚	 1 1 1 1	/6
	1	b）指示回忆 – 手臂 – 手 – 腿 – 脚	 0.5 0.5 0.5 0.5	
评估可以在项目 12 后停下	1	c）识别　　　–4 –2~3 –0~1	1 或 0.5 或 0	
13. 空间	1	13.1 地理定位 – 无协助：机构 – 无协助：城市 – 有协助（两个正确答案）	 0.5 0.5 0.5	/6
	1	13.2 定向 – 前 / 后概念 – 上 / 下概念	 0.5 0.5	
	2 2	13.3 线段 –10 cm –15 cm	 0.5 0.5	
	1	13.4 移动顺序 –123–321–121 –1213	 0.5 0.5	
	1	13.5 物品的定向 –1 号物体在 2 号物体的右边还是左边？ – 物体在 1 号物体的右边？	 0.5 0.5	
	2	13.6 移动的定向	1	
14. 语言记忆	1	14.1 瞬时记忆 无重复回忆 棕榈树 – 碗 – 杏 *–3 个词 –2 个词 –1 个 –0 个词	 2 或 1 或 0.5 0	/6
	1	重复后回忆 棕榈树 – 碗 – 杏 *–3 个词 –2 个词 –1 个或 –0 个词	 2 或 1 或 1	
	1 （最多 30s）	14.2 日间时刻 14.3 延迟记忆		
	1	自由回忆 –3 个词 –2 个词 –1 个词	 3 或 2 或 1	
	1	指示回忆 –3 个词 –2 个词 –1 个词	 2 或 1 或 0.5	
	1	识别（报纸、蜡烛、棕榈树、窗户、刮胡刀、房子、杏、橙子、碗、椅子）* –3 个词 –2 个词 –1 个或 –0 个词	 1 或 0.5 或 0	

*按此顺序进行

项目-质性观察留白	测试次数	描述	计分	总分
15. 感知 时间 15.5 =	1	15.1 常见歌曲 -《祝你生日快乐》	1	/6
		15.2 重复节奏 （../···/···/··）* -4 个正确 -2 或 3 -0 或 1	1 或 0.5 或 0	
	1 1 1	15.3 实体感觉 - 汤勺（材质） - 球（形状）	1 1	
		15.4 识别图片（猫、葡萄、大山＊） -3 个正确 -2 -0 或 1	1 或 0.5 或 0	
	1 （最多 30s）	15.5 阅读一段文章 -0~1 个不正确 -2 个不正确	1 0.5	
16. 时间 时间 16.4 =	1	16.1 日期 - 生日 （3 个信息） - 当日日期　天 数字 月 年	1 0.5 0.5 0.5 0.5	/6
	1 1	16.2 小时 16.3 日和月的顺序 - 月和日的顺序 - 星期一之前是哪一天 三月之后是哪一个月？	1 0.5 0.5	
	1	16.4 事件的顺序 - 按顺序排列 -［＜30s］ -［30~60s］	1 或 0	
17. 交流		语言恰当 对口令的理解 面部表达 姿势表达恰当	2 2 1 1	/6

＊按此顺序进行

姓名：　　　　　**年龄：**

项目名单	总分/6
1. 静态协调性Ⅰ	
2. 静态协调性Ⅱ ∨	
3. 动态协调性Ⅰ	
4. 动态协调性Ⅱ	
5. 上肢关节活动	
6. 下肢关节活动	
7. 上肢精细运动机能	
8. 下肢精细运动机能	
9. 动作运用	
10. 身体各部位的认识	
11. 警惕性	

项目名单	总分/6
12. 感知记忆	
13. 空间	
14. 语言记忆	
15. 感知	
16. 时间	
17. 交流 *	
总　分	

***此项目没有出现在星形综合图中**

	年龄	平均值	标准差
根据年龄评估 EGP 的总分：平均值和标准差	60 岁 –64 岁 11 月	95.8	4.2
	65 岁 –69 岁 11 月	95.1	4.8
	70 岁 –74 岁 11 月	94.2	5.0
	75 岁 –79 岁 11 月	90.4	8.4
	80 岁 –84 岁 11 月	87.7	6.5
	85 岁 –89 岁 11 月	84.9	9.1
	90 岁及以上	77.0	9.3

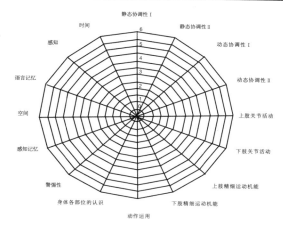

星形综合图

在原生态环境下进行观察患者生活场所，居住单元、房间、SAM、监护室……空闲时间或治疗时间。

面部表情	出现
做怪样	
眼神悲哀	
面容封闭	
眼部的变化（例如：眼部紧皱、眼神空洞、炯炯有神、动作幅度增大）	
皱眉	
表达疼痛	

面部表情	出现
面无表情	
牙关紧闭	
面部痉挛	
面部表情放松	
嘴部张开	
皱额头	
鼻部紧急	
身体活动与动作	
不停活动	
后退	
紧张	
多动	
不停走动	
闲逛	
尝试逃离	
拒绝活动	
挤、撞	
活动减少	
拒绝用药	
活动徐缓	
冲动行为（例如：不断重复某行为）	
不配合/抵触治疗	
保护疼痛区	
触碰或呵护疼痛区	
跛行	
握拳	
呈胎儿体位	
僵硬	
行迹动作细碎	
重复动作	
行为/人格/心境	
行迹攻击（如推撞他人或物品，抓、打他人的手或脚）	
言语攻击	
拒绝被触碰	
不让他人靠近	
生气/不悦	
砸物	
混淆状态加重	
焦虑	
震惊	
激越	
无耐心/烦躁不安	
失败感	
难过	
愉悦	

面部表情	出现
助人为乐	
其他躯体表现	
面容苍白	
面色红润	
眼眶湿润	
汗流浃背（过度出汗）	
颤抖	
皮肤湿冷	
睡眠改变： 围绕其中一个陈述 －睡眠减少或睡眠不好 －白天睡眠增加	
饮食习惯改变： 围绕其中一个陈述 －食欲下降 －食欲增加	
叫喊／吼叫	
呼唤求助	
哭泣	
其发音与疼痛有关（如"哎哟！"）	
呻吟／抱怨	
嘟哝、嘀咕	
埋怨	
对空间的关注	
执行动作"走出其运动范围"	
移动	
观望自己四周	
仪态、姿势	
蜷缩	
外向	
话语、语文表达	
何时？	
何地？	
何物？	
发起对话： 说话方式前后不搭 说话让人无法理解 向评估者提问 总是重复相同词语 说脏话 间断性叫喊 持续性叫喊 用词语或语句表达自己的愉悦 用词语或语句表达自己的异议 质疑的语气 带攻击性的语气 哼小调 不断提问 发出安逸的音调或沉淀的叹息 特点 单音节或延长与重复的音节（啦、啦、啦……） 呼唤父母 说押韵的词（如：paul、poule、folle……） 说无法理解的词 怨言 清晰的短评 针对评估者的简短话语（你是谁？你吃饭了吗？） 唱歌或哼调	

面部表情	出现
呼吸	
呼吸停滞、呼吸暂停、呼吸节律不规则	
高位/胸式呼吸	
低位/腹式呼吸	
喘息、急促	
缓慢而规律	
叹气	
……	

须从患者的需求、愿望与对其的意义几个层面来进行分析、解读。

例如：

行为、动作类型：闲逛，寻求言语和非言语沟通（独处的能力），自我隔离，动作细碎，寻找解决途径（试图开门），寻找答案（持续的担忧），寻找自我身份认同感……

老年科精神运动康复学临床观察流程

（根据工作地点、活动可重复进行和重新整合）

图 3-6　EGP 量表

"远处"观察	"近处"观察	首次接触观察
环境： 周围光照 整体节奏 安静或躁动 是否存在不同颜色、味道…… 空间设置 地方特色 空间占用 通知难易	患者相对他人的位置 警觉度，对环境的注意 运动节律和自发节奏 整体肌张力、姿势、身体活性、支撑点运用、动作精确度 移动、对空间的使用度 呼吸水平、节奏、幅度 保持身体接触的需要 与物体（甚至是与过渡性对象）的关系 活动时是否发出声音 面部表情及眼神灵活度 对刺激的敏感度 对关系的需求及为吸引他人注意所付出的努力	当感知到我们在场时： 警觉度改变 肌张力和面部表情改变 呼吸、肤色改变 社交方式： 出现焦虑和抑郁 （身体及言语层面）自我表现和肯定的方式 表达要求和/或不满 寻求答案（持续担忧）、寻找出口（尝试从封闭的机构出去）、探寻自我身份（如一位80多岁的老太太想去学校门口接孩子）…… 在场质量： 感官能力 适应能力 可调动精力及注意力 对安静的忍耐度 对身体接触的忍耐度及身体 接触质量 肌张力对话质量： 人际距离 寻求舒适和放松感 噪音节奏及音调变化 下意识仪态反应 肢体表达和言语表达之间的关系 分离体验

老年医学精神运动学应用领域：

1. 衰老引起的肢体表征障碍。

2. 老年人抑郁症。

3. 阿尔茨海默病与相关疾病,其他认知障碍的病人。

4. 帕金森病与锥体外系综合征。

5. 跌倒后综合征及跌倒引起的其他后遗症。

6. 精神运动衰退综合征。

7. 脑卒中后。

老年医学精神运动学的治疗过程：

在精神运动康复治疗中,并不是治疗媒介本身能够治愈疾病,而是精神运动康复师使之产生治疗效果。

评估结束后进入治疗过程：

治疗的目的是使躯体舒适,能够使肌肉、血管或器官经过调整更好地进行工作。

通过治疗使老年人躯体符号化,这样可以使老年人从象征层面来看待现实的构成。老年医学精神运动学可以引起由肢体到精神的反馈作用,躯体的亲身体验有利于精神的调整。

另外,在躯体情绪方面,能够将由躯体情绪表达出来的情感与生理反应衔接起来。

治疗中,精神运动康复治疗师专长并精于非言语交流,会不断地通过特定的反馈实践来重塑其存在(目光、姿势、面部表情、触碰),精神运动康复治疗师根据病人的语言移情来使用不同媒介。

老年医学精神运动学可以终结因丧失某些身体状态而造成的痛苦情绪。精神运动康复治疗方法,通过了解患者的社会经济状况、家庭背景、兴趣爱好,得知患者的相关情况,通过询问医疗状况,得到医学诊断,理解其进入医疗机构的原因,通过评估,清点其残留的机能,罗列其退化的功能,分析患者的心理情绪状态,从而制订治疗方法,也就是稳定情感,刺激保留的功能,补偿已经退化的功能。

老年精神运动学通过重新激发患者的心理能量来支持心理客体的复苏。

总结：

老年医学精神运动学能够用一种全新的身心结合的治疗方式来处理衰老带来的各种健康问题。无论身体曾经历过怎样的变化,老年医学精神运动学能够唤回患者对身体本能的投入关注。

二、AD 患者精神行为异常临床表现、评定及治疗

阿尔茨海默病（Alzheimer Disease，AD）主要表现为持续进行性的记忆、语言、视空间障碍及人格改变等认知缺损，90% 以上患者曾伴有精神行为症状（Behavioral and Psychological Symptoms of Dementia，BPSD），包括精神病症状（幻觉和妄想）、情感症状（淡漠、抑郁、焦虑和激越）、行为症状（漫游、不适当的性行为、脱抑制行为和攻击行为）及睡眠障碍，其中淡漠症状最常见和最持久。BPSD 加重照料者的负担，是患者就诊的最主要原因，增加社会医疗费用。

（一）症状及评定

神经精神量表根据照料者对患者行为的看待和感受到的相应苦恼来评估患者的神经精神障碍。

1. 妄想

（1）疑病妄想：患者毫无根据地坚信自己患了某种严重躯体疾病或不治之症，因而到处求医，即使通过一系列详细检查及多次反复的医学检查验证都不能纠正其歪曲的信念，称疑病妄想。严重的疑病妄想，患者认为"自己内脏已经腐烂了"、"本人已经不存在，只剩下一个躯体空壳了"，又称虚无幻想。

（2）自我卷入妄想：心理学家认为，患者妄想的内容特点是以自我为中心，是一种错误的个人信念。妄想的核心判断总是包含着"我"，妄想的内容以患者个人为中心，它包含着对个人极为重要的感受。例如，"我的配偶与某人有暧昧关系"、"有人在害我"、"某人钟情于我"等等。

（3）关系妄想：又称牵连观念，援引观念。患者坚定的认为周围环境的各种变化和一些本来与他不相干的事物都与他有关系。别人的谈话、报纸上的文章、无线电视广播和消息都是针对他的，甚至别的人咳嗽、吐痰等都表示轻视他。

评价主要通过问卷，患者说过家庭成员不是他们自称的家人，或者居住的房子不是自己的家吗？这不仅仅是患者的怀疑，需要确定的是患者是否坚信这些事情正发生在自己身上？否（如果没有，进行下一个筛查性问题）

是（如果有，进行下面的小问题）

① 病人坚信自己处境危险，其他人正计划伤害自己吗？ 　　是　　否

② 病人坚信其他人要偷自己的东西吗？ 　　是　　否

③ 病人坚信自己的配偶有外遇吗？ 　　是　　否

④ 病人坚信自己的房子里住着不受欢迎的外人吗？ 　　是　　否

⑤病人坚信自己的配偶或其他人不是他们所说的人吗？　　　　是　　否

⑥病人坚信自己住的房子不是自己的家吗？　　　　　　　　　是　　否

⑦病人坚信自己的家庭成员要抛弃自己吗？　　　　　　　　　是　　否

⑧病人坚信家里实际上有电视或杂志上的人物吗？　　　　　　是　　否

⑨病人坚信什么异常的事情而我又没有问到吗？　　　　　　　是　　否

如果筛查性问题得到证实,则确定妄想的频度和严重程度。

频度:

1 偶而——不超过每周一次。

2 经常——大约每周一次。

3 频繁——每周几次,但不到每天一次。

4 非常频繁——每天一次以上。

严重程度:

1 轻度——存在妄想,但看起来危害不大,几乎没有给病人造成痛苦。

2 中度——妄想给病人带来痛苦并具有破坏性。

3 明显——妄想的破坏性很大,是破坏性行为的主要原因。

(如果使用过 PRN 药物,则意味着妄想的严重程度很明显。)

苦恼程度:

你发现这种行为对情绪造成的痛苦有多大?

0 没有　　　　　　　3 中度

1 轻微　　　　　　　4 严重

2 轻度　　　　　　　5 很重或极重

2.幻觉

（1）幻听:为最常见的幻觉表现形式,患者可听到单调或复杂的声音。原始性幻听即非言语性幻听,如机器轰鸣声、流水声、鸟叫声。幻听的内容通常是对患者的命令、赞扬、辱骂或斥责,患者常为之苦恼和不安,并产生拒食、自伤或伤人行为。有时"声音"把患者作为第三者,内容是几个人议论患者。幻听常影响情感、行为和思维,如侧耳倾听,甚至与幻听声音对话,破口大骂,也可能出现自杀以及冲动毁物的行为,AD 患者以幻听多见。最常见的是言语性幻听,具有诊断意义。

（2）幻视:为常见的幻觉形式。内容也是多样的,从单调的光、色、各种形象到人物、景象、场面等。发生意识障碍时,幻视多为生动鲜明的形象,并常具有恐怖性质,多见于躯体疾病伴发精神障碍的谵妄状态。

（3）幻嗅：患者常闻到一些难闻的气味,如腐败的尸体气味、化学物品烧焦味、浓烈刺鼻的药物气味以及体内产生的气味等,常引起患者产生不愉快的情绪体验,往往与其他幻觉和妄想结合在一起。

（4）幻味：表现为患者发现食物内有特殊的怪味道,因而拒食。

（5）幻触：也称皮肤与粘膜幻觉。患者感到皮肤或粘膜上有某种异常的感觉,如虫爬感、针刺感等,也可表现为性接触感。

（6）内脏幻觉：患者对躯体内部某一部位或某一脏器的一种异常知觉体验。如感到肠扭转、肺扇动、肝破裂、心脏穿孔、腹腔内有虫爬行等,常与疑病妄想、虚无妄想或被害妄想相伴随出现。

幻觉筛查主要通过以下问卷：

患者有错误的视觉或声音等幻觉吗？

患者似乎看见、听见或感觉到并不存在的东西吗？

这些问题指的不只是错误的观念,如患者说死去的人还活着；需要确认的是患者实际上有没有异常的声音或形象感觉？

否（如果没有,进行下一个筛查性问题）

是（如果有,进行下面的小问题）

① 患者说过听到了声音,或者其表现好象是听到了声音吗？　　　　是　　　否

② 患者与实际上并不存在的人对过话吗？　　　　是　　　否

③ 患者说看到过别人没有看到的东西,或者其表现好象见到了　　　　是　　　否
　　别人看不见的东西（人物、动物、光线等）吗？

④ 患者称闻到了气味,而别人并没有闻到吗？　　　　是　　　否

⑤ 患者说过感觉有东西在自己的皮肤上或者看起来感觉有东　　　　是　　　否
　　西在自己身体上爬行或触摸自己吗？

⑥ 患者说过什么原因不明的味道吗？　　　　是　　　否

⑦ 患者讲过其他不寻常的感觉体验吗？　　　　是　　　否

如果筛查性问题得到证实,则确定幻觉的频度和严重程度。

频度：

1 偶而——不超过每周一次。

2 经常——大约每周一次。

3 频繁——每周几次,但不到每天一次。

4 非常频繁——每天一次以上。

严重程度:

1 轻度——存在幻觉,但看起来危害不大,几乎没有给病人造成痛苦。

2 中度——幻觉给病人带来痛苦并具有破坏性。

3 明显——幻觉的破坏性很大,是破坏性行为的主要原因。

(如果使用过 PRN 药物,则意味着幻觉的严重程度很明显。)

苦恼程度:

你发现这种行为对情绪造成的痛苦有多大?

0 没有　　　　　3 中度

1 轻微　　　　　4 严重

2 轻度　　　　　5 很重或极重

3. 焦虑

临床上常把焦虑症分成急性焦虑和慢性焦虑两类。

(1)急性焦虑:急性焦虑常在慢性焦虑的背景下产生,表现为惊恐样发作,在夜间睡梦中多发生,常有濒死感,表现为患者心脏剧烈地跳动,胸口憋闷,喉头有堵塞感和呼吸困难。由惊恐引起的过度呼吸常造成呼吸性碱中毒,诱发口周发麻、四肢麻木、面色苍白、腹部坠胀等,从而进一步加重患者的恐惧,最终使患者精神崩溃。

(2)慢性焦虑:大多患者主要表现为慢性焦虑。慢性焦虑的典型表现有心慌、气短、胸痛、疲惫和神经质五大症状,还可表现为紧张出汗、晕厥、恶心、腹胀、嗳气、便秘、阳痿、尿频尿急等症状。

焦虑的评价: 焦虑自评量表 (SAS)

焦虑是一种比较普遍的精神体验, 长期存在焦虑反应的人易发展为焦虑症。本量表包含 20 个项目, 分为 4 级评分, 请仔细阅读以下内容, 根据最近一星期的情况如实回答。

填表说明: 所有题目均共用答案, 请在 A、B、C、D 下划"√", 每题限选一个答案。

姓　名 _____　　性　别:　□男　□女

自评题目:

答案: A 没有或很少时间; B 小部分时间; C 相当多时间; D 绝大部分或全部时间。

1. 我觉得比平时容易紧张或着急

　A　　B　　C　　D

2. 我无缘无故在感到害怕

　A　　B　　C　　D

3. 我容易心里烦乱或感到惊恐

　A　　B　　C　　D

4. 我觉得我可能将要发疯

　A　　B　　C　　D

*5. 我觉得一切都很好

　A　　B　　C　　D

6. 我手脚发抖打颤

　A　　B　　C　　D

7. 我因为头疼、颈痛和背痛而苦恼

　A　　B　　C　　D

8. 我觉得容易衰弱和疲乏

　A　　B　　C　　D

*9. 我觉得心平气和, 并且容易安静坐着

　A　　B　　C　　D

10. 我觉得心跳得很快

    A   B   C   D

11. 我因为一阵阵头晕而苦恼

    A   B   C   D

12. 我有晕倒发作,或觉得要晕倒似的

    A   B   C   D

*13. 我吸气呼气都感到很容易

    A   B   C   D

14. 我的手脚麻木和刺痛

    A   B   C   D

15. 我因为胃痛和消化不良而苦恼

    A   B   C   D

16. 我常常要小便

    A   B   C   D

*17. 我的手脚常常是干燥温暖的

    A   B   C   D

18. 我脸红发热

    A   B   C   D

*19. 我容易入睡并且一夜睡得很好

    A   B   C   D

20. 我做噩梦

    A   B   C   D

评分标准:正向计分题 A、B、C、D 按 1、2、3、4 分计;反向计分题(标注 * 的题目题号:5、9、13、17、19)按 4、3、2、1 计分。总分乘以 1.25 取整数,即得标准分。低于 50 分者为正常;50~60 分者为轻度焦虑;61~70 分者为中度焦虑,70 分以上者为重度焦虑。

4. 抑郁

抑郁常见表现:

(1)心境低落:主要表现为显著而持久的情绪低落,悲观失望。

(2)思维迟缓:患者自觉反应迟钝、思路闭塞、思维速度缓慢,自觉"脑子好像是生了锈的机器"，"脑子像涂了一层糨糊一样"。

（3）意志活动减退：患者意志活动呈显著持久的下降，表现行为缓慢、生活被动、不想做事、不愿和周围人交往、或独坐一旁、或整日卧床、闭门独居、回避社交、疏远亲友等。严重的患者常伴有消极悲观的思想及负罪感、缺乏自信心，甚至可萌发绝望自杀的观念和行为，认为"结束自己的生命是对自己一种解脱"、"自己活在世上是个多余的人"，是重度抑郁症的危险症状，需提高警惕。

（4）认知功能损害：主要表现为近记忆力下降、注意力障碍、定向力下降、反应迟钝、警惕性增加、抽象思维能力、学习能力下降、语言流畅性差、眼手协调及思维灵活性等能力减退。

（5）躯体症状：躯体不适的症状可累及各脏器，如睡眠障碍、全身乏力、食欲减退、体重下降、恶心、呕吐、心慌、胸闷、出汗等。自主神经功能失调的症状也较常见，如便秘、疼痛、性欲减退、闭经等。睡眠障碍主要表现为早醒，一般比平时早醒 2 ~ 3 小时，醒后再入睡不能，有些患者表现为入睡困难、睡眠浅，少数患者则表现为睡眠过多。体重减轻与食欲减退不一定成比例，少数患者可出现食欲增强、体重增加。病前躯体疾病的主诉常加重，这些症状对抑郁发作具有特征性意义。

抑郁自评量表（SDS）

本量表包含 20 个项目，分为 4 级评分，为保证调查结果的准确性，务必请您仔细阅读以下内容，根据最近 1 周的情况如实回答。

填表说明：所有题目均共用答案，请在 A、B、C、D 下打"√"，每题限选一个答案。

姓　名 ＿＿＿＿＿＿　　性　别：　　□男　□女

自评题目：
答案：A 没有或很少时间；B 小部分时间；C 相当多时间；D 绝大部分或全部时间。
1. 我觉得闷闷不乐，情绪低沉
　　A　　B　　C　　D

*2. 我觉得一天之中早晨最好

    A   B   C   D

3. 我一阵阵哭出来或想哭

    A   B   C   D

4. 我晚上睡眠不好

    A   B   C   D

*5. 我吃得跟平常一样多

    A   B   C   D

*6. 我与异性密切接触时和以往一样感到愉快

    A   B   C   D

7. 我发觉我的体重在下降

    A   B   C   D

8. 我有便秘的苦恼

    A   B   C   D

9. 我心跳比平时快

    A   B   C   D

10. 我无缘无故地感到疲乏

    A   B   C   D

*11. 我的头脑跟平常一样清楚

    A   B   C   D

*12. 我觉得经常做的事情并没困难

    A   B   C   D

13. 我觉得不安而平静不下来

    A   B   C   D

*14. 我对将来抱有希望

    A   B   C   D

15. 我比平常容易生气激动

    A   B   C   D

*16. 我觉得作出决定是容易的

    A   B   C   D

*17. 我觉得自己是个有用的人,有人需要我

    A   B   C   D

*18. 我的生活过得很有意思

    A   B   C   D

19. 我认为如果我死了别人会生活得更好些

    A   B   C   D

*20. 平常感兴趣的事我仍然照样感兴趣

    A   B   C   D

评分标准:正向计分题 A、B、C、D 按 1、2、3、4 分计;反向计分题(标注 * 的题目,题号:2、5、6、11、12、14、16、17、18、20)按 4、3、2、1 计分。总分乘以 1.25 取整数,即得标准分。低于 50 分者为正常;50~60 分者为轻度焦虑;61~70 分者为中度焦虑,70 分以上者为重度焦虑。

在 AD 中,认知功能减退不能治愈,但 BPSD 可以改善和缓解。针对 BPSD 的治疗有多种综合措施,主要包括药物治疗、行为治疗、环境治疗、音乐治疗和电抽搐治疗(ECT)等。

5. 淡漠

(1)临床表现:淡漠的核心症状是动机减退,常表现为与他人的交谈主动性缺乏、展开新活动的积极性及对日常活动的兴趣减少,这些与患者生活质量下降、照料者的负担增加等具有相关性。淡漠症状普遍存在于阿尔茨海默病、额颞叶痴呆、帕金森综合征等神经退行性疾病患者,其主要的临床表现为目的性、自发性行为缺失或减少,如谈话、日常工作生活、与他人沟通交流、主动参与社交活动,环境刺激引起的行为反应等缺失。自发性认知能力缺失,如对日常事务和新事物的主动关心和好奇心缺失。反应性认知,如发生在患者居所、邻里或社区的事情引起的反应性关心缺失。淡漠既可以出现在 AD 患者病程的各个时期,并与疾病严重程度、认知功能损害和功能缺陷相关,随着病程进展,淡漠的患病率随之增加。神经生物学研究表明 AD 患者淡漠症状的出现和严重程度可能与局部脑组织的结构改变或功能紊乱、神经病理和神经化学改变等相关。AD 患者的淡漠症状还可能和其他如谵妄、妄想、抑郁、睡眠障碍等神经精神症状并存。尽管淡漠是 AD 最常见神经精神症状,但AD 淡漠发生的具体机制仍不清楚。神经影像学研究表明 AD 淡漠的发生可能与额

叶——皮层下环路如前扣带回皮层、眶额叶、前额皮层、基底节区等脑区皮质变薄或白质结构受损、局部脑血流量减少等相关。

（2）淡漠的评定方法：神经精神量表（NPI）由 Cumming 等设计，根据护理者对患者行为的看待来全面评估淡漠、抑郁、焦虑等 12 项神经精神障碍，因内容较多，本文不再赘述。其中评估淡漠的分量表由 8 个条目构成，评分范围 0-12 分，评定结果分数愈高淡漠严重程度愈重。淡漠分量表是目前应用最广泛的评估淡漠临床症状的量表。NPI 量表中淡漠与抑郁是相互独立的检测项目，可有效区分淡漠与抑郁。但也有不足之处，如淡漠评分量表不能从情感、认知和行为等详细多维度评估淡漠症状。还有其他的评定量表如淡漠评价评定量表（Apathy Evaluation Scale，AES），淡漠评定量表（Apathy Scale，AS），维度淡漠分级量表（the Dimensional Apathy Scale，DAS）等。

（二）治疗方式

1. 药物治疗

（1）治疗痴呆的药物：目前尚无特异性治疗 BPSD 的药物，但有研究表明治疗痴呆的药物可能具有改善 BPSD 的作用。如耐受性较好药物胆碱酯酶抑制剂（ChE）在老年患者中应用广泛，它能治疗多种行为症状如情绪症状、情感淡漠及精神病性症状等。

（2）抗精神病药物：常用的抗精神病药物有利培酮、喹硫平、奥氮平、氯氮平等对 BPSD 都有一定疗效。选择药物时主要根据临床医生的治疗经验及药物不良反应等具体情况而定。应尽量避免使用静脉注射用药，避免引起体位性低血压等不良反应。如患者患帕金森病可选择阿立哌唑和喹硫平等无明显锥体外系反应的药物，如患者伴有入睡困难，可睡前服用氯氮平等具有镇静作用的抗精神病药物，对于较重需急性治疗患者，可考虑给予氟哌啶醇或奋乃静肌肉注射治疗。

（3）抗抑郁药物：抗抑郁药物主要治疗 AD 患者合并的抑郁症状，用药时根据药物的不良反应和患者的具体情况而定。如伴有睡眠障碍时，可选用米氮平或曲唑酮等有镇静作用的抗抑郁药。5-羟色胺再摄取抑制（SSRI），如帕罗西汀、氟伏沙明等具有一定的镇静作用，可在一定程度上改善睡眠；氟西汀容易引起激越、失眠不良反应，适用于伴有淡漠、思睡的患者；与其他药物的相互作用较少的药物如舍曲林和西酞普兰，适合用于合并用药较多患者的治疗。

（4）抗焦虑药物：抗焦虑药物常见苯二氮卓类药物（BZDs），该类药物不良反应多，比抗精神病药物有效率低。老年人即使短期服用此药，也会有引起过度镇静、共济失调、跌倒、遗忘、认知损害、呼吸障碍恶化等症状。确需使用时注意选择不良反应较轻、半衰期相对较短的药物、中枢性肌松作用弱,且剂量应尽可能小,使用时间尽可能短为宜。

（5）心境稳定剂：只有在抗精神病药物无效或过敏时才考虑使用心境稳定剂,同时需注意药物不良反应。如使用碳酸锂时,必须监测血锂浓度,以防锂中毒;服用卡马西平期间注意监测全血细胞计数和电解质水平,防止骨髓抑制及低钠血症及头晕、共济失调;而丙戊酸盐使用中注意监测全血细胞计数和肝功能,并防止共济失调、跌倒等危险的发生。

2. 行为与心理治疗

对痴呆患者的行为治疗主要是对刺激因素和行为之间的相互关系进行分析,以及整个过程中对相关因素进行调整,尽力减少刺激因素,降低患者行为反应的发生频率,减轻其产生的不良后果。

常用的心理治疗包括支持性心理治疗、回忆治疗、确认治疗、扮演治疗、技能训练治疗等,这些治疗均需在专业心理咨询师的指导下进行。

3. 环境及音乐治疗

环境治疗主要是改善患者的生活环境,一方面增加有利于患者保持功能、减少挫折感、诱发正性情感反应的刺激因素;另一方面增进安全的设施面、方便生活,同时减少可能诱发患者不良情绪反应、异常行为的刺激因素。如让患者参与豢养宠物,在看护者在场保证安全的情况下让患者与儿童共同游戏,彼此照料生活。

音乐治疗可让患者用麦克风哼唱既往喜爱的歌曲,让患者聆听熟悉的音乐、歌曲,唤起患者愉快情绪体验,在患者生活的环境中播放舒缓的背景音乐亦可稳定患者情绪。

4. 电抽搐治疗

在痴呆患者中,只有在其他治疗无效且有自杀倾向的严重抑郁症患者才考虑用电抽搐治疗。电抽搐治疗每周二次,高剂量单侧或双侧额叶使用,可降低患者认知功能损害。常见的不良反应为一过性意识模糊,同时增加跌倒和脱水的风险,注意防范。

但目前并无治疗 BPSD 的 FDA（食品药品监督管理局）推荐药物,且目前治疗证据有限,疗效差。结合目前的治疗进展,非药物干预为首选治疗。

（三）精神运动康复治疗技术为 AD 患者治疗 BPSD 提供一条非药物治疗新途经。

1.幻觉

阿尔茨海默病中幻觉并不常见，而路易体痴呆患者中幻觉比较常见，其中视幻觉最常见，也可以表现为听幻觉，而嗅幻觉或触觉幻觉较罕见。幻觉让身边家属及患者本人都感到吃惊，幻觉更让身边照护者觉得"患者疯了"，此时身边照护者应该清楚患者能感知的现实和正常人所感知的现实已经不同。即使患者本人相信其看到或听到的是真实的，患者也能意识到照护者无法体会到他的感受。

精神运动康复治疗师的建议

首先照护者不要指责患者的幻觉，当患者用正面的态度经历幻觉时，也是一种填补对现实感知缺失的方法。有的幻觉是美好的经历，而有的可能引起患者恐惧和焦虑的情感体验。如果患者的幻觉没有让其感到痛苦，不建议采取干预措施。如果幻觉让患者担心和焦虑，就要关注以下问题：这种现象从什么时候开始的？这种现象持续了多长时间？患者最近有没有经历什么特别的事情？幻觉会不会影响患者的知觉？我们首先要做的是不去否认和评判幻觉，其次是去除造成幻觉的感官来源。同时即使你看不见或听不到患者感知的事物，也尽量让患者描述他的幻觉，这样可以让患者表达与幻觉关联的情绪，起到舒缓患者情绪的目的。

2. 妄想

妄想指患者脱离于现实产生的感觉，是从正常思维轨迹中脱离出来的。妄想有多种表现形式：如虚幻的想象、对于真实事物错位感知的错觉，无任何客观依据的预感等。AD患者的这些精神行为障碍是由于患者的认知损害，导致其无法理解自己所处现实情况，因此必须重新进行编造。尽管在神经退行性疾病中，妄想症状大多由神经因素造成，但随着年龄的增长，妄想常被认为是患者面对困难和焦虑的表达方式，是患者表达自己感受的方法。对于年轻的患者，妄想常被认为是精神错乱；而对于年长的患者，妄想也可能在没有精神性基础疾病的情况下出现，如在AD、路易体痴呆等神经退行性疾病患者中。

精神运动康复治疗师的建议

在妄想症状进行药物治疗之前，应当首先考虑非药物碰触治疗。照护者的治疗目标是接触患者并走入他的内心世界，了解他的情感状态和担忧所在。由于受疾病的困扰，患者常常将自己与世界隔离，产生被排斥和不被理解的感受，照护者应注意提醒患者避免这类情绪体验。通常患者的照护者是想接触患者，并在不受患者妄想影响的情况下走进他的内心世界，从而了解其情感及其所担忧的事情。

通常情况下，当患者在时间观念上迷失时，照护者提醒他实际情况通常不能让患者接受这些正确信息。相反如果在当时情况下同他一起妄想，却能够起到帮助作用，然而接下来也会导致患者对现实产生偏见。许多 AD 患者所提出的要求是可以理解的，但他们的要求常常远离现实，本身并不合理。患者面对所有解释都固执己见，往往不能说服患者让他恢复理性思维。大部分情况下我们只能尽力采取回应，尽量避免用谎话或者编造一些不真实的事情来安慰患者，尽量不去掩盖患者的能力，不要利用他不明白，或是他记不住的借口对其隐瞒事情的真相。

3. 焦虑惊恐

损伤认知功能的神经疾病患者常常面临神经心理障碍的折磨，大多患者表现为焦虑和抑郁。记忆力的逐渐丧失可能诱发情绪低落，从而导致患者负罪感和对目前生活的失控感，随着疾病恶化发展，则会强化各种情绪障碍。患者各种认知功能的退化是焦虑症状的内在原因，相关的认知障碍有记忆力、时间和地点定向力下降，在安排日常生活、做决定、使用各种工具等方面遇到困难。当患者感到不再认识、理解、适应周围生活工作环境时，会产生焦虑情绪。正常情况下在一个新的环境中，尤其当人们不知道接下来将会面临什么样困难的时候，每个人都会努力去适应环境，可能会出现烦恼担心。在 AD 患者中，这种烦忧常常持续成为日常生活的一部分，焦虑情绪随之出现，焦虑阈值也随之降低，即使是日常小事也会令人担忧，同时让患者误以为环境越来越有敌意，严重时患者会陷入惊恐状态，即灾难性的情绪反应，也就是当他面对困难和挫折时，出现的一种恐慌状态。灾难性的反应是由过度焦虑和烦忧诱发，有时伴有哭泣、愤怒和出汗，它常使患者产生冷淡、无力、抑郁、气馁等反应，并声称自己无能或变得没用。因为它是如此突然和短暂，灾难性的反应常让照料者感到吃惊，导致照料者误认为患者不想或拒绝他的照料，但是从患者的角度来看，这不是"不想"的问题，而是他被"失去能力"的恐惧包围了。神经认知疾病的特点在于，在自己的困难情绪面前，患者常表现的无能为力。他可能难以通过语言表达自己的烦忧，从而表现在行为上，甚至出现自我封闭、攻击性、逃避等行为。所以，我们要明白患者这些行为是对抗烦忧的，因此对于认知障碍患者任何的行为障碍，我们始终要注意患者的行为里是否隐藏了烦忧。

众所周知，人类具有适应各种环境的能力，如适应不断变化的环境、可能的意外、考验和干扰。但当变化超出了人们的适应能力时，当环境变得难以应付和理解时，我们就会出现无力感，从而感受到压力。压力是形成烦忧的一个关键因素，压力影响我们的身体和心理健康。很多因素会造成压力,如疼痛、疾病、工作负荷、经济能力、争吵、失眠等,当压力超出我们的承受范围时,将导致焦虑情绪,甚至恐惧和惊恐。影响认知功能的神经疾病将给患者带来诸多压力,因为患者所能感受到的处境发生了变化,患者的认知功能和他的期望出现失衡。患者不得不面对各种问题:如何做出正确的决定,如何支配自己的财务,如何接受他人的帮助,自己的价值所在等等问题。这些问题让患者对生活产生无力感,而无力感又可能唤起患者的恐惧:如怕摔倒、怕不能替自己决定、怕依赖他人、怕被抛弃、怕再也认不出家人等等。

精神运动康复治疗师的建议

为了减轻患者的烦忧来源,首先尊重患者的日常生活习惯,同时患者生活范围内的物品尽量保持在原位置上,尽量维护患者"在家里"的感觉。识别患者尚存的能力,尽量找出患者还能做得事情,并尽量避免患者去做可能有困难的事。倾听和承认患者的烦忧和恐惧,能让患者平静下来,并能将注意力转移到其他事情上去。鼓励患者维持积极心态,了解自己的疾病状态。生活中当不理解某个东西时,鼓励患者大胆询问事物用途,让其身边的人给予解释,同时鼓励患者定期从事体育锻炼。

4. 淡漠

淡漠是人们在正常衰老过程中出现的常见心理行为障碍,当患者发生认知功能障碍时更易出现淡漠情绪。它严重影响患者与照护者关系,照护者能明显感受到患者淡漠情绪的存在却无能为力。情感淡漠可以表现在气馁情绪增加,社交能力下降,对各种活动的热情和意愿下降以及对感情的敏感性下降。在情感淡漠治疗中,照护者的关怀对于改善患者病情和照护者的关系至关重要。

精神运动康复治疗师建议

对于一个存在情感淡漠患者,最根本的治疗是与患者的有效沟通,沟通效果常取决于治疗人员所采用方式方法。有效的沟通方式,常能引导患者表达自己的意愿、需要、情感和遇到的障碍。承担起陪护任务的照护者要努力适应这个沟通角色,由于先前与患者的既存关系已经发生改变,照护者要预先准备好在患者出现困难状态时采取什么样的方式方法。精神运动康复治疗师建议多使用肢体语言,比如说话时站在患者的身边,触碰患者,比站在远处要求他做一件事要容易得多。建议帮助他做,而不是帮他做,尽量提供患者参加活动的机会,让他尽可能完成力所能及的事情,这样有利于维持患者的现有能力,维持患者做事情的成就感。面对情感淡漠患者,要保持缓和的态度,用多种方式方法引导他参与到各种日常活动中,刺激患者重新找回生活的动力和主动性。

5. 攻击性

大部分情况下，攻击性和叫喊是人在不适应的环境中的一种沟通方式，当需求不被理解或身边的人未能回应时，人们会再三表达这种需求，并出现这些行为。叫喊是人们受到某个情绪、情感、感觉的影响所说的话、发出的声音。法国健康管理局（HAS）认为，阿尔茨海默病或相关疾病患者叫喊的特点是"高强度并不断重复的可理解或不可理解的声音"。人们对叫喊这种行为障碍研究得很少，因为它很难进行解释，它可能是一种言语攻击的形式，叫喊的人通常患有严重的语言障碍和处于某种疾病末期。多种因素可能导致叫喊：身体不适（疼痛）或原始需求（饥饿、口渴）未得到满足；难以控制自己的情绪，特别是前额神经损伤的患者；对一个具有太多刺激或没有足够刺激的环境的反应。

患者身边的人通常试着制止他发出声音，而这只会增加言语性激越行为。经常使用的另一个策略是将患者隔离起来，从而再也听不见他叫喊，但这只会强化不安全感。这种障碍非常折磨人，可能导致被照料者变得具有攻击性或灰心丧气，通常，它表明该患者正在遭受精神和 / 或身体的巨大痛苦。暴力行为像其他行为一样是一种表达和行动方式，因此，从一开始就应考虑以下问题：患者想（有意或无意地）表达什么，原因是什么？为什么是这种表达方式，而不是另外一种表达方式？笔者认为，攻击性是与所在环境对话的一种方式，是在掌控该环境中的关系。攻击性可能是身体或言语的，针对自己（自我攻击性）或他人（他人攻击性）及物品，自我攻击性在阿尔茨海默病患者身上很少见。对于卧床的阿尔茨海默病或相关疾病患者而言，叫喊像攻击一样，是一种调节焦虑的方式，他们不能再把休闲作为减压或舒缓的活动，叫喊是他们还能使用的很少的几个减压方式之一。

在医疗机构中，5%～10% 的痴呆患者有叫喊情况出现，叫喊是导致阿尔茨海默病患者与社会隔离的因素之一，是造成照料者和护理人员易患社会心理障碍的重大风险因素，失望通常是攻击性行为的原因，因为阿尔茨海默病患者无法忍受失望。认知能力恶化影响了额叶皮层，可能会造成抑制解除，常常会听到患者骂人，说脏话，而他们在患病之前从未有过如此行为，这种情形不一定说明他们的脾气糟糕，而是他们思想的控制失调。

精神康复角度理解叫喊对患者的作用有：填补空虚，从而满足未被满足的需求，表达某些需求，释放沮丧的心情。

精神运动康复治疗师的治疗建议可能有

（1）放松，平复照料者的情绪。

（2）减少紧张感的快速放松练习。

（3）调整环境：包括温度、湿度、亮度，以及检查患者是否佩戴了自己的眼镜。

（4）回应他的原始需求：食物、水等。

（5）询问患者是否需要更换防护用品。

（6）进行活动提议，无聊会导致患者行为障碍加重，阿尔茨海默病或者相关疾病患者需要做适合他们能力的活动，即使已经到了疾病的晚期，也请凭着您对患者日常喜爱活动的了解，发挥您的创意。

（7）最好是选择感官探索活动，您认为患者应优先使用什么感官，就请重点提议这方面的活动。如：听觉，提议听一段柔和的音乐，安排时间，探索使用起来很简单的乐器（电子琴、小雨声器、响木、手鼓、铃铛）；视觉，向您的亲人提议一起翻阅带有图片的书或杂志，家庭相册通常能令人放松；触觉，如果病人能接受，身体接触可能是与您亲人沟通的一种好方式，您可以选择装了东西的小袋子，柔软温暖的小物品（比如樱桃核）、不同质地的织物等，让他摆弄这些物品，当触摸是善意的时侯，在整个疾病过程中，它都具有积极的情感价值，您也可以提议抚触或按摩等；味觉，请给您的患者提供适合他吞咽的各种饮品，如果他需要用凝胶水补水，注意选择多种口味。

对于照料者及家人的建议

当您的亲人具有攻击性时，无论是言语上还是身体上，尽量避免让他失望。在日常生活中需特别注意保持一个共同生活和良好照料所需的环境，并试着尽量积极对话，避免说"不"，找到一种正面的表达方式，在确保大家安全、人身权和隐私权的前提下，尊重患者探索的需求。

特别注意患病亲人所处的氛围，攻击性行为通常与感觉具有威胁的氛围有关，这种感觉可能出于阐释错误、辨认错误或单纯的不安全感，注意避免让亲人的环境迫使他变得有攻击性，为此，须注意周围应该是宁静和令人安心的。提醒自己，攻击性是一种沟通方式，试着寻找这一行为的原因，试着解释这一行为原因，您感觉到了他的攻击性，试着保持镇静，不要加重患者的攻击性。如果患者有语言理解障碍，不要说太多的话，最好使用非言语沟通，采取平静、令人安心的方式和柔和的表情。

当听不懂医生的话时，可能会加剧攻击性：在攻击性情景里，请勿站在患者的对面,建议为了方便沟通,不要站在他的正对面,因为这可能让人觉得这是一种阻拦姿势,好像在限制其自由,更好的做法是站在与您的亲人位置呈45°的地方,因为在他旁边,他可能看不见您(局部视觉障碍)。有时要离开您亲人的视野,当您感觉情况缓和时,请尝试者回到他的视野里,刚刚您的亲人可能觉得冒犯了他,现在他将会平静下来,然后忘记刚才的情景。

6. 激越行为

当他出现激越行为或不停走动时,帮助他平静下来。法国健康管理局(HAS)在阿尔茨海默病中对激越行为的定义是"不合适的语言、声音及动作行为,在他人看来并非是由于需求造成的,它可能是语言上的(叫喊、刻板言论)或身体上的(过度、不合适或没有明确目的的活动)行为"。因此,激越行为可能有多种类型,柯恩与曼斯非尔德在他们的评估量表里将其分为4种类型:非攻击性的身体激越行为、非攻击性的言语激越行为、攻击性的身体激越行为和攻击性的言语激越行为。

无论是哪一种激越行为,都与阿尔茨海默病患者的焦躁和不适高度相关,这种行为障碍让身边的人感到非常困惑和疲惫。激越行为与认知障碍的发展相关,它在阿尔茨海默病的中期、特别是晚期患者中较为常见,身体激越行为引起的后果之一就是闲逛。在《拉鲁斯词典》中,闲逛的定义是随机四处走动和溜达,在阿尔茨海默病患者身上,这种身体活动可能具有某种意义或目的,找出这个意义或目的非常重要。

平均约有30%的阿尔茨海默病患者在他们的病程中表现出激越行为(Byrne,2003年)。激越行为是阿尔茨海默患者入住医疗机构的首要原因之一。对患者来说,闲逛具有很多风险:由于空间定向障碍,他会迷路;如果过度闲逛或者环境不安全,他会摔倒;由于患者感觉不到疲倦或无法休息,他会过度疲劳;由于不可抗拒地想要去走路,探索环境,导致缺水和 / 或营养不良;由于不适的建筑结构或者缺乏看护患者安全的人员,家中照料者或医疗机构很难管理闲逛行为。在这些情况下,很可能会采用限制措施,限制措施有多种形式:将患者关在家中,使用物理限制措施(比如用皮带或轮椅将患者固定在桌子前面)或者化学限制措施(比如服用某些影响警觉度的药物),这些通常在紧急情况下才能用的措施会对患者的生活质量产生很大的负面影响。在采用这样的手段前,需要花时间思考患者的激越行为的意义,并且尝试一些简单的技巧,它们既能满足患者的需求,又不会妨碍他活动的自由。

最常见的一个建议是陪他闲逛,与他一起走路,并边走边说,研究显示,这种陪伴的好处之一是促进与闲逛和难以安顿下来的患者的沟通,该技巧体现了陪伴阿尔茨海默病患者的基本要求，接受患者展现出来的状态和他与我们的相处方式，而非强迫他进行他无法掌握的关系和沟通模式。

精神运动康复治疗师建议：像对其他精神障碍行为一样，首先排除身体原因，再考虑激越和闲逛行为的含义。

（1）如果您的亲人通过语言进行沟通

倾听您的亲人在这一激越行为中所说的话非常重要，我们应该明白，该障碍反映了一个急迫的需求，而患者通常听不进别人解释这个需求不是这么重要，因此，应向患者保证，您已经明白他活动的紧急与必要性，并提议帮助他。我们需要记住，像在阿尔茨海默病过程中要管理的其他复杂情形一样，您的亲人常常感觉不安全，没办法承受失望情绪，在陪伴当中，您应表现得让人安心，避免说"不"，避免反驳您的亲人。

如果您的亲人想外出，也许应该跟他一起去，到一个走路安全的区域。如果您的亲人很匆忙，觉得要去学校接孩子，提议跟他一起出门，并询问他孩子的情况，在这种情况下，了解亲人的历史很重要，从而掌握令他安心的信息，因为这些信息涉及他过往的回忆，如果该情形发生在家里，而且您的亲人有严重的时间定向障碍，那么应该试着理解他深层的需求，通常是他感觉自己对家庭或整个社会不再有什么用处。在这种情况下，提议一个他喜欢并可以做的活动，这能够给日常生活赋予意义，让他感到安心，比如一起做饭、做家务，或者消遣。

（2）如果您的亲人更多通过非言语进行沟通

他在什么时候出现激越行为？您有没有注意到在之前发生了什么事情？ 是否在一天当中的某些时刻有更多的激越行为？即使说话有困难，他的动作、姿势和走动会给出有关他的情景状态和需求的信息，请将这一身体语言当作是帮助您陪伴他的信息。如果您发现在某个具体的时刻，您的亲人出现激越行为，请尝试在出现激越行为之前，提议让他走动一会儿，如果您的亲人能独立地行走，请选择走走 / 说说的方法。

在做这一陪伴之前，请考虑3件基本的事情：鞋子是否合适？您的亲人有没有佩戴眼镜？他有没有佩戴助听设备？

阿尔茨海默病患者通常不再关注他的鞋子或假肢，当您陪您的亲人闲逛时，尝试着与他始终保持身体接触，如手牵手，保持身体接触可以吸引他的注意力，更加容易沟通，知道哪类活动可以帮助他放松。

① 进行一项柔和的活动：可以是手或脚的抚触按摩，泡泡手或脚，听听柔和和

喜爱的音乐。

② 在闲逛时，增加引导注意力的活动：这项活动的目的是让患者感到意外，引起他的兴趣，从而缓和他的激越行为。

③ 考虑安排体力消耗的时间，应对激越行为：阿尔茨海默病患者需要消耗体力，尽可能更多地出门，换个环境，走路，重复他好像忘记但其实一生都在做的动作（跳舞，抓球，拉伸，动作简单的烹饪、洗手、梳头）。

④ 日落综合征：一天当中，激趣行为特别容易出现在夜幕降临的时侯，因为这时光照度降低，这个时间段可能会激起分离焦虑，让患者感觉很疲惫。因此，他需要倾听和抚慰，考虑提议让他进行抚触按摩，淋浴或者泡澡，来享受一段放松时间。避免用智力活动来刺激他的认知机能。如果他无法入睡，请给他一个点心，最好是热的点心，因为肚子吃饱了以及感觉温暖会有助于睡眠，请花时间与患者待在他的卧室里，安抚他，尝试创造一个有灯光和声响的温馨氛围，以便安抚他的情绪。

（3）在他情绪激动时，帮助他平静下来

易怒是一种情绪障碍，与愤怒有关，但这不是性格特点，这是种情感状态，表现为情感控制力减少导致在言语上或行为上产生爆发。易怒与攻击性的区别是，前者没有伤害别人或者伤害自己的意图，易怒是对于外部或内部的刺激的一种生理反应，它也会由于潜在的疾病或者药物引起，但易怒不会针对帮护的亲人。安抚患者的易怒，不仅是减少他的烦躁情绪，更要安抚他的情绪。

7. 易怒

易怒是神经退行性疾病的心理行为状态，但它在其他疾病中也会出现，多集中于轻度和中度病症阶段，因为这时患者可以完全意识到遇到的障碍。研究表明，它出现在认知障碍之前，即使它在神经退行性疾病的症状中进行了定义和描述，我们仍需找到潜在因素，它可能意味着病人的某个痛苦经历。此类症状突出表现了病人遇到的某个障碍，它可以表现在和某个人之间的关系、某些特殊情境、完成某些任务时等，易怒也可能来自不安。

精神运动治疗师的建议

为了更好地陪护易怒患者，您可以试图寻找引起易怒障碍的原因，更好地调整你的态度，提前应对此类行为出现。易怒要求陪护的家属在陪伴过程中，提供言语和肢体上的帮助，为了达到这个目的，陪护人员首先要认清自己的情绪状态和可帮护的程度。

我们在讨论情感淡漠时建议不要过分帮助病人，代替他做所有事。事实上，代替他去做这个行为妨碍了病人获得参与活动的乐趣：分享的乐趣、完成某些活动的乐趣、成功和欣赏成果的乐趣、感觉自己正在成就某件事情的乐趣，以上这些都能增强自我价值认识，加强自信，能够帮助其更好应对引起易怒的内部或外部刺激。

被激怒的个体只把注意力集中在激怒点上，或者被怒气所包围。一个方法是转移、分散他的注意力让他去关注其他事物。可以向他提议一个他喜欢做的活动，跳过当前发怒的状态。被激怒的病人在感到自己被理解时，能够找回平静，您可以通过沟通来帮助他，观察病人，确定他可能经历的情绪，告诉他他看起来很紧张，身体紧崩着，或者像是生气了，确定了情绪和感受，能够让他恢复平静。

如果是外界的一个或多个因素激怒了他，我们首先要确定让患者感到紧张的原因，比如马路上施工的噪声、卫生间的灯管使他皱眉头眯眼，他受不了女护士要求他系鞋带而他已经不会系了。根据您对他的了解，这些因素 10 min 内就会让他变得易激、躁动等。

不管是出于何种原因，非言语的沟通有重要意义，您的话语可能还不够符合当时的场景，因为您的亲人会十分注意在表达中非言语的部分，也就是非言语和围绕言语进行的沟通方式。这指的是语气、音调、频率，也包括您的肢体表达、目光注视、两人相隔的距离，哪怕病人的某一阶段性障碍限制了对字词的理解。

精神行为症状严重影响痴呆患者及其照料者的生活质量，给痴呆患者的家庭带来极大困扰，加重医疗支出。但目前并无 FDA 推荐用于治疗精神行为症状的药物，且目前治疗证据有限，疗效差。结合目前的治疗进展，非药物干预为治疗首选，但对症状改善疗效不显著，且不适合急性期及有暴力倾向的患者。药物治疗必须针对其靶症状，且应关注药物不良反应及药物相互作用。药物应控制在最小剂量，且需定期评估，避免长期服用。推荐采用综合治疗的手段，以多方式、多途径、多靶点治疗的新途径，满足目前精神行为症状临床治疗的迫切需求。

三、老年人跌倒

（一）老年人跌倒的概念

跌倒（Fallen）是指突发、不自主的、非故意的体位改变，倒在地上或更低的平面上。按照国际疾病分类（ICD-10）对跌倒的分类，包括以下两类：从一个平面至另一个平面的跌落；同一个平面的跌落。

（二）跌倒的流行病学

据世界卫生组织统计，约30%的65岁以上老人发生过跌倒，15%发生过2次以上的跌倒，我国人口老龄化现象越来越突出，而且跌倒的发生比例随着年龄的增长而增加，80岁以上的老年人跌倒的年发生率可高达50%。截至2018年底，我国60周岁及以上人口为2.4949亿人，占总人口的17.9%，65周岁及以上人口约为1.6658亿，占总人口的11.9%。以此数据计算，我国每年约有5000万老年人至少发生一次跌倒。每年有30余万人次因跌倒致死。40%~70%的老人因跌倒引起的伤害需要治疗处理。

（三）老年人跌倒的危险因素

老年人跌倒的发生并不仅仅是一种意外，而是存在潜在的危险因素，由于老年人跌倒是可以预防与控制的，所以有必要了解跌倒的危险因素。

1. 生理因素：随着年龄增长，各种生理功能随之下降

（1）视力下降，无法看清障碍物，尤其是夜间。

（2）听力下降，导致患者前庭系统的效率下降，平衡能力下降，内耳功能下降导致耳鸣等。

（3）本体感觉能力下降，导致老人对于肢体位置的感应能力相应减弱，脚底传达信息的接受能力也减弱。

（4）神经系统对于信息的传达更加缓慢，导致肌肉反应要比平时需要更多的时间，加上老人的关节间隙尤其是脚踝处的伸缩伸展间隙变小，运动幅度变小，神经、肌肉的协调性下降，对姿势的调节功能降低更容易跌倒。

2. 病理因素

（1）老年人骨质疏松本身会导致股骨颈自发性骨折或者骨盆骨裂，以及疼痛和因年龄导致的关节变形、骨折后遗症等，所以有时不是我们普遍认为的是摔倒引起骨折。

（2）老年肌少症，有调查显示老年人跌倒的主要原因为腿脚无力，老人肌力下降，尤其是下肢肌肉步态缓慢，走路时抬脚力度不够。

（3）心血管方面，心律失常、高血压、低血压，尤其是体位性低血压、血压变化等问题。

（4）神经退行性疾病或精神紊乱性疾病的患者、帕金森患者面临平衡障碍，脑血管疾病导致的步态改变。

（5）由于营养不良或各种原因导致的低血糖、低血钙、贫血、低蛋白血症、水肿等,都可能增加跌倒风险。

3.药物因素

药物的类型、使用剂量以及是否正确用药等,都可能会造成患者出现用药后不良反应,随即增加跌倒的风险。心血管药物包括抗高血压药物、抗心律失常药物、抗心绞痛药物等,还有降血糖药物、镇痛剂、精神类药物、镇定剂(如苯二氮䓬类)的使用或多种药物的联合用药,都可能使患者的意识、视觉、步态的稳定性发生病理性改变,这些不良反应一旦发生,极易导致患者跌倒。研究发现,四种以上药物联合应用,会显著增加跌倒风险。

4.环境因素

(1)鞋子不合脚、鞋底不防滑、衣物过长。

(2)桌子或床过高或过低,沙发过于凹陷或松软。

(3)地毯老化,地面有电线等障碍物,地面高低不平或地面瓷砖已损坏。

(4)夜间光线不足。雨雪天气,人行道缺乏修缮等。

(5)卫生间设计不合理,没有安全扶手,马桶过低或过高,地面有水渍、地面太滑未铺防滑垫,浴缸过于光滑。

5.社会心理因素

(1)老年人退休在家,活动范围缩小,社会地位变化以及家庭收益的变化,导致老年人易产生孤僻、抑郁、焦虑、烦躁、自卑、多疑、固执、以自我为中心等心理问题。

(2)子女成家立业,不能陪伴在身旁,常有心境低落的表现。

(3)有一些平时好动的老人,因改变了长期形成的生活规律和习惯而感到不适应,因此产生烦躁,容易激动、固执、任性,不易合作,甚至出现悲观、恐惧等各种异常心理。

(4)"担心跌倒"的心理,可能降低老年人的活动能力及活动意愿,并导致功能缺陷,跌倒的危险性随之增加。

(5)患病老年人担心疾病的转变从而感到焦虑、沮丧、抑郁、情绪低落等,均增加了跌倒的风险,焦虑、抑郁心理可降低老年人对自己、环境和其他人的关注,从而增加跌倒的机会。

(6)不服老的心理,导致患者过高评估自己的平衡能力,也会增加跌倒的风险。

(四)老年人跌倒的危害

跌倒对于儿童、未成年人来讲可能很少造成严重的危害,但对于老年人来讲,尤其是 70 岁以上的老年人,就可能会带来非常严重的后果,甚至是生命的代价。

最常见的危害:

骨折:股骨颈骨折、桡骨远端骨折、腰椎压缩性骨折,这三大老年人最常见的骨折,尤其是股骨颈骨折,被誉为老年人生命中的最后一次骨折。因为股骨颈骨折之后,如果做不了手术,就不会得到有效的治疗,导致卧床,对于一个老年人来讲,长期卧床三个月以上,就有可能出现各种卧床并发症,肌肉萎缩和骨不愈合,导致患者长久丧失活动能力,生活不能自理,其次还可能出现下肢静脉血栓、肺栓塞、肺部感染、尿路感染、压疮等各种并发症。无论是哪一个并发症,其后果都是非常可怕的。

颅内出血:由于很多老年人患有多种慢性病如高血压、糖尿病、冠心病等,长期服用抗凝、抗栓药物,一旦跌倒,出血风险很大,尤其是脑出血导致的后果也是很严重的。

精神运动后遗症:与患者跌倒后产生心理障碍、恐惧相关。70 % 有过跌倒的老年人都会产生恐惧心理。这是与患者精神运动行为相关的综合征。分为三类:跌倒恐慌、跌倒恐惧症和跌倒后综合征。前两种在没有摔倒经历的人身上也存在,对于这些人,害怕的不仅仅是与骨折有关的风险,同时还有住院、连累家人、经济压力以及其他连带后果。

跌倒恐慌很常见,是因为害怕之后的行动会受到严重限制,因此改变了他们的行走姿态,他们走路时双脚分开,步子迈的距离变短,姿势更加紧张,身体的肌张力增高,由于身体和心理紧张的状态导致他们的行走方式不能完全适应周围的环境,并且调整起来更困难。

跌倒恐惧症是对于害怕摔倒心态扩大化的表现,这些人的平衡障碍因此加剧,开始自我封闭,失去自信。在法国,超过 100 万人因为这个原因不再外出。

跌倒后综合征是跌倒造成的严重的后果,是一种与创伤后压力有关的身心反应。老年人经过这一跌倒事件后,对自己的身体能力失去信心,他可能会告别自己那个曾经能做各种他所期望的动作的身体。跌倒过的人还会抑郁、焦虑、做噩梦,在脑海里回放跌倒的那一幕,进而导致严重的移动障碍,让患者行走变得艰难,甚至没有帮助就无法行走。

(五)跌倒风险的评估

老年人跌倒是可以预防的。跌倒干预的前提是对老年人跌倒风险的评估,这是进行跌倒干预的基础和前提。根据评估结果采取相应的干预措施,才可有效降低跌倒的发生率,减轻跌倒的损伤程度。所有老年人都需要进行跌倒风险的评估,尤其是有跌倒史的老年人。建议对处于跌倒低风险状态的老年人进行简要的评估,对处于跌倒高风险状态的老年人进行全面且详细的评估。

1. 既往病史评估

既往病史是评估老年人跌倒风险的重要因素,应详细评估老年人的跌倒史(有无跌倒史,跌倒发生的时间、地点和环境,跌倒时的症状、跌倒损伤情况,有无害怕跌倒的心理等)、疾病史(尤其关注帕金森病、痴呆、卒中、心脏病、视力障碍和严重的骨关节病等疾病)和服用药物史(老年人的用药情况,尤其关注与跌倒有关的药物服用)。

2. 综合评估

综合考虑引起老年人跌倒的危险因素,较为全面地评估老年人的跌倒风险,但此类量表多注重对老年人跌倒的内在因素的评估。

(1)Morse 老年人跌倒风险评估量表(MFS):该量表包括对近 3 个月有无跌倒史、超过一种疾病的医学诊断、接受药物治疗、使用助行器具、步态和认知状态等 6 个条目的评分,量表总分 125 分,得分越高,发生跌倒的风险越高。跌倒风险评定标准:< 25 分为低度风险,25~45 分为中度风险,> 45 分为高度风险,评估过程简单,完成该量表耗时 2~3 min,应用广泛。

(2)老年人跌倒风险评估工具(Fall Risk Assessment Tool, FRA):该量表包括对运动、跌倒史、精神不稳定状态、自控能力、感觉障碍、睡眠状况、用药史和相关病史等 8 个方面共计 35 个条目的评估,总分 53 分。分数越高,表示跌倒的风险越大。结果评定标准:1~2 分为低危,3~9 分为中危,10 分及以上为高危。完成该量表耗时 10~15 min。

3. 躯体功能评估

随着老年人年龄的增长,各种生理功能越来越减退,其中肌肉骨骼运动系统功能减退造成的步态协调性下降、平衡能力降低,以及老年人视觉、听觉、前庭功能、本体感觉方面的下降,都增加了跌倒的风险。对躯体功能的评价,需根据老年人的具体情况选择合适的评估工具。

(1)日常生活活动能力(ADL)评估量表(Barthel 指数):该量表包含了大、小便的控制、修饰(指洗脸、刷牙、刮脸、梳头等)、如厕、进食、床椅转移(指从床到椅子然后回来)、平地行走、上下楼梯、洗澡等 10 个条目,从完全依赖到完全自理计 0 分、5 分、10 分、15 分,满分 100 分。得分越高,表明受试老年人的独立性越好,依赖性越小。ADL 能力缺陷程度的评定是：100 分为完全自理；75～95 分为轻度功能缺陷；50～70 分为中度功能缺陷；25～45 分为严重功能缺陷；0～20 分为极严重功能缺陷。该量表广泛应用于临床工作中。

（2）计时起立－行走测试（Times up and go test）：主要用于评估老年人的移动能力和平衡能力。受试者穿舒适的鞋子，坐在有扶手的靠背椅上，身体紧靠椅背，双手放在扶手上。当测试者发出"开始"的指令后，受试者从靠背椅上站起，待身体站稳后，按照尽可能快的走路形态向前走 3 米，然后转身迅速走回到椅子前，再转身坐下，靠到椅背上。测试者记录被测试者背部离开椅背到再次坐下（靠到椅背）所用的时间，以秒为单位。被测试者在测试前可以练习 1～2 次，以熟悉整个测试过程。结果评定：< 10s，表明步行自如（评级为正常）；10～19s，表明有独立活动的能力（评级为轻度异常）；20～29s，表明需要帮助（评级为中度异常）；≥ 30s，表明行动不便（评级为重度异常）。

（3）Berg 平衡量表（Berg Balance Scale，BBS）：被视为平衡功能评估的金标准。该量表要求受试者做出包括由坐到站、独立站立、独立坐下、由站到坐、床椅转移、双足并拢站立、闭眼站立、上臂前伸、弯腰拾物、转身向后看、转身 1 周、双足前后站立、双足交替踏台阶、单腿站立等 14 个项目，每个项目根据受试者的完成情况评定为 0～4分，满分为 56 分。得分越低表明平衡功能越差，跌倒的可能性也越大。

（4）Tinetti 步态和平衡测试量表（Tinetti Balance and Gait Analysis）：包括平衡和步态测试两部分，其中平衡测试包括坐位平衡、起身、试图起身、立即站起、站立平衡、轻推、闭眼－轻推、转身 360° 和坐下共计 9 个条目，满分 16 分，步态测试包括 起步、抬脚高度、步长、步态连续性、步态对称性、走路路径、躯干稳定和步宽共计 8 个条目，满分 12 分，Tinetti 量表总满分 28 分。测试得分越低，表明跌倒的风险越高。结果评定标准：< 19 分为跌倒高风险，19～24 分为存在跌倒风险。完成量表的测试需 5～10 min。

（5）功能性伸展测试（FRT）：通过对受试者上肢水平向前伸展能力的测试来评定其体位控制和静态平衡能力。受试者双足分开站立与肩同宽，手臂前伸，肩前屈90°，在足不移动的情况下测量受试者前伸的最大距离。前伸距离小于 18 厘米提示跌倒风险高。

4. 环境评估

不良的环境因素是引起老年人跌倒的重要危险因素。我国老年人的跌倒有一半以上是在家中发生的，家庭环境的改善尤其是进行居家适老化改造可以有效减少老年人跌倒的发生。所有有老年人的家庭都需要进行家庭环境的评估，建议使用居家危险因素评估工具（Home Fall Hazards Assessments，HFHA）进行评估。该评估工具包括对居室内的灯光、地面（板）、厨房、卫生间、客厅、卧室、楼梯与梯子、衣服与鞋子、住房外环境等9个方面共计53个危险因素条目的评估，并且对每个条目都给出了干预的建议。

5. 心理评估

焦虑、沮丧及害怕跌倒的心理状态都增加了跌倒发生的风险，故对老年人跌倒心理进行评估也有积极的意义。目前，心理评估临床应用较少。

（1）国际版跌倒效能量表（Falls Efficacy Scale-International，FES-I）：该量表主要测定老年人在不发生跌倒的情况下，对从事简单或复杂身体活动的担忧程度。该量表包含室内和室外身体活动2个方面，共包含16个条目。采用1~4级评分法，总分为64分。测定的总分得分越高，表明跌倒效能越强。

（2）特异性活动平衡自信量表（Activities-specific Balance Confidence Scale，ABC）：该量表是一份平衡自信调查问卷，共包括16个条目。16个条目既包括日常生活中的基本任务，如在房间里散步、上下楼梯、扫地、在室内取物等，又包括在社区中难度较大的任务，如一个人到拥挤的商场去、在室外冰面行走等。每项0~100分，共11个等级，每个条目的得分对应不同程度的自信心。此量表完成约耗时20 min。

（六）跌倒的预防

1. 跌倒的姿势

一次摔倒就可能让老人的健康水平在短时间内急转直下。万一摔倒，如何能最大程度地自我保护，将伤害降到最低？

老年人摔倒常见的姿势，如图3-6（左）所示。

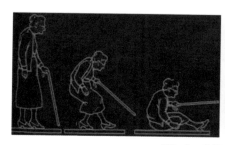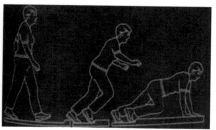

图3-6　老年人摔倒的姿势

但正确的姿势是用双手撑地,缓冲摔倒的影响,如图3-6(右)所示。

跌倒后比较常发生的一是臀部着地导致的股骨头骨折、腰椎压缩性骨折,二是用手撑地导致的手臂骨折。

如果跌倒时坐到地上,支撑点落在臀部,容易导致的是腰椎压缩性骨折。如果椎体压缩超过1/2,情况就比较严重了,需要手术治疗。由于纵向的超负荷引起的脊柱损伤,骨折后需要卧床3个月,愈合非常慢。如果摔倒的时候,用手撑地,往往损伤的是腕关节,顶多导致尺骨远端或桡骨远端骨折。这种手臂骨折在护理上不需要卧床,而且康复训练也容易做,更不会发生致命的并发症。

由此可见,我们要提醒老年人,万一摔倒,要尽量用手撑地!

2. 最易摔倒的七个危险时刻及其注意事项

(1)着急接电话时

深圳市慢性病防治中心曾对1 300名60岁以上老人进行家访,发现在卧室摔倒的老人,八成以上是因为着急去接电话。建议老人最好把手机放在客厅等经常活动的地方,睡觉时,把手机放到随手可及的地方。听到电话响时,老人不要着急接听,要慢起、慢站、慢走。

(2)起夜时

据临床统计,老年骨折患者超半数是起夜摔伤造成的,究其原因,一是光线昏暗及错误的家具摆放;二是起夜时身体机能处于半睡眠状态,反应迟缓;三是身体的不适,如疼痛或头晕等。

建议家庭注意

① 装一个小夜灯,将堆积在过道的报纸、电线等杂物清除,卫生间放个防滑垫和扶手。

② 腿脚不好的老人千万别怕麻烦,起夜时尽量叫醒家人。

③ 睁眼后先躺1 min,然后慢慢坐起,等1 min后,再将两脚放在地上,这样可防止脑缺血引起的摔倒。

(3)洗澡时

老年人身体弱、平衡力差,多数还患有心脏病、高血压等,在浴室摔倒的情况时有发生,如果浴室狭小、地面湿滑、温度过高,更容易摔倒。

建议家庭注意

① 老人洗澡不宜时间过长,最好不超过15 min,浴室门不要反锁,避免发生意外

时耽误抢救。

② 可使用防滑小板凳,坐着洗既省体力,又不用担心摔倒。

③ 浴室地面应采用防滑瓷砖,并铺放防滑垫,尽量安装扶手或固定物,便于保持平衡。

④ 保持浴室地面干燥状态。很多年轻人洗完澡以后就不管了,地上的水湿漉漉的,老人上卫生间的时候特别容易脚底打滑摔倒。所以,洗完澡后一定记得把地上的水拖干净,经常保持浴室地面干燥。

(4)等车时

等公交车往往需要长时间站立、排队,老人由于体力不支,关节不灵活,加上公交车进站时突然快速移动,人群拥挤,极易摔倒。

建议家庭注意

① 老人外出最好随身拿一根带板凳的折叠拐杖,便于劳累时随时坐下休息。

② 等候时不要一直坐着或站着,可在原地多活动活动关节。

③ 公交车进站后,不要急于上车,避免和他人拥挤。

(5)乘扶梯时

老年人肢体不够协调,乘扶梯时掌握不好节奏,很容易摔倒。

建议家庭注意

① 乘扶梯要抓紧扶手,双脚左右分开站立,身体重心稳了,就能最大限度地避免摔倒。

② 去超市购物时,尽量不要使用购物车,免去推车乘扶梯带来的风险。

③ 乘扶梯时切勿争抢,如腿脚不便,尽量乘坐无障碍升降电梯,不要乘扶梯或寻求工作人员的帮助。

(6)服药后半小时

老人在服用某些药物后,血压、意识、视觉、平衡力等可能会受到影响,增加跌倒风险。一般来说,服药后 30 min 至 1 小时是跌倒的高风险期,老人动作宜缓慢,尽量不要外出。

(7)冬季外出时

冬季天冷路滑,老人穿的多,行动不便,戴着围巾帽子,视野受限,不能及时观察路况,这些都增加老人冬季外出摔伤的风险,尤其是下雪天。

建议家庭注意

① 冬季天气不好、路况不好的时候，尽量减少外出，外出行走注意缓慢，穿防滑鞋。

② 雨雪天出行时，尽量避免提重物，两手不要抄兜，尽量扶拐平稳行走。

③ 雨雪天尽量不要外出，尤其高龄老人，外出时，最好有家人搀扶陪伴。

3. 环境支持及居家环境改造

现在大部分人的家中都是地板砖或者木质地板，都很光滑，我们应该给老人准备一双防滑鞋，更大概率地避免他们摔倒。

尤其是有孩子的家庭，玩具摆得到处都是，老人本来眼神不好，一不小心踩在玩具上就容易摔倒。平常多清理家里的卫生，保持室内干净整洁，杂物及时收拾。

不要把屋里的家具摆得杂乱无章，老人走路还得跟走迷宫一样，半夜起床上厕所肯定会被撞到的。把家具摆在合适的位置，空出一条安全走廊，让老人走起路来更顺畅。

地毯虽然铺在地面上很美观，但是边缘位置很容易把人绊倒。所以为了老人的安全，还是尽量不要在家里地面上铺地毯或者地板革了。

随时检查家中的安全隐患。比如瓷砖翘起来，电线盘成一堆，孩子玩具乱扔等，及时把这些安全隐患降低到最低程度，从而降低老人在家中摔倒的概率。为人子女，我们应该多为父母考虑，就像我们小时候父母保护我们一样。

（七）跌倒后的处理

摔跤看似事小，对老人来说可能是致命的！一定要引起重视！

当发现老年人跌倒后，不要着急，要保持镇定，首先要边安抚，边询问伤情，切忌不问青红皂白、急急忙忙、生拉硬扯地把老人扶起或者抬到床上，而应该立即采取以下行动：

1. 观察和了解他的健康状况

他完全失去知觉或几乎没有知觉？	是	否
他是否神志不清？	是	否
他是否（多处）疼痛？	是	否
他是否有伤口（出血）？	是	否
他双眼活动是否反常？	是	否
他肢体活动是否反常？	是	否

答案只要有一项选择"是",说明患者受伤严重应该立即就诊,请拨打急救电话。如果都选择"否",根据不同情况,在不会让自己跌倒的情况下,帮助您的亲人站起来。如果情况允许,也可以指导患者自己站起来,在他起身时给予适当的帮助即可。

2. 帮助和安抚

请保持镇定,通过您的态度营造一种安全氛围,从而让摔倒的人可以讲述受伤的经历。您可能听不清他的话,在听他的讲述时,您的情绪可能会有波动,希望您能够保持镇定和宽容,从而减轻老年人的心理负担。

3. 听懂摔倒的背景和经过

仅仅弄懂了事故缘由对于后续处理和预防还不够。还需要在他平静后(而不是跌倒后马上)了解发生了什么、在什么环境里发生,非常重要。也要弄清楚他在事故前、事故发生时和摔倒后大脑里在想什么?例如患者是不是在回顾自己的一生,当时他有没有害怕痛苦、害怕死亡等。因为这些想法可能是今后引起摔倒恐惧症或者摔倒后遗综合征的原因。

(八)精神运动训练

进行精神运动训练可以很好地预防和减少跌倒的机会。老人摔倒发生后,千万不要限制其活动,有研究表明,患者家人如果限制其活动,就会使摔倒风险反而上升。患者行走所需的精神运动能力迅速衰弱。下面介绍针对跌倒进行的常规精神运动康复训练。

1. 精神运动体操

改善平衡感最重要的训练就是精神运动体操,通过一系列的针对性体操练习,可以达到强化肌肉、改善身体柔韧性的目的。同时,精神运动体操节奏缓慢,没有长时间用力的动作,它可维持老人的精神运动能力,调整姿势的协调,抵御器官老化。

以下是一套 20 min 的体操,每天锻炼一次:

准备活动

坐姿,轻轻拉伸,唤醒自己的感觉。

为了静心做准备:集中注意呼吸,慢慢吸气,同时默数到 5;然后慢慢吐气,同时默数到 5;之后正常呼吸一会儿。

重复 4 次上面的呼吸,大约 2 min。

第一组:放松脊椎上部

往前慢慢低头,再往后慢慢仰头。请注意动作中身体产生的任何感觉。

将该动作重复2次。

接着,保持脖子不动,想象刚刚做过的动作,并回想当时的感觉,保持静止状态。

这样连续想象2次。

重复3次第一组动作。

第二组:继续放松脊椎上部

头部往左转,然后往右转,体会动作的感觉。重复4次。保持头部不动,连续想象2次该动作。

第三组:放松背部

站姿,眼睛睁开,下巴贴往胸部,然后慢慢往前弯曲身体,弓起背部。再慢慢直起身体,将下巴贴在胸口,保持尽量长的时间。最后,直到感觉背部完全挺直,再将头部抬起。站姿,眼睛睁开,放松肩膀,并回想您刚刚完成的动作。

重复4次第三组动作。

第四组:继续放松背部

站姿,手臂放松地放在身体两侧,站稳(可以微微分开双脚)。慢慢向右转动臂部,并同时努力朝左后方看。

重复6次第四组动作。

第五组:强化平衡力能力

眼睛睁开,更换几次支撑脚,双脚微微分开,双臂向两侧水平展开。始终保持两脚着地,先把身体的重心放在右脚上,然后转移到左脚,如此重复,坚持10秒钟左右。做动作时,注意自己的感觉。

重复3次第五组动作。

第六组:呼吸练习

下面是助力吐气练习。坐姿,双臂张开,上身挺直,深呼气,同时挺直上身,鼓起胸腔,双臂向两侧打开。保持呼气,双手放在两侧,然后深呼气,同时双手轻轻地按压肋骨,向前弯背。

重复3次第六组动作。

第七组:改善上肢运动机能

坐姿,向前抬起双臂,然后放下双臂。感觉手臂的运动(运动感),重复这个动作6次。

闭上双眼,重复3次第七组动作。

第八组：依旧是上肢运动

坐姿，向右伸展右臂，想象着在触摸远处的物体。然后收回右臂，向左伸展左臂。收回左臂。反复做 6 次该组动作。

闭上双眼，重复 3 次第八组动作，并同时将注意力集中在手臂伸展的感觉上。

第九组：改善双手运动机能

向前抬起双臂，捏拳，然后打开拳头，再握拳，双手交替进行。重复 15 次第九组动作。

闭上眼睛，想象做 3 次第九组动作。

第十组：改善手指运动机能

用一只手的拇指去触碰该手的其他手指指尖，从左往右，再从右往左，然后另一只手也按照相同的动作要领进行练习。重复 4 次。

想象第十组动作，回想手指接触的感觉。

第十一组：改善协调能力

坐姿，一只手握住一个网球，双手之间的距离约为 40 厘米，将网球从一只手传到另一只手里。每次传球后，双手重新回到相距 40 厘米的位置。重复 15 次该组动作。

第十二组：改善下肢运动机能 1

站在一张桌子的前面，双手放在桌子上，两脚微微分开，抬起左腿的膝盖，将身体重心放在右腿；然后抬起右腿的膝盖，将身体重心放在左腿。

双手仍然放在桌面上，但两腿不要动，想象刚才的动作和膝盖抬起的高度。

第十三组：改善下肢运动机能 2

站在一张桌子的面前，双手放在桌面上，左脚着地。抬起右脚脚跟，脚尖着地。先顺时针转动右脚脚踝，然后逆时针转动右脚脚踝。然后放下右脚脚跟，左脚重复刚才右脚的动作。

接着坐下，保持静止，先想象转动右脚脚踝的感觉，然后想象转动左脚脚踝的感觉。

第十四组：改善平衡和协调性 1

起身，原地踏步 15 秒。停止后，想象刚才踏步的节奏。

第十五组：改善平衡和协调性 2

在地上走出一个大大的"8"字，可以使用您平时的助步工具（比如拐杖）。

然后坐下，调整呼吸，闭上双眼，想象并用闭上的双眼追随刚才走出的"8"字。

第十六组：改善面部运动机能 1

坐姿,闭上双眼,抬起眉毛,然后放下眉毛,重复该组动作 10 次。然后闭上双眼,想象自己对着镜子做这个动作。

第十七组：改善面部运动机能 2

交替眨左眼和右眼。重复 10 次。然后闭上双眼,想象自己对着镜子交替眨眼。

第十八组：改善面部运动机能 3

交替鼓起左脸颊和右脸颊。重复 10 次。然后闭上双眼,想象自己正对着镜子交替鼓起双颊。

第十九组：改善面部运动机能 4

张开嘴成"O"型,然后闭起嘴巴。重复 10 次。然后闭上双眼,想象自己正对着镜子做这个动作。

第二十组：改善面部运动机能 5

向右拉右嘴角,然后向左拉左嘴角。重复 5 次上面的动作。然后闭上双眼,想象自己正对着镜子做这个动作。

结束练习

坐姿,慢慢吸气,并同时默数到 5;然后慢慢呼气,并同时默数到 5;接着,正常呼吸 10 秒左右,再重复一次上面的呼吸动作……您已准备好迎接美好的一天!

2. 训练静态平衡能力

站立时静态平衡力的好坏,取决于脚底知觉的丰富性,所以需要通过各种方法刺激或揉捏足底或足底按摩,从而唤醒脚的知觉,通过感觉神经传递到大脑,达到人体的稳态。

具体的训练方法大多是通过各种游戏或借助各种介质来完成,方法的选择因人而异。

3. 训练动态平衡能力

根据老人不同的状况选择适合每一个老人的不同方法。不论应用什么方法,最终目的是一样的。原则上要个体化,老人力所能及,尽可能减少老人的挫败感,进行必要的保护,防止老人出现二次损伤。常用的方法如下:

(1)走楼梯的训练:训练方式多种多样,通过走楼梯的训练,锻炼患者跨步,维护肌肉的力量,预估好台阶的高度,调整抬腿的节奏,同时要有眼、脑的配合,以及呼吸的配合,呼吸节奏可以帮助协调动作。爬楼梯时避免屏气,屏气可能会造成大腿肌肉力量丧失或加重老人的紧张程度，使老人的张力增高，达不到训练的效果。

（2）**平地走路的训练**：通过不同的走步方式进行训练，如正走、倒走、横着走、对角线走、抱球走、原地走、慢走、快走、快慢交替走等，最终达到改善肌肉力量，调节平衡及协调运动的作用。

总之，无论采用静态平衡训练还是动态平衡训练，都没有固定的模式，训练时需要动静结合，同时因地因人而异（图3-7）。适应行走所需的精神运动能力包括：

①动作协调，步伐大小合适，轨迹正确，有提升膝盖的能力，能跨步。训练时也要注意安全，防止训练时跌倒。

②能够估计距离，在空间中进行定位，也就是能分清左右，认清前后，能够记住标记，是训练空间感的方法之一。

③对感官信息有良好的统合能力，因为视觉、听觉以及对身体运动的感知，尤其是对于来自脚底的信息的感知，在行走中至关重要。

最终通过精神运动训练达到改善老年人精神运动能力或延缓其衰退的目的。

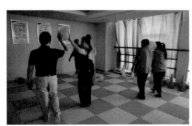
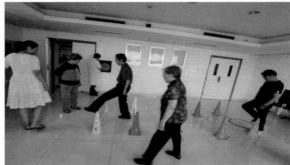
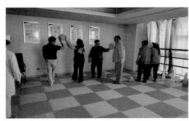
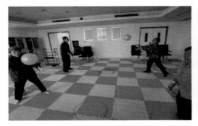
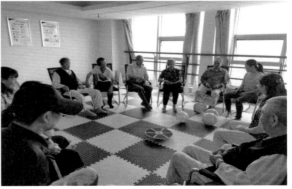

图3-7　精神运动康复训练组图（自摄）

四、卧床及技能的维持

（一）卧床

卧床是指由于衰老或长期患病以及伤残等因素，导致日常生活能力降低，日常生活部分或全部需要他人帮助的一种临床现象，患者表现为长期卧床，或只能依靠轮椅进行室内生活，无法外出。

（二）卧床的流行病学

随着我国老龄化的到来，卧床的老年人数逐渐增加。老年人卧床不起是老年医学的一大难题。老年人因各种原因进入准卧床不起状态后，如果不进行有效的干预，就会转化为完全的卧床不起，继续放任，将使老年人丧失一切能力，并且继发各种并发症，导致躯体机能及心理状况严重受损，不仅影响老年人自身的生活质量，也给家庭及社会带来了很大的压力，到目前为止，国内外还没有切实可行的办法改变这种状况。

老年卧床病人是老年人口中最无助和最脆弱的群体，解决好老年卧床问题，是全面建设小康社会的需要，使老年人"老有所医，老有所乐"是社会进步的必然选择。

（三）卧床的病因

卧床常发生于老年人，常见的病因有累及肢体功能的脑卒中、神经退行性疾病、长期疾病的末期、慢性疼痛影响到肢体活动如致残性腰痛等。

（四）卧床的并发症

老年卧床病人常伴随日常生活能力低下、社会活动缺乏、认知障碍及各种并发症，卧床病人活动能力的丧失会让运动和认知机能衰弱，形成恶性循环，并逐渐丧失对时间和空间的感知能力，运动能力受到损害，尤其是肌肉萎缩，同时出现欲望衰退，影响社会交流。由于卧床不起，会导致机体处于失重力状态，影响机体的各项机能，同时，照料者或护工忽略翻身叩背、按摩四肢、自主康复锻炼等护理措施的重要性，严重时，甚至可能引发各种并发症，如肺部感染、压疮、下肢静脉血栓、关节挛缩、肌肉萎缩、便秘等，严重降低了病人的生活质量，同时也为病人带来了极大的痛苦，重复入院率也相对增加，在较大程度上增加了家庭的经济负担。

有研究发现，卧床时间越长，日常生活能力越低下、社会活动缺乏越明显、认知障碍越严重及各种并发症越多，所以对于卧床病人，应尽量减少卧床时间，增加与周围人的沟通与交流，改善其日常生活技能、社会活动及认知功能，预防并发症。

老年卧床病人日常生活能力下降原因可能有以下几点：①衰老本身带来活动乏

力导致日常生活能力下降。②合并多种慢性疾病如：心脑血管疾病、慢性肺病、关节病、骨折等疾病。③长期卧床导致认知功能下降，导致生活自理能力下降。④长时间卧床存在活动减少，继而出现肌肉萎缩、关节僵直等并发症。

1. 坠积性肺炎

长期卧床导致肺部感染发生的原因首先是病人多为老年人，抵抗力降低，卧床后咳嗽反射减弱，痰液咳出困难，口腔分泌物倒流入气管，或因疾病造成咽反射减弱，进食水出现呛咳，容易出现坠积性肺炎。另外，长期卧床导致病人呼吸功能受损，缺氧又会加重病人的原发疾病，进而造成恶性循环影响病人的预后，不仅增加了病人的住院时间及治疗费用，而且对家庭和社会造成了很大的影响。因此，采取有效的措施预防肺部感染至关重要。

预防措施有床头抬高（30°~45°）、鼓励尽早下床或坐位、鼓励主动咳嗽排痰、加强翻身拍背、加强营养、呼吸功能训练、预防误吸等。

呼吸训练可改善肺功能、呼吸困难及肺部感染程度，提高生活质量。因为呼吸训练可减少肋间肌等辅助呼吸肌的无效性劳动，使辅助呼吸肌保持一种松弛的状态，达到休息的目的，有助于改善肺的通气功能。呼气时，腹肌和膈肌的协调性运动使膈肌松弛，增加潮气量，而吸气时，腹肌松弛，膈肌下降保证吸气量。通过有节律且缓慢的深呼吸能使肺泡氧分压增加及二氧化碳分压下降，同时使循环中静脉回血量增加，改善呼吸的深度和频率，提高肺部换气量，达到改善肺功能的目的。对卧床病人采取呼吸训练的方法可以改善病人的通气量、肺容量、心功能、呼吸困难及肺部感染程度。

2. 压疮

（1）定义：压疮（Pressure Ulcer，PU），也称压力性损伤（Pressure Injury，PI），是指皮肤和（或）皮下组织的局限性损伤，通常发生在骨隆突部位（如肩胛部、尾骶部、足外踝等部位）、与医疗器械或其他器械接触的部位，可表现为完整的皮肤或开放性溃疡，可能伴有疼痛。强烈和（或）长期的压力或压力合并剪切力可导致压疮发生，微环境、营养、组织灌注及合并症等因素也会影响局部组织对压力和剪切力的耐受能力，进而增加压疮发生风险。

（2）压疮的主要风险因素包括：

① 外源性因素：垂直压力、剪切力。

② 内源性因素：行动和行为受限（如近期发生的下肢骨折、脊髓损伤）、感觉障

碍、高龄、营养不良、皮肤潮湿（如大、小便失禁）等。

③ 医源性因素：如应用镇静药等药物，使用石膏、呼吸机面罩、气管插管及其固定支架等医疗器械。

（3）压疮的分期，依据2014版国际《压疮预防和治疗：临床实践指南》进行PU及其分期：

① 可疑的深部组织损伤：局部皮肤完整，但是存在颜色改变或是导致充血的水疱；

② Ⅰ期：病人骨隆突出部位皮肤完整，但是存在压之不褪色的局限性红斑；

③ Ⅱ期：病人骨隆突出部位皮肤呈浅色的开放性溃疡，疮面为粉红色，没有腐肉；

④ Ⅲ期：全层皮肤组织缺失，可见皮下脂肪暴露；

⑤ Ⅳ期：全层皮肤组织缺失，且伴有骨、肌腱或肌肉外露；

⑥ 不明确分期：全层组织缺失，溃疡底部存在腐肉，或是伤口床存在焦痂。

（4）压疮风险评估：目前已有 Braden 量表、Norton 量表等多种成熟的压疮风险评估工具，可协助判断患者发生压疮的风险，其中，Braden 量表在全球应用较广，见表3-1。

Braden 量表从感知能力、活动能力、移动能力、营养摄取能力、潮湿程度以及剪切力与摩擦力等6方面进行评分，10~12分为高度危险，13~14分为中度危险，15~18分为轻度危险。

表3-1　Braden 量表

计分	1分	2分	3分	4分	得分
1. 知觉感受	完全受限	非常受限	轻微受限	无受限	
对压力相关的不适做有意义反应的能力	1. 接受到疼痛刺激时，个案无法做出呻吟、退缩或抓握的反应（也可能是由于使用镇定药物或意识改变）。 2. 绝大部分体表无法知觉到疼痛刺激	1. 当接受到疼痛刺激时，只能以呻吟或躁动不安表示。 2. 全身有 1/2 以上的体表无法知觉到不适或疼痛刺激	A　轻微受限：1. 对言语指令有反应，但不是总能表达不适或需要翻身；2. 1~2 个肢体有些感觉障碍，从而感觉疼痛或者不适的能力有限	B　无受限：对言语指令反应良好，无感觉障碍，感觉或表达疼痛不适的能力没有受损	
2. 潮湿	持续潮湿	潮湿	有时潮湿	很少潮湿	
皮肤暴露在潮湿环境中的程度	皮肤几乎一直处于潮湿状态。每次移动个案时，个案的皮肤都是潮湿的	皮肤时常是潮湿的。每班至少要换床单 1 次	大多每天须更换床单 2 次	皮肤通常是干燥的。依常规更换床单即可	

（接上表）

计分	1分	2分	3分	4分	得分
1.知觉感受	完全受限	非常受限	轻微受限	无受限	
对压力相关的不适做有意义反应的能力	1.接受到疼痛刺激时，个案无法做出呻吟、退缩或抓握的反应（也可能是由于使用镇定药物或意识改变）。 2.绝大部分体表无法感知到疼痛刺激	1.当接受到疼痛刺激时，只能以呻吟或躁动不安表示。 2.全身有1/2以上的体表无法知觉到不适或疼痛刺激	A　轻微受限：1.对言语指令有反应，但不是总能表达不适或需要翻身；2.1~2个肢体有些感觉障碍，从而感觉疼痛或者不适的能力有限	B　无受限：对言语指令反应良好，无感觉障碍，感觉或表达疼痛不适的能力没有受损	
2.潮湿	持续潮湿	潮湿	有时潮湿	很少潮湿	
皮肤暴露在潮湿环境中的程度	皮肤几乎一直处于潮湿状态。每次移动个案时，个案的皮肤都是潮湿的	皮肤时常是潮湿的。每班至少更换床单1次	大多每天须更换床单2次	皮肤通常是干燥的。依常规更换床单即可	
3.活动	限制卧床	可以坐椅子	偶尔行走	时常行走	
身体活动的程度	活动范围限制在床上	无行走能力或行走能力严重受限。无法承受自己的体重。或须协助才能坐进椅子或轮椅	每天大多数时间是在床上或椅上。但在白天偶然可在协助下或不需要协助自行走动	每天至少走出室外2次。醒着时至少每2小时会在病房内走动	
4.移动	完全无法移动	重度受限	轻微受限	未受限	
改变或控制体位的能力	无法凭自己的能力对身体或肢体位置做调整，即使是轻微的调整	偶尔能轻微的调整身体或肢体位置。无法凭自己的能力经常做或大幅度的调整	时常能凭自己的能力小幅度的自由调整身体或肢体位置	能凭自己的能力时常改变体位及做大幅度的体位调整	
5.营养	非常差	可能不足够	足够	非常好	
通常的进食形态	1.从未吃完送来的正餐，很少吃掉送来的1/3。水份摄取差，未食用液体营养补充品，如太空饮食。每天吃2份或以下蛋白质（肉或豆、奶制品）。 2.无论个案是否接受静脉营养补充，持续以下任意情况5天以上：禁食或进食清流质饮食	1.很少吃完送来的正餐，一般只能吃完送来的1/2，偶尔食用液体营养补充品。每天吃3份蛋白质（肉或豆、奶制品）。 2.所摄取的液态食物或管灌未达到理想需要量，或每日灌进食量少于1500千卡	一般能吃完每餐的1/2以上，每天吃4餐含肉或奶制品的食物。偶尔拒绝吃一餐，或管饲或肠外营养	每顿正餐都吃掉大半，从不拒绝用餐，在两餐间，偶尔还吃点心，不需要营养补充品。通常食用4份或以上的蛋白质（肉或豆、奶制品）	
6、摩擦力和剪切力	有问题	潜在问题	无明显问题		
	须中度到极大的协助，才能移动身体。且无法将身体完全抬起，在床单上不滑动，卧坐或坐轮椅上，时常会向下滑动，须极大协助。痉挛或躁动不安。使个案皮表几乎持续受到摩擦	不能有效移动。或只需些许协助。在移动过程中，皮肤可能在床单、椅子、约束带等设备上出现一些滑动。大多数时候能在床或椅子上维持相当好的姿势，但偶尔会滑下来	能凭自己的能力在床上或椅上移动。在移动时，可将自己完全抬起。总是能在床上或椅子上维持良好的姿势		

　　（5）预防措施：及时进行压疮风险评估，每隔2小时翻身拍背，局部加棉垫或气垫，减少局部压迫，饮食均衡、营养物质特别是高蛋白摄入，保持局部清洁卫生。

3. 下肢静脉血栓

（1）定义：深静脉血栓（Deep Venous Thrombosis，DVT）是卧床老年病人常见并发症之一，下肢多见，可引发肺栓塞等严重后果，严重威胁病人生命安全。长期卧床骨骼肌的泵作用显著减少或消失，下肢静脉血液回流变慢加上老年人常处于高凝状态，容易引起下肢静脉血栓形成。下肢深静脉血栓以突发性下肢肿胀、局部不同程度疼痛为主要临床表现。

（2）导致 DVT 的三大因素：静脉内膜损伤、静脉血流淤滞和血液高凝状态。

具体包括以下三类：

① 静脉内膜损伤的相关因素：创伤、手术、反复静脉穿刺、感染性损伤等。

② 静脉血流淤滞的相关因素：长期卧床、瘫痪、制动、术中应用止血带、既往 DVT 病史等。

③ 血液高凝状态的相关因素：高龄、肥胖、全身麻醉、恶性肿瘤、红细胞增多症、人工血管或血管腔内移植物、妊娠、产后、长期口服避孕药等。

（3）DVT 风险评估：对于所有卧床病人，建议尽早进行 DVT 风险评估，建议使用 Padua 表，见表 3-2。

表 3-2　Padua 表

危险因素	评分
活动性恶性肿瘤，患者先前有局部或远端转移和（或）6 个月内接受过化疗和放疗	3
既往静脉血栓栓塞症（VTE）史	3
制动、患者身体原因或遵医嘱需卧床休息至少 3 天	3
已有血栓形成倾向，抗凝血酶缺陷症，蛋白 c 或 s 缺乏 LeidenV 因子、凝血酶原 G20210A 突变抗磷脂抗体综合征	3
近期（≤1 个月）创伤或外科手术	2
年龄 ≥ 70 岁	1
心脏和（或）呼吸衰竭	1
急性心肌梗死和（或）缺血性脑卒中	1
急性感染和（或）风湿性疾病	1
肥胖（体质指数 >30kg/m²）	1
正在进行激素治疗	1

备注：判定标准：评分 < 4 分,低危;评分 ≥ 4 分,高危。

（4）预防措施有：鼓励尽早下床活动、进行下肢按摩、肢体主动运动、被动运动、促进下肢血液流动和静脉足底泵等。

4. 关节挛缩

关节挛缩也是长期卧床病人常见的并发症。卧床老年人关节活动减少,关节变僵硬,活动受限制,造成不可逆的畸形。体位摆放虽能抗肢体痉挛发生,但对于长期卧床的病人跟腱挛缩导致的足下垂常常发生。而抗跟腱挛缩模式的发生主要方法是保持病人跟腱部的长期牵拉,站立训练等康复训练是比较有效的方法。所以早期的康复介入且早期的离床康复锻炼也很重要。

5. 便秘

长期卧床的老年人,排便不习惯,且活动减少,液体、蔬菜和粗纤维摄入量过少,胃肠蠕动减少,排空减慢,肠道吸收水分增加,导致消化功能减退,易引起腹胀、便秘,适宜的康复活动能促进病人的肠蠕动,改善胃肠功能。另外,适宜的活动能改善患者的心理,降低交感神经的兴奋性,从而促进胃肠道消化液的分泌,改善排便功能。

6. 肌肉萎缩

老年人长时间卧床,活动减少,如果不进行康复治疗,极易诱发废用性肌萎缩。废用状态下,肌肉形态结构出现最直接的变化是肌肉萎缩,表现为肌肉质量下降、体积减小、肌肉力量的降低。有研究发现,同样卧床时间,年龄越大,肌肉萎缩程度越严重。

预防措施有：增加营养、高蛋白饮食、鼓励病人进行主动运动及被动运动、抗阻力运动等措施。高蛋白饮食联合抗阻力运动能有效预防肌肉萎缩。

7. 日常生活能力下降

日常生活是指身边的事情,具有连续性、习惯性、反复性和恒常性的特点。患者日常生活能力如吃饭、穿衣、修饰、洗澡、上厕所、行走、做家务等能力下降。老年人的日常生活护理,应该注重补充、维持和提高老年人日常生活功能,老年人的日常生活护理包括饮食、排泄、个人卫生、衣着、居室环境、活动与休息等方面的护理。

（五）精神运动康复治疗干预

卧床病人并发症的预防侧重在非药物干预,除了进行常规的预防措施之外,应尽早进行康复干预治疗,精神运动康复治疗不同于常规康复治疗,不仅仅单纯关注肢体功能,更关注康复治疗关系中的沟通,病人的心理状态、情绪等变化,病人的感受,并及时根据病人情况做出调整。

早在半个世纪之前欧美等国家就对卧床的并发症进行了完整的研究,同时由于重视对老年卧床及活动受限的预防,注重各种辅助器具的提供和环境的改善,较少老年病人长时间卧床。随着我国进入老龄化,医疗技术的进步,卧床的老年病人逐渐增多,我国近几年也开始对老年卧床的病人进行研究,由于传统习惯,大部分的老年病人出院后喜欢回家居家康复。老年卧床病人出院转入家庭,而大部分社区又尚未完善或开展相关医疗护理服务措施,一方面使病人长时间卧床,容易产生各种并发症,丧失生活能力,从而影响其身心健康和生存质量,另一方面也因照护困难使家庭和老年卧床病人害怕出院,导致部分老年卧床病人长期住院,占据了有限的医疗资源,成为医院常见的"压床"现象。这些问题给家庭和社会带来沉重的精神和经济负担。

在法国,精神运动康复治疗作为一种非药物治疗措施,已普遍进入法国养老院及居家康复治疗,已成为卧床病人常规康复治疗措施。

对老年卧床不起病人不得放任,主要消除引起老年人长时间静坐、卧床的人为因素。同时,组织老人参加文体活动,多与人交流,减少孤独感。

作为卧床病人的照料者,核心角色为"照料",要一直与病人保持建立"关系",陪伴着他,而不要被医疗事务(护理病人)占据全部时间,照料者可通过手势和身体语言,建立起关系、交流、言语与非言语沟通,帮助卧床病人保持他的人际关系能力,并让他保持舒适和安逸,为此,须尽可能维持身体活动、感觉和认知。可以使用的方法例如柔和的精神运动体操、多感官刺激、按摩、足底刺激、放松等,目的是唤起和刺激人际交流、新陈代谢、身体意识、时空标记,舒缓身体和精神紧张,促进幸福感。

卧床病人常用精神运动康复治疗措施

(1)柔和的床上精神运动体操

目的是借助精神运动体操,保持互动,避免自我封闭,减少肌肉萎缩和肌肉僵直。练习时最好只做几个动作,而不要做太多,应坚持每日锻炼。

首先,您应找出可能发生的疼痛点,保持卧床姿势,身体从头到脚应成一条直线。

然后,请被照顾者做柔和的练习,身体各部位:脚、腿、手、手臂、头、颈部,逐一进行,当被照顾者仰卧时,您可以锻炼他的肩膀和呼吸,当他侧卧时,您可以锻炼他的背部。

练习精神运动体操,最好选择早晨,起床时进行唤醒精神运动对健康更加有益,为了增加体操训练的功效,须将动作与精神(认知)相结合,在精神运动练习过程中,建议交替做动作与回想动作。

例1:锻炼脚踝。双腿伸长,请他先转动一只脚踝,然后再转动另一只,接着先向同一方向转动两只脚踝,再向另一方向转动两只脚踝,每次做动作时记住当时感觉,每组动作之后,休息时回顾当时的感觉。

例2:锻炼腹部和臀部。左腿伸长,放松;右腿绷直。请他抬起右腿,然后放下,重复5次,同时配合呼吸练习,注意在抬腿时呼气,放下腿时吸气,然后短暂休息一下,深呼吸一次,接着用左腿重复刚才的动作。

例3:柔软髋部,锻炼腹部。左腿伸长,放松。右腿弯曲,膝盖向胸部靠拢,重复该动作5次,同时配合呼吸练习(同例2),短暂休息一下,深呼吸一次,接着用左腿重复刚才的动作。

例4:柔软肩膀:病人平躺,手臂放在身体两侧。请他垂直地抬起手臂,手朝向天花板,然后朝头侧往下拉手臂,根据肩膀的柔软情况,让手臂尽可能地与躯干平齐,同时配合呼吸练习(同例2),回到休息姿势,重复该组动作5次,注意每次之后短暂休息一下,可以先活动一只手臂,然后是另一只,或者交替活动。

(2)多感官刺激

多感官刺激可以通过锻炼感官,保持与他人的互动,让病人有机会活动或重新学会活动。

① 嗅觉:可以使用日常生活用品刺激嗅觉。

如使用精油或气味瓶(注意:使用精油之前,应了解当前治疗是否有禁忌,在接触了3~5种气味之后,感觉器官就饱和了),病人闭上眼睛,将精油瓶放在他的鼻子下方,稍微等一会儿,如果病人回答不出来,给点儿提示,或帮助他进行回答,然后再慢慢换一瓶,也可以结合使用相关的图片。

根据不同病人的爱好,选择不同的治疗种类。如果病人偏爱柑橘类水果,使用一种柠檬味道(精油、气味瓶或一点压榨的果汁),问他是否认出来了。如果他没认出来,请给他一些提示:一种柑橘类水果、酸的、小小的、黄色或绿色的。一旦他认出来了,给他看图片或真实的水果。

吃饭时,请他在品尝前,先闻闻食物、菜肴的味道,会增强记忆,并通过刺激唾液腺,增强食欲。在洗漱时,提供几种有香味的产品,让他辨认味道,记录他的偏好等。

②听觉：刺激听觉最简单的做法就是播放他爱听的音乐，优先选择那些与他个人或共同回忆有关的音乐。

辨别声音：可以播放自然界的声音如风声、雨声、动物声音，日常用品声音。另一种方式是请他关注周围的声音。

身边的人的语言陪伴，也会对病人有好处，不同的声音刺激着大脑，让关系、言语或非言语沟通成为可能。

③视觉：视觉和目光受到光线在不同颜色、对比、光彩下的影响，另外，视觉也同空间有关如深度、距离、大小等，还同时间有关如移动和速度。

让病人挑选颜色进行搭配；做饭时，请他观察水果、蔬菜；评价杂志的封面或艺术书籍；可以使用投影仪，向病人展示照片，让病人把注意力集中在颜色、对比、光彩等上面，同时记录他的观点。

④抚触：卧床意味着活动的大量减少，然而病人需要活动和体验来维持和丰富人体机能。抚触刺激唤醒身体的知觉，促进放松，对有自我封闭倾向的人而言尤为必要。这种放松既是身体上的，也是精神上的，让病人情绪趋于平静和愉悦，使沟通更加容易，且有助于缓解疼痛。

抚触按摩通过刺激皮肤使身体和精神得以放松。用一种按摩油或柔和的按摩霜，按摩四肢、背部、面部、腹部。尊重隐私部位以及不适部位。缓慢的动作、使用全部的手掌、不断重复是放松的关键。

足底刺激可以刺激足底触觉神经，站立时这些神经可以维持身体平衡和支撑身体。足底刺激方法是用拇指按摩脚跟、跟腱、足弓、前掌，然后逐个按摩脚趾，之后按摩脚背和脚踝。一只手握着脚后跟，另一只手握着脚趾，让脚的前部左右摆动，另一只脚重复这组动作。

（3）被动动作

卧床病人活动很少，肌肉萎缩，关节变硬，支撑部位疼痛，被动动作让病人活动起来，可以降低肌肉和关节的僵硬，减少疼痛，减低压疮风险。

精神运动的目的不仅有生理上的改善循环，促进代谢，还可以刺激身体知觉，体会身体在空间里的表现，增加身体的积极体验，开启人际关系。

被动运动涉及主要关节，动作要保持轻柔，活动幅度控制在不令人疼痛的范围，治疗前，先检查病人在床上的姿势，确认他的身体从头到脚是笔直的、在同一条直线上，确认自己的姿势适宜。

注意在做动作时,不能仅单纯做动作,还要让病人感受到相应的活动部位,并交流做动作时的感受,动作、语言和体验的结合是精神运动刺激练习的关键。每个动作至少重复3次,每完成一个动作,给病人时间,让病人进行体会并告诉您他的感受,例如舒服、温暖、放松等,以及两侧部位的不同之处。

被动动作有几种,具体如下:

① 摇摆动作:采用摇摆动作并任由相关部位自由摆动,直到它自行停止。例如:病人仰卧,您站立,用您的两只手抬起他的一只手,这时他的手臂被抬起,其肘部被动弯曲,然后您轻轻放开他的手臂,让肘部在床边晃动。

② 被动活动术:可以用手来引导动作,活动关节部位;例如:一只手抓住病人的前臂,抓在其手腕的上方,另一只手握着他的手,然后活动他的手腕,做法是先将它向上向下弯曲(伸展、弯曲),然后向内或向外弯曲(内收、外扩),最后掌心向上或向下转动手腕(向后、向前转动)。

③ 伸展性:可以活动一个关节直到其可用的最大幅度,注意耐受性,不要强行过度弯曲,如果病人感受到疼痛应立刻停下来,例如活动膝盖部位,一手放在膝盖下,一手握着脚跟,抬起膝盖,推动脚跟,让膝盖尽可能向胸部靠拢,将脚慢慢放在床上,把腿摆直。

建议做一小组被动动作:

– 从一只手开始,轻柔地对手指逐个做被动活动。

– 接着,抬起前臂,让手围绕手腕进行转动。

– 然后,对肘部慢慢地做被动活动。

– 将右肘放在床上,让前臂围绕肘关节摆动,在肘部弯曲伸展的方向上,让病人的右手放在您的右手上,您让他的手从您的右手向您的左手轻轻地摆动。将手臂放回床上。

– 接着是肩膀:用两只手抓住他的一只手,抬起这只手,肘部弯曲并从床上抬起。然后施加一点力,让肘部围绕肩膀摆动,将手臂放回床上。将两只手分别放在肩膀上下面,这时他的肩膀位于两手中间,轻轻抬起肩膀,并让它先往一个方向画个圈,然后往反方向画个圈。

– 对另一只手臂做该组动作。

– 颈部非常脆弱,只能按揉几下,不要做被动动作,留给接受过培训的专业人士。

– 活动上半身时,病人保持仰卧姿势,将您的手放在他的侧腹部上的肋骨处,用一只手轻轻地向一侧推动胸廓,然后用另一只手向另一侧推动胸廓。

——现在,换到下肢,小心地活动病人的脚趾。

——然后,将他的脚跟放在您的一只手上,另一只手活动脚踝,向前、向后、向内、向外弯曲脚踝,先向一个方向活动,再往反方向活动脚踝。

——您位于病人膝盖的高度,一只手放在膝盖下面,另一只手握着脚跟,然后在舒适幅度内做膝盖弯曲和伸展的被动活动,可以试着让膝盖稍微更靠近胸部。

——您走到床尾,两只手分别抓住他两脚的所有脚趾,两手同时推动脚的前部,使脚尖朝向上半身弯曲,该动作能拉伸身体后面的肌肉,然后向相反方向拉伸脚,以拉伸身体前面的肌肉,最后,同时从右向左轻轻摆动两脚。

(4)放松

放松是指身体与心理的松弛状态,有多种方式可以达到放松状态,重要的是找到适合病人的方法。

准备:放松是在安静的环境中,选择舒适的姿态,应调整至柔和的光线和适宜的温度。在放松过程中,如果病人有需要,他可以随时改变姿态,根据他的意愿,他可以睁着眼睛或闭上眼睛。

通过呼吸开始放松:每次吸气时,肌肉收缩,呼气时,肌肉放松,有规律的呼吸节奏让人平静。首先,让他感觉自己的呼吸,并感受随之起伏的身体部位有哪些,每个人感觉的不一样,我们可能会感觉到腹部、胸部,但也有可能感觉到鼻子、喉咙、肩膀,有时甚至是身体最远端的部位如手或脚等。所有的回答都是对的,因为呼吸让整个身体都动了起来。当病人呼吸时,可以观察他活动的部位,如果他没有指出来,每次他回答时,可以问问他:"你感觉到另一个部位活动没有?"通过反复的询问,可以让病人感觉更加丰富,再请他做一次深呼吸,然后体会自然呼吸的感觉。

感觉呼气的动作,每次呼气时,感觉身体的起伏。

病人半卧,请他感觉他的腿,腿的重量,它们是重还是轻?每次他呼气时,感觉双腿任由床垫承载的感觉。

接着,对于其他部位做同样一组动作:感觉呼气,把注意力集中在某个部位,并感受它的重量,包括骨盆、背部、腹部、胸部、肩膀、手臂、手和头部等部位。

最后,感觉整个身体,呼吸,并在每次呼气时,让病人感觉他的整个身体放松下来。

(5)日常生活行为干预

①作息时间规律化,按时起床、活动、就寝,根据病人的爱好安排其日常生活。

②采用"等待护理"的对策,即护理者首先设法让病人自己完成洗漱、吃饭、更衣、坐轮椅等动作,如果有困难让病人借助辅助器具完成,仍不能完成时护理者才进行帮助。

③每天保持身体清洁无异味,注意修饰仪容,增加舒适度及自信心。

④日常生活能力的训练,如击球、编织毛线、捡豆子、手工制作、书法等(图3-8),以促进病人生活自理能力,早日回归家庭与社会。

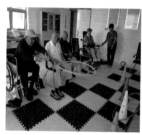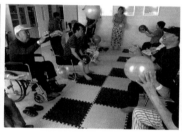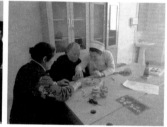

图3-8 精神运动康复训练

五、照料起居

我国已进入老龄化社会,预计2050年老年人口比例将达到31%,衰老及合并多种慢性疾病会导致日常生活能力下降,阿尔茨海默病属于老年常见疾病,是一种进行性发展的神经系统退行性疾病,发病较为隐匿,随着疾病的发展,病人日常生活能力及认知能力逐渐下降,并呈进行性加重,最后出现卧床,失去生活自理能力,严重影响患者及家人的生活质量,同时也为社会带来了巨大的经济负担。

阿尔茨海默病尤其影响运动机能和认知能力,因此病人很难实现一些以前在卧室中很容易完成的任务:起床、就寝、找东西、整理、穿衣等。阿尔茨海默病的病人,对于时间和空间方位上的定位感知能力变差。记忆障碍也会引起自我封闭,社会活动减少,如忽略外表打扮。因此病人在卧室里找到自己衣服,按正确顺序穿衣,或者根据天气和昼夜变化添减衣物,不再像以前一样轻而易举。很多我们每天机械性重复的动作,其实是过去学习的结果,它们被储存在了记忆里,称为程序记忆。这些学习的成果随着疾病进展慢慢消失,所以病人需要外界帮助弥补这块缺陷。

通常日常生活能力包括进食、洗澡、修饰、穿衣、控制大小便、床椅转移、如厕、平地行走以及上下楼梯等方面。

帮助病人日常起居,护理身体,打理仪表,找到良好状态,具有活力,向他人展现健康形象,这样可以延续病人对自己身份的认同感,尤其是对身体的识别。在日常生活的康复活动中,陪护人员不能代替家属的角色,陪护应当引导家人进行康复护理活动,记住"帮病人做"而不是"命令病人做"这一原则,这样病人和家属都能够得到保护,同时有利于病人认知功能的改变和保护病人的安全。

如何看待身份与身体:

身份是指使个体意识到自己存在或者被他人承认的基本体验,身份既包括作为个体被大环境所承认的认同感,又包括个体在身体、心理、社会方面存在的延续感。身份是个体对于所处人群环境产生的一种积极情感和认知过程,伴随着持续性的主观感受,伴随着对自己和他人的感受,它由感受、情感、感觉构成,身份植根于行为方式中,而身体是表现身份,让个体区别于他人的基础和首要媒介。

身体身份也被称为"身体形象",通过情感表现自我。个体的情感经历会改变身体形象,如他人对自己身体的注意,比如眼光、举止、言语等产生变化。

照顾起居可以增强病人感知能力:身体感知能力的下降以及所有身份方面的变化,导致治疗过程中身体活动减少。洗漱是一项增强感觉感知体验,尤其是触觉体验的活动,通过洗漱,退化的生理功能通过皮肤得到刺激,皮肤能够重新找到覆盖、保护和包裹身体的功能,这些要素能重新建立自我形象。

(一)洗漱篇

在病理性衰老过程中,例如随着阿尔茨海默病病情进展及并发症的出现,病人的自理能力下降,会遇到各种障碍。当病人面临洗漱障碍时,我们可以从精神运动康复治疗角度出发帮助病人解决。

1. 动机障碍

问题:病人可能表现冷淡,既没有洗漱的概念又没有意愿去完成洗漱。

方法:可以设置一些时间上和空间上的标记,时间上,您可以告诉病人时间,以及当天什么时间要做什么事,建立每天的行为习惯。空间标记上,保证在固定场所洗漱,使用固定洗漱用品。

可能原因:某些和洗漱有关的负面甚至创伤性的经历会引起这种被动和反感情绪。事实上,如果病人有记忆障碍,但他的情感记忆依然保持活跃。病人在无法理解、分析、处理信息的同时,通过感觉和情感经历同场景进行关联。于是,一个地点,一个物体或者一个词都能让病人联想到过去某次负面经历,而导致行为障碍。

沟通技巧：确保在病人的视线范围之内，他才能意识到您的存在，才会有安全感，才能信任您，您和他开始交谈时他的注意力才会更集中。交谈时，语气尽量温柔、缓慢，用词尽量积极正面，让他感受到您的好意，他可以感到安心，这样更容易接受您来喊他洗漱。最后，触觉上，通过轻柔的手势可以增强意思的传达，触碰时用手包裹（用掌心甚至整个手掌触碰，而不是只用指尖）。

2. 理解和表达障碍

问题1：他可能无法理解"洗漱"这个词，或者被联系到别的事情上（比如说如厕）。

解决方法：可以尝试使用其他词语代替，比如冲澡、泡澡、坐浴等。

问题2：病人试图弥补记忆缺陷时，首先会在周围环境里寻找是否存在能帮助理解的元素。但有时周围环境仍无法帮助他理解所说词语，例如如果患者已经坐在客厅里准备用早餐，而他没有洗漱，因为他无法理解洗漱。

解决方法：没必要告诉他应该去洗漱，这反而会引起他不安。为了帮助理解，可以对环境进行调整，将他带到洗漱间让他理解洗漱这个词汇。

问题3：有计划性障碍，他不知如何完成洗漱这一流程。

解决方法：建议给他分步骤的指令，多用肯定语气而不是疑问语气，以免让患者疑惑不安。如：先起床，走进浴室，脱衣等等。

注意事项：

① 需要建立有利于交流的环境，减少分散注意力的因素（电视、开着的门、过多的洗浴用品、打开的衣柜……）。

② 要给他充分的时间，让他意识到你的要求，并能够进行处理和回复。一次只给出一个信息，等完成上一个动作再要求他下一个动作。

③ 应由病人掌握这一系列活动的节奏，您起到帮助的作用。如果某个行为中断了，您帮助他回忆并继续刚才的行为（例如，到用水洗脸的时候，您可以再次打开水龙头）。

3. 认知障碍

失认症指的是无法对物体、人物进行辨认，也是引起患者产生障碍的原因之一。

问题：无法辨认物体、人物。

解决方法：

① 重新整理卫生间，为了更好识别，建议同类产品使用同一品牌，同类洗漱用

品只保留一件,并按使用的先后顺序进行排列,如剃须刀、牙刷……。

② 如果病人还有读写能力,可以在洗漱用具上贴上标签。因为对于阿尔茨海默病患者来说,对文字的理解能力比对语言的理解能力保留的时间更长。

4. 执行障碍

运动协调障碍,即动作执行障碍,相反,病人能够保留程序记忆(例如如何吃饭,如何系鞋带等自动记忆),直到疾病后期才受影响。

解决方法:利用程序记忆,只需要帮他把手放进沐浴手套或者为他打开淋浴的水龙头,病人接下去在不被打断的情况下可以自己浸湿身体、洗澡、冲洗和擦干。

5. 身体部位认知障碍

阿尔茨海默病病人大脑顶叶皮层萎缩是导致身体不同部位认知障碍的元凶。

解决方法:身体图式的重建。为了抑制功能退化,病人洗澡时您可以在一旁说出各部位名称,便于记忆。

6. 身体包裹感障碍

考虑到病人皮肤在生理上和心理上的脆弱感不建议冲淋浴。如果要淋浴,最好在淋浴喷头上包裹一个手套,以减少水压的冲击。建议在洗脸池洗漱,按照从头到脚的顺序以包裹状的姿势进行。如果接触水的感觉引发了行为障碍,那建议用"毛巾洗浴"的方法进行洗漱,这个方法不用裸露任何身体部位,每次衣物被脱去的时候,相关部位用一块毛巾或毛毯遮盖起来,然后用浸泡了沐浴液的热毛巾覆盖,无需冲洗,可以在药店里找到无需冲洗的沐浴液,同时可以为病人从双脚到头部进行按摩。

7. 身体形象障碍

注意礼仪,剃须、化妆、喷香水、打理发型、选择所穿的衣物,让病人外表得体,自我感觉舒适,穿着干净得体的衣物有利于社交和重拾自信。

(二)起床和就寝篇

随着阿尔茨海默病患者的病情演变,患者日常生活能力进行性下降,起床和就寝也会体现出障碍。

起床和就寝

问题:每天傍晚病人表现的焦虑来源于夜幕降临和一天疲劳的积累,所以在这一时间段,病人对于时间空间定向障碍加重,行为障碍更加严重。有认知障碍的患者,在傍晚感到焦虑,经常深夜开始活动,清晨因疲劳入睡。该症状被称作昼夜节奏倒转。

解决方法：

① 保持之前的生活习惯，给他创造一个有安全感、有记忆标记的环境。

② 保留过去的标记，方便病人识别，避免改变卧室布局和患者熟悉或喜爱的物品位置。

③ 根据日夜节律，调整光线变化，重塑时间概念：根据一天里不同时间段，调节房间光线强度，加装调节开关可以更好进行调节。

④ 制订当天计划表或行程表：可以使用一块小黑板，上面列一下当天计划表，促使患者有起床的目标和动力。

⑤ 适当的放松有助于就寝：避免晚上进行复杂的活动，以免让病人有挫败感，如果白天安排了比较多的活动，病人过得比较充实，晚上就寝前留一段时间进行放松，可以帮助病人建立昼夜节奏，帮助其就寝。

清晨：逐渐增加卧室光线强度，轻轻唤醒病人。病人醒了以后，和他一起或在他面前打开窗帘，让他意识到一天的开始。

晚上：和患者一起拉上窗帘，让他意识到一天已经结束，到了就寝时间。夜间保证床头有一个夜灯亮着，方便病人起夜。挪走床头脚毯，如果脚毯没有固定在地面上，会引起跌倒受伤。因为病人起夜时，身体感知仍处于睡眠状态，滑倒的危险性很大。

护理技巧及注意事项

1. 卧床高度

坐在床上，双脚能平放在地面，并且膝盖的高度不超过髋关节的高度。如果高度不够，建议购买脚垫，放在床脚下垫高。

2. 起卧时移动帮护技巧

床头位置可以安一根护栏。护栏的长度无须与床等长，要和病人身高匹配，能简易安装。它的作用是移动起身时为患者提供支撑。有的护栏是可转动的，可以安全地在床的周围小范围移动。

3. 起夜排泄

如果厕所离卧室远，而且患者的运动障碍比较严重，或者在房间里没有空间标记，就在卧室里安装一个座椅马桶。

4. 防止滑倒

在地毯下面铺防滑材料。同时也要为病人准备舒适的防滑拖鞋或防滑袜子。

5.寝具

选择合适的床垫,最好选择具有保护颈椎作用的枕头,如记忆枕。

(三)整理衣柜篇

家中的布局,以及适当的陪伴护理,可以让患者尽量长时间地保留认知和运动能力,以及其独立性和自主性。可以从房间开始,房间是患者日常生活的主要场所。

1.整理衣物

①进行衣物分类:按照不同的季节将衣物进行分类整理。

②限制衣物选择,采取轮换法:当季衣物,每款留三件,方便选择。以每周为单位,轮换所要穿的衣物,患者经常执意穿固定一套衣服,这时说服他们更换另一套衣物非常困难。可以在病人睡觉时把衣服脱掉,比如直接放入洗衣机清洗。

③通过放置照片提示物品位置:采用视觉媒介,例如照片可以帮助病人更快识别东西的位置。建议将照片贴在衣柜门上或抽屉上,还可以在照片上写下物品的名字。

2.衣物放置在合适的高度

对于运动障碍患者,请把衣物放在能伸手够到的地方。建议衣物放置高度同眼睛等高或肩膀和膝盖中间的高度,位置太高或太低都不可取,还可能带来不安全隐患。

3.分解步骤

认知障碍常常在病人从事某些活动时,引起连续动作的序列混乱。例如,老年痴呆症病人会弄不清穿衣服的步骤。

解决此类问题,需要帮助病人一步步分解实施要做的事情。采取视觉媒介,病人可以自己主导完成活动。

①画一根时间轴,标上需要从事的活动的不同阶段,并附有病人自己的照片。让病人和您一起画这根时间轴。

②对之前提到的照片或图像进行编号。通过语言引导来帮助病人。

举例:

第一步:请您先找到内衣并穿起来;

第二部:请您找到裤子并穿起来;

第三部:请您找到上衣并穿起来。

六、肌张力

(一)肌张力的概念

肌张力是维持身体各种姿势和正常活动的基础,肌张力的正常与否主要取决于外周神经和中枢神经系统的支配情况,中枢神经系统和外周神经损伤常导致肌张力异常。因此,肌张力的评定是神经系统损伤后运动功能评定的重要组成部分。

1.肌张力的定义

肌张力(muscle tone)是指肌肉在静息状态下的一种不随意的、持续的、细小的收缩,以被动活动肢体所感受到的阻力或按压肌肉时所感觉到的紧张度来判断。必要的肌张力是维持肢体位置、支撑体重、保证肢体运动控制能力和空间位置、进行各种复杂运动的必需条件。正常的肌张力依赖于完整的神经系统调节机制、肌肉或结缔组织内部的弹性和延展性,以及肌肉的收缩能力等因素。

2.肌张力产生的生理机制

肌张力的本质是紧张性牵张反射。正常人体的骨骼肌因为重力的作用而处于轻度的持续收缩状态,产生一定的肌张力。外周和中枢神经系统调节机制及肌肉本身的收缩能力、弹性、延展性等都可引起肌张力的变化。正常肌张力产生的原因有以下两方面:① 正常人体骨骼肌受重力的作用发生牵拉,刺激其梭内肌的螺旋感受器反射性地引起梭外肌轻度收缩,形成一定的肌张力。② γ 运动神经元在高位中枢的影响下有少量的冲动传到梭内肌,梭内肌收缩,刺激螺旋感受器,将冲动传到脊髓,通过 α 神经元及传出纤维使梭外肌收缩,产生一定肌张力。

3.肌张力的分类

肌张力可分为正常肌张力和异常肌张力。

1.正常肌张力

(1)正常肌张力的分类:肌张力是维持身体各种姿势和正常活动的基础,根据身体所处的不同状态,正常肌张力可分为静止性肌张力、姿势性肌张力和运动性肌张力。① 静止性肌张力:肌肉处于不活动状态下具有的紧张度,可通过观察肌肉外观,触摸肌肉的硬度,感觉被动牵伸运动时肢体活动受限的程度及其阻力来判断。如正常的卧位、坐位、站位等静态情况下正常肌张力的特征。② 姿势性肌张力:在变换各种姿势过程中肌肉所具有的紧张度,可通过观察肌肉的阻力和肌肉的调整状态来判断。如正常情况下协调地完成翻身、从坐到站动作变换时的肌张力。③ 运动性肌张力:肌肉在运动过程中具有的紧张度,可通过检查相应关节的被动运动阻力来判断。如做上肢腕、肘关节的被动屈曲及伸展运动时，感觉到的肌肉弹性和轻度的抵抗感。

（2）正常肌张力的特征：① 关节周围主动肌与拮抗肌可以进行有效的同时收缩使关节固定。② 具有完全抵抗肢体重力和外来阻力的运动能力。③ 将肢体被动地置于空间某一位置时，具有保持该姿势不变的能力。④ 能够维持原动肌和拮抗肌之间的平衡。⑤ 具有随意使肢体由固定到运动和在运动过程中转换为固定姿势的能力。⑥ 需要时，具有选择性地完成某一肌群协调运动或某一肌肉单独运动的能力。⑦ 被动运动时，具有一定的弹性和轻度的抵抗感。

2. 异常肌张力

肌张力的水平可因神经系统的病损和肌肉自身的状态发生变化。根据患者肌张力与正常肌张力的比较，将异常肌张力分为肌张力增高、肌张力低下和肌张力障碍。

（1）肌张力增高：肌张力增高（hypertonia）指肌张力高于正常静息水平，被动运动相关肢体时抵抗明显增强。根据状态不同又可分为痉挛（spasticity）和僵硬（rigidity）。

① 痉挛：

定义：痉挛是肌张力增高的一种形式，是一种由牵张反射高兴奋性所致的、以速度依赖的紧张性牵张反射增强伴腱反射异常为特征的运动障碍。痉挛的速度依赖是指伴随肌肉牵伸速度的增加，痉挛肌的阻力（痉挛的程度）亦增加。2005 年，欧洲专家共识将痉挛定义为由上运动神经元损害之后的运动感觉控制障碍导致的各种间歇或持续的非自主的肌肉活动。该定义扩大了痉挛的内涵，即除了牵张反射亢进外，痉挛还包括其他上运动神经元阳性体征在内的异常肌肉活动。

原因：上运动神经元损伤所致，常见于脑卒中、脑外伤等。

特征：牵张反射异常；紧张性牵张反射的速度依赖性增加；腱反射异常；具有选择性并由此导致肌群间的失衡，进一步引发协调运动功能障碍。临床上可表现为肌张力增高、腱反射活跃或亢进、阵挛、被动运动阻力增加、运动协调性降低。

痉挛的特殊表现。巴彬斯基反射：为痉挛性张力过强的特征性伴随表现，巴彬斯基反射阳性时足大趾背屈。折刀样反射：当被动牵伸痉挛肌时，初始产生的较高阻力，随之被突然地抑制发动而中断，造成痉挛肢体的阻力突然下降，产生类似折刀样的现象。阵挛：在持续牵伸痉挛肌时可发生，特点为以固定频率发生的拮抗肌周期性痉挛亢进，常发生于踝部，也可发生于身体的其他部位。去大脑强直和去皮层强直：去大脑强直表现为持续的收缩，躯体和四肢处于完全伸展的姿势；去皮层强直表现为持续的收缩，躯干和下肢处于伸展姿势，上肢处于屈曲姿势。两者均由于牵张反射弧的改变所致。

痉挛的临床意义。痉挛的益处：借助伸肌痉挛等帮助患者站立和行走；活动过强的牵张反射可促进等长和离心自主收缩的肌力，但向心性收缩力弱；可相对保持肌容积；在无承重和废用的情况下，可因此而预防骨质疏松；降低麻痹性肢体的依赖性水肿；充当静脉肌肉泵，以降低发生深静脉血栓的危险性。痉挛的弊端：阵挛、髋内收呈剪刀样或屈肌痉挛可损害站立平衡；伸肌痉挛和阵挛可损害步态的摆动相；可导致缓慢的自主运动；屈肌痉挛可导致皮肤应力增加，这一现象也可发生在床位和轮椅位；紧张性牵张反射亢进或屈肌痉挛可造成挛缩危险；自发性痉挛可导致睡眠障碍；髋屈肌、内收肌痉挛可影响会阴清洁，损害性功能；痉挛或阵挛可干扰轮椅、助动车等的驾驶；虽然大部分痉挛无疼痛，但持续的屈肌痉挛可导致疼痛；可增加骨折、异位骨化的危险性。

痉挛与肌张力过强的区别：肌张力过强时的阻力包括动态成分和静态成分。动态成分为肌肉被动拉伸时神经性（反射性的）因素和非神经性（生物力学的）因素所致的阻力；静态成分则是肌肉从拉长状态回复到正常静息状态的势能，为非神经性因素。神经性因素表现为肌肉运动单位的活动由于牵张反射高兴奋性而增加，中枢神经系统损伤后的痉挛、折刀样反射和阵挛皆属此类；非神经性因素则表现为结缔组织的弹性成分和肌肉的黏弹性成分的改变，尤其是肌肉处于拉伸或缩短位制动时。在中枢神经系统损伤后，可因神经因素造成肢体处于异常位置，并由此导致非神经性因素的继发性改变。因此，中枢神经系统损伤后的肌张力过强是神经性因素和非神经性因素共同作用的结果，痉挛与肌张力过强并非等同。

② 僵硬：

定义：是主动肌和拮抗肌肌张力同时增加，各个方向的关节被动活动阻力均增加的现象。

原因：常为锥体外系的损害所致，僵硬是帕金森病最常见的症状。

表现：齿轮样僵硬是对被动运动的异常反应，特征为运动时阻力增加与释放反复交替出现而产生均匀的顿挫感。铅管样僵硬是一种持续的僵硬，其特征是在被动关节活动范围内存在持续的、始终如一的阻力感。

特征：任何方向的关节被动运动均可致整个关节活动范围阻力增加，相对持续，且不依赖牵张刺激的速度。齿轮样僵硬的特征是在僵硬的基础上存在震颤,从而导致在整个关节活动范围中抵抗、放松交替出现。铅管样僵硬的特征是在关节活动范围内存在持续的僵硬,无抵抗、放松交替现象出现。僵硬和痉挛可在某一肌群同时存在。

(2)肌张力低下

① 定义:肌张力表现为降低或缺乏、被动运动时的阻力降低或消失、牵张反射减弱、肢体处于关节频繁地过度伸展而易于移位等现象,又称肌张力弛缓。肌张力低下时,运动的整体功能受损,且伴有肢体肌力减弱、麻痹或瘫痪。

② 原因:小脑或锥体束的上运动神经元损害,可为暂时性状态,如脊髓损伤的脊髓休克阶段或颅脑外伤、脑卒中早期,其发生由中枢神经系统损伤的部位所决定。外周神经系统的下运动神经元损害,此时除了低张力表现外,还可伴有肌力弱、瘫痪、低反射性和肌肉萎缩等表现。原发性肌病,如重症肌无力。

③ 特征:由于对感觉刺激和神经系统传出指令的低应答性所导致的肌张力降低,临床上肌肉可表现为柔软、弛缓和松弛,加之邻近关节周围肌肉共同收缩能力的减弱,导致被动关节活动范围扩大,腱反射消失或缺乏。

(3)肌张力障碍

① 定义:是一种以张力损害、持续同时伴有扭曲的不自主运动为特征的肌肉运动功能亢进性障碍。

② 原因:中枢神经系统病变,如脑血管疾病。遗传因素,如原发性、特发性肌张力障碍;神经退行性疾患,如肝豆状核变性;代谢性疾患,如氨基酸或脂质代谢障碍;其他,如张力性肌肉变形或痉挛性斜颈。

③ 特征:肌肉收缩可快或慢,且表现为重复、扭曲。肌张力以不可预料的形式由低到高变动,其中张力障碍性姿态为持续扭曲畸形,可持续数分钟或更久。

4.影响肌张力的因素

(1)体位的影响:不良的姿势和肢体放置位置可使肌张力增高,例如痉挛期的脑卒中患者,仰卧位时患侧下肢伸肌肌张力可增加。

(2)精神因素的影响:紧张和焦虑情绪及不良的心理状态都可以使肌张力增高。

(3)并发症的影响:有尿路结石、感染、膀胱充盈、便秘、压疮、静脉血栓、疼痛、关节挛缩等并发症时,肌张力可增高。

(4)神经状态的影响:中枢抑制系统和中枢易化系统的失衡可使肌张力发生

变化。

（5）局部压力改变的影响：局部肢体受压可使肌张力增高，如穿紧而挤的衣服和鞋子。

（6）疾病的影响：如骨折、脱位、异位骨化等外伤或疾病可使肌张力增高。

（7）药物的影响：如烟碱能明显增加脊髓损伤患者的痉挛程度；巴氯芬则有抑制脊髓损伤患者痉挛发生和降低频率、强度的作用。

（8）外界环境的影响：当气温发生剧烈变化时，肌张力可增高。

（9）主观因素的影响：患者对运动的主观控制作用可使肌张力发生变化。

（二）肌张力的评定

1.肌张力评定的目的

肌张力的评定对于了解病变部位、病变性质和程度，制订康复治疗计划，选择治疗方法具有重要作用。① 依据评定结果确定病变部位、预测康复疗效。通过对肌张力的评定可鉴别是中枢神经系统还是周围神经系统的病变及肌张力异常的分布，并依此预测康复疗效。②根据肌张力的表现特点制订治疗计划。不同疾病或疾病的不同时期，其肌张力表现各异。例如，脑卒中患者急性期肌张力弛缓、恢复期肌张力增高；痉挛型、手足徐动型、共济失调型小儿脑瘫肌张力表现也各不相同。康复治疗师可根据各自专业的特点选择适合的疗法，并进行治疗前后的对比。③ 及时治疗，避免并发症的发生。部分颅脑损伤的患者可有肌张力持续增高的表现，若未及时进行康复训练可造成关节僵硬，引起废用和误用综合征等并发症。

2.肌张力评定的方法

肌张力评定是检查肌肉功能的重要内容之一，对指导康复临床实践具有重要意义。临床肌张力的评定可结合病史、视诊、触诊、临床分级、反射检查、被动运动与主动运动检查、功能评定等方面了解肌张力情况，尤其应从功能评定的角度来判断肌张力异常对日常生活活动能力的影响。

（1）采集病史：病史在一定程度上可反映肌张力异常。需要了解的问题包括痉挛发生的频度、受累的肌肉及数目、痉挛的利弊情况、引发痉挛的原因、痉挛发作或严重程度及与以往的比较。痉挛的频度或程度的增加可能是膀胱感染、尿路结石、急腹症或其他有害刺激传入导致的早期表现。

（2）视诊检查：作为最初的临床检查项目，评定者应特别注意患者肢体或躯干异常的姿态。刻板样动作模式常提示存在肌张力异常；不自主的波动化运动变化表明肌张力障碍;自发性运动的完全缺失则表明肌张力弛缓;主动运动的减弱或完全丧失则表明患者有肌张力低下。

（3）触诊检查:在患者相关肢体完全静止、放松的情况下,可通过触摸受检肌群或观察肢体的运动状况来判断肌张力情况。肌张力降低时,检查者拉伸患者肌群几乎感受不到阻力;当肢体运动时可感到柔软或有沉重感;当肢体下落时,肢体即向重力方向下落,无法保持原有的姿势。肌张力显著降低时,肌肉不能保持正常肌的外形与弹性,表现为松弛软弱。肌张力增高时肌腹丰满、硬度增高,触之较硬或坚硬;检查者以不同的速度对患者的关节做被动运动时,感觉有明显阻力,甚至无法进行被动运动;检查者松开手时,肢体被拉向肌张力增高一侧;长时间的肌张力增高可能会引起局部肌肉、肌腱的挛缩,影响肢体的运动;痉挛肢体的腱反射常表现为亢进。

（4）临床分级

① 肌张力减低:肌张力减低的临床分级相对较为简单,可将其严重程度分为轻度、中度到重度两级评定(表3-3)。

表3-3　肌张力低下评定标准

级别	评定标准
轻度	肌张力降低;肌力下降;将肢体置于可下垂的位置上并放开时,肢体只能保持短暂的抗重力,旋即落下;仍存在一些功能活动
中度到重度	包括肌张力显著降低或消失;徒手肌力检查肌力为0级或1级;将肢体置于可下垂位置上并放开时,肢体立即落下;不能进行任何功能活动

对于上肢肌张力弛缓的患者可采用上肢下落试验评定。评定者可通过上肢突然下落时是否"卡住"来评定患者自主本体感觉反应的强度:肌张力正常的上肢可表现为瞬间的下落,然后"卡住"并保持姿势(完整的本体感觉反应可预防其下落);而肌张力弛缓的上肢则表现为下落迅速;肌张力过强的上肢表为下落弛缓和抵抗。

若存在肌张力低下,应进一步开展肌力测试,如徒手肌力测试等,以确定肌力的程度。

② 肌张力增高:肌张力增高可通过对关节进行被动运动时所感受的阻力来进行分级评定。常用的临床分级方法有肌张力的神经科分级方法(表3-4)及肌张力

等级评定方法(表3-5)。

表3-4　肌张力的神经科分级方法

分级	表现
0级	肌张力降低
1级	肌张力正常
2级	肌张力稍高,但肢体活动未受限
3级	肌张力高,肢体活动受限
4级	肌肉僵硬,肢体被动活动困难或不能

表3-5　肌张力等级评定方法

分级	表现
0级	无反应(肌张力迟缓)
1级	反应减退(肌张力低)
2级	正常反应(肌张力正常)
3级	逾常反应(轻或中度肌张力高)
4级	持续反应(严重肌张力高)

临床痉挛指数是临床上常用的评定痉挛的方法。20世纪80年代,加拿大学者 Levin 和 Hui Chan 根据临床的实际应用提出了一个定量评定痉挛的量表即临床痉挛指数(clinic spasticity index, CSI),包括腱反射、肌张力及阵挛三个方面,目前主要应用于脑损伤和脊髓损伤后下肢痉挛的评定。如若用于评定踝关节,则应包括跟腱反射、小腿三头肌的肌张力、踝阵挛。

评分标准:腱反射0分,无反射;1分,反射减弱;2分,反射正常;3分,反射活跃;4分:反射亢进。肌张力0分,无阻力(软瘫);1分,阻力降低(低张力);4分,正常阻力;6分,阻力轻到中度增加;8分,阻力中度增加。阵挛1分,无阵挛;2分,阵挛1~2次;3分,阵挛2次以上;4分,阵挛持续超过30秒。

结果判断:0~6分,无痉挛;7~9分,轻度痉挛;10~12分。中度痉挛;13~16分,重度痉挛。

(5)反射检查:反射检查应特别注意检查患者是否存在腱反射亢进或减弱等现象,如肌张力增高常伴腱反射亢进;肌张力低下常伴腱反射减弱或消失。检查方法是直接用指尖或标准的反射叩诊锤轻叩,检查腱反射导致的肌肉收缩情况,可予以

0~4级评分。其中0级为无反应；1级为反射减退；2级为正常反射；3级为痉挛性张力过强、反射逾常；4级为阵挛。常用的反射检查主要包括肱二头肌反射、肱三头肌反射、桡骨膜反射、膝反射、踝反射（跟腱反射）等。

（6）被动运动检查：被动运动检查是临床上最常用的检查肌张力的方法。通过上下肢各关节及躯干被动运动检查肌肉对牵张刺激的反应以确定是否存在肌张力异常、肌张力过强是否为速度依赖、是否伴有阵挛，并与挛缩进行比较和鉴别。

①被动关节活动范围检查法：根据关节进行被动运动时所感受的阻力对关节进行分级评定的方法。

评定方法：检查评定时，患者处于舒适体位，一般取仰卧位，分别对双侧上下肢进行被动关节活动范围运动。被动活动肢体时最好从被评定肌肉的最短位置开始，运动速度宜相对较快。

②改良Ashworth分级法：属于痉挛手法评定方法之一。手法评定是根据关节进行被动运动时所感受的阻力来分级评定的方法，是临床上评定痉挛的主要手段。由于Ashworth原始痉挛5级分级评定时易出现集束效应，即大部分患者集中在低、中级评分水平，因此存在一定缺陷。为此，改良Ashworth分级法添加了一个中间等级，以降低处于中间级别附近的集束效应。同时，改良Ashworth分级法评定时还需要考虑阻力出现的角度，并要求将被动运动通过全关节活动范围的速度控制在1秒内（见表3-6）。

表3-6　改良Ashworth分级法评定标准

级别	评定标准
0级	无肌张力的增加
1级	肌张力略微增加,受累部位被动运动时,在关节活动范围之末突然"卡住",然后呈现最小的阻力或释放
1+级	肌张力轻度增加,表现为被动运动时,在ROM后50%范围内出现突然卡住,然后均呈现最小的阻力
2级	肌张力较明显地增加;通过关节活动范围的大部分时肌张力均较明显增加,但受累部位仍能较容易地被动移动
3级	肌张力严重增高,被动活动困难
4级	僵直,受累部位被动运动时呈现僵直状态,不能活动

被动运动检查肌张力时应注意：由于被动运动检查常处于缺乏自主控制的条

件下,因此,应要求患者尽量放松,由评定者支持和移动肢体。所有的运动均应予以评定,且特别要注意在初始视诊时被确定为有问题的部位。在评定过程中,评定者应保持固定形式和持续的徒手接触,并以恒定的速度移动患者肢体。肌张力正常时,肢体极易被动移动,评定者可很好地改变运动方向和速度而感觉不到异常阻力,肢体的反应和感觉较轻;肌张力增高时,评定者可有僵硬感,运动时有抵抗;肌张力弛缓时,评定者可感到肢体沉重,且无反应。有时老年人可能难以放松,故易误诊为痉挛。此时,可借助改变运动速度的方法加以判断,快速的运动往往可加剧痉挛的反应并使阻力增加,快速的牵张刺激可用于评定痉挛。若欲与挛缩鉴别,可加用拮抗肌的肌电图检查。在评定过程中,评定者应熟悉正常反应的范围,以便建立评价异常反应的恰当参考。在局部或单侧功能障碍时,注意不宜将非受累侧作为正常肢体进行比较,或将脑损害同侧肢体作为正常肢体进行比较而推测异常。

(7)主动运动检查:通过主动运动检查可进一步鉴别肌张力异常的情况。例如伴随拮抗肌收缩的缓慢运动可能预示拮抗肌痉挛或协同收缩;不伴随拮抗肌收缩的缓慢运动可能预示原动肌肌力弱。自主肌力的评定方法可采用常用的徒手肌力检查方法。

(8)生物力学评定方法:痉挛肢体在外力驱动关节运动时阻力异常,这一阻力可随偏差角度和肢体运动速度的增大而增大。痉挛的生物力学评定方法试图量化痉挛患者肢体的位相性牵张反射和紧张性牵张反射。生物力学评定方法的观察指标包括力矩(肢体活动通过某一特定范围所获得的力量大小)、阈值(力矩或肌电图活动开始显著增加的特殊角度)、肌电信号(靠近体表肌群的肌电信号分析等)。

① 钟摆试验。钟摆试验是在肢体自抬高位沿重力方向下落运动中,观察肢体摆动然后停止的过程,进而通过分析痉挛妨碍自由摆动的状态进行评定的方法。痉挛越重,摆动受限越明显。钟摆试验常用于下肢痉挛评定,尤其是股四头肌和腘绳肌。

评定方法:患者取坐位或仰卧位,膝关节于检查床缘屈曲,小腿在床外下垂(尽可能使检查床只支持大腿的远端);然后将患者膝关节抬高至充分伸展位,当小腿自膝关节充分伸展位自由落下时,通过电子量角器(或肌电图)记录小腿钟摆样的摆动情况。

正常人的摆动角度呈典型的正弦曲线模式,而存在痉挛的肢体则摆动运动受限,并很快地回到起始位。

评定指标：包括放松指数（relaxation index，RI）等。

特点：优点是重测信度较高，与 Ashworth 分级法相关性好，可在普通的装置上进行，可区分偏瘫痉挛和帕金森强直。缺点是必须进行多次检查，并计算其平均值。

② 屈曲维持试验。屈曲维持试验用于上肢痉挛的评定。评定时患者取舒适坐位，患侧肩屈曲 20°~30°，外展 60°~70°，肘关节位于支架上，前臂旋前固定，采用被动活动装置使肘关节在水平面上活动，并用电位计、转速计记录肘关节位置角度和速度。以这些信号作为反馈传入控制器可产生位置调节促动，同时可用力矩计记录力矩，用表面电极记录肱二头肌、肱桡肌、肱三头肌外侧的肌电活动。

3. 肌张力评定的注意事项

（1）选择适当的评定时间和环境：应避免在运动后或疲劳、情绪激动时进行肌张力评定。不同的时间段肌张力有明显差异，因此，最好在同一个时间段进行治疗前后肌张力的评定，以保证可比性，正确判断康复疗效。肌张力与环境温度有密切关系，检查室的室温应保持 22~25℃。

（2）争取患者的密切配合：检查前应向患者说明检查目的、步骤、方法及感受，使患者了解评定的过程，消除紧张情绪，配合检查。

（3）采取正确的检查方法：评定时，患者处于舒适体位，充分暴露检查部位，完全放松受检肢体。在进行被动运动时，评定人员用力应适当，注意保护患者以免发生意外。对于难以放松的患者，可通过改变被动运动速度的方法帮助做出正确判断。

（4）全面分析：肌张力的检查结果受多种因素的影响，因此，在进行分析时应全面考虑。如发热、感染、膀胱充盈、静脉血栓、压疮、疼痛、局部肢体受压及挛缩等，可使肌张力增高。另外，紧张和焦虑等心理因素、不良的心理状态也可使肌张力增高。

4. 总结

通过肌张力的评估我们可以了解到个体的神经状态、偏侧性以及情绪状态。

（三）老年人常见疾病的肌张力特点

1. 脑卒中

偏瘫是脑卒中后的主要功能障碍。脑卒中所致的偏瘫在发病早期因锥体束休克而表现为弛缓性偏瘫，出现偏瘫侧肢体随意运动障碍并伴有明显的肌张力低下，随着锥体束休克的恢复，肌张力逐渐增高而表现为痉挛性偏瘫。

　　脑卒中所致的偏瘫与锥体束、锥体外系功能损害密切相关,其实质是上运动神经元损伤所致中枢性运动控制障碍。脑卒中引起的与运动控制相关的障碍主要有异常肌张力、异常肢体运动模式、不对称姿势、躯干控制障碍、平衡与协调功能下降和功能性活动能力减退或丧失等。

　　大脑损伤后,低位运动中枢失去高位中枢的抑制,正常反射被破坏,各种被抑制的、原始的低位中枢(脑干和脊髓水平)的反射重新释放,导致异常的姿势反射、联合反应和联带运动出现,从而取代了正常的随意运动。

　　著名物理治疗师 Brunnstrom、Bobath 及 Carr 和 Shepherd 对大脑损伤后中枢性运动控制障碍提出了各自的见解。

　　(1)Brunnstrom 的观点

　　Brunnstrom 依据运动控制等级模型提出了自己的观点,他认为正常运动发育过程中低位中枢受高位中枢的抑制而不被表现;脊髓和脑干水平的反射和肢体整体运动模式是发育早期的必然阶段;脑卒中发生后,患者会出现发育"倒退",原始反射和异常运动模式由于脑损伤导致脱抑制而被释放出来;在脑卒中后恢复初期阶段可利用各种原始反射和运动模式诱发出联带运动进而促进随意运动恢复。

　　(2)Bobath 的观点

　　Bobath 总结了导致异常姿势和运动模式的三种因素:肌张力异常、姿势控制能力丧失、运动协调性异常。

　　肌张力正常是维持各种姿势和正常运动的基础,而肌张力异常在中枢神经系统患者中普遍存在。脑卒中患者急性期过后可出现肌张力增高且各肌群存在差异,上肢屈肌肌张力高于伸肌,下肢伸肌肌张力高于屈肌。肌张力异常可严重干扰正常姿势和运动模式的恢复。

　　姿势控制指维持姿势和平衡的能力,是运动的基础,涉及各种姿势反应,包括肌群对姿势变化的自主调整、调整反应和平衡反应。当人体失去平衡时,肌群对姿势变化的自主调整与调整反应是防止跌倒的第一道防线,而平衡反应则构成了第二道防线。脑卒中患者姿势控制系统受损,姿势控制能力丧失,患者可出现异常姿势模式。

　　正常运动中,主动肌、拮抗肌与协同肌相互协调产生平滑、省力又有效的运动模式。中枢神经系统损伤患者运动协调性出现异常可表现为低效、无功能的运动。肌肉兴奋的时间选择、顺序排列及协调性被破坏,导致运动模式和协调性异常。

（3）Carr & Shepherd 的观点

与 Brunnstrom 和 Bobath 的观点不同，Carr 和 Shepherd 认为，异常的运动模式并不是脑损伤患者恢复过程中的必然阶段；相反，偏瘫患者的异常、刻板的运动模式只是一种代偿，是偏瘫患者不适当的努力活动导致的结果。当患者试图运动时，由于各种阻碍有效运动的障碍存在，如平衡功能损害、姿势不安全并引起的固定姿势模式、特定肌群的肌力下降及软组织的延展性下降等，导致患者以一些"代偿性运动对策"来完成运动，长时间反复地实践这些不适当的代偿对策，最终可导致异常运动模式的形成。

Carr 和 Shepherd 提出，治疗的目标应是指导患者采用最适当的运动方式，确保代偿性运动不发生。为防治代偿性运动出现，发病早期应针对可能干扰正常运动模式出现的因素采取预防对策，指导患者采用适宜的运动方式，促进正常运动的出现。

（4）常用术语

① 联合反应：联合反应是指当身体某一部位进行抗阻运动或主动用力时，诱发身体其他部位肌群不自主的肌张力增高或出现运动的反应，是丧失随意运动控制的肌群出现的一种张力性姿势反射，常以固定的模式出现。联合反应伴随着患侧肌群肌张力的增高而出现。痉挛的程度越高，联合反应就越强、越持久；随着痉挛程度的减弱，联合反应也逐渐减弱。

② 联带运动：联带运动又称共同运动，也称异常的协同运动模式，是指不同的肌群以错误的时空关系被组织在一起，导致分离运动消失，患者不能随意、独立地进行单关节运动，以肢体异常的、刻板的整体运动模式代之。

③ 分离运动：分离运动是相对于联带运动来说的，是指脑损伤运动恢复过程中脱离了异常的联带运动模式而出现的选择性的单关节运动，是可随意控制、独立进行的单关节运动。根据运动的需要，关节可进行独立运动，以达到省力有效的目的。

④ 痉挛模式：因痉挛的存在，脑卒中瘫痪侧肢体在静止时表现为典型的异常的姿势模式，即痉挛模式。一般情况下，脑卒中患侧上肢表现为屈肌痉挛模式，下肢表现为伸肌痉挛模式。

⑤ 姿势反射：体位改变而引起四肢屈肌、伸肌的张力按一定的模式改变，称为姿势反射，由脑干、脊髓控制，是中枢性瘫痪的特征性变化。

2. 帕金森病

帕金森病起病缓慢,半数患者的初发症状为震颤,多数是一侧手指震颤开始,继之向同侧手、上肢或下肢,以及对侧手指发展,肌强直及运动缓慢也是从一侧开始,约2~3年左右向另一侧扩展,两侧肢体症状不对称是帕金森病的临床特点之一,主要临床表现如下:

（1）震颤

静止性震颤是帕金森病震颤的特征,即肢体处于静止或休息状态时出现,随意运动时减轻,睡眠或麻醉状态时消失,情绪紧张时加重,典型的震颤是"搓丸样"动作,远端较近端重,震颤节律为4~6Hz,幅度稍粗大。病程初期可控制,随病情发展呈持续性。疾病晚期不仅累及四肢,也可累及下颌、唇、舌及头部出现震颤,震颤的发生是由于相互拮抗的肌群发生节律性交替收缩所致。

（2）肌强直

肌强直可发生于随意横纹肌和非随意平滑肌。可同时发生于肢体肌群和躯干肌群,伸肌和屈肌均可累及,增高的肌张力始终维持不变,在被动运动时,感到均匀的阻力感,即"铅管样强直"。如同时有震颤,可感到由震颤引起阻力呈节律性断续的现象,即"齿轮样强直"。肌强直最先出现在腕关节、肘关节及肩关节,接着、面部表情肌强直,往往使面部缺乏表情,瞬目减少,呈特有的"面具脸",舌肌及咽喉肌强直引起声音低沉、说话缓慢、音调平直、缺乏抑扬顿挫,咀嚼及吞咽动作缓慢,使唾液不易咽下,大量流涎。

（3）运动徐缓

主动运动减少,各种动作缓慢,加上肌张力增高,常产生帕金森病特有的征象,如手指、腕、臂强直,产生写字强直,落笔不直,字行不整,字越写越小,称之小字征;起步困难,足底似乎被冻结在地面上,不能迅速跨步向前,尤其在椅子上突然站起或开门入室,出现黏着不动现象,称之"冻结足"。这种现象常在一种运动状态转变为另一种运动状态时出现,如手指精细动作,扣纽扣、穿衣困难。

（4）姿势反应异常

由于肌强直、运动徐缓、姿势反应异常,帕金森病患者有一种特有姿态,即头前倾,躯干前屈,上臂内收,肘关节屈曲,指关节伸展,拇指和小指轻度对掌,髋、膝关节微弯曲。行走时起动慢,步幅小,呈小碎步向前,越走越快,难以立即停止及拐弯,称之为"慌张步态"。行走时上肢无摆动,拐弯时连续小步原地踏步,头、躯干与下肢呈同一纵轴线一起旋转。

3. 老年癫痫

全身性强直－阵挛性发作：患者可以无任何不适，突发性地意识丧失，倒于地上，躯干屈曲，两眼上翻，张嘴睁眼，前臂上举外展，肘半屈，手则旋前，随即颈背伸张挺直，四肢亦是如此。由于发作时全身肌肉痉挛，空气由闭合声带冲出而发出"尖叫"声，呼吸肌亦处于强直性痉挛而使呼吸暂停、皮肤发绀、瞳孔散大、对光反射消失，膀胱可于此时或以后排空而有尿失禁，由此整个时期称为发作的强直期，持续时间10~20秒。随后发作进入阵挛期，先有全身性的轻微震颤，迅速转为肢体屈曲性的痉挛，节律性抽动。脸色发绀、不正，成为鬼脸状，常有咬舌，自主性体征突出，瞳孔散大，流涎，多汗。膀胱压力此期可上升6倍，阵挛性抽搐振幅与频率逐渐减少，此阶段约30秒，患者仍呼吸停止，直至痉挛期末了，随之有一次明显的深吸气。

有时患者于强直－阵挛发作前可出现"先兆"，淡漠、抑郁、激惹或相反——狂喜，躯体或肢体一次或多次抽动预示着随后一天中可有发作，约半数以上的患者在意识丧失前可有数秒的某种形式动作（头与眼或整个身体的转动），也有心悸、上腹部下沉、上升或紧握感或一些患者感到身体其他部分有一种不自然的感觉。以上实际上是一种部分性发作，先兆可持续数秒钟，随后意识丧失，成为整个发作的组成部分或者继续发展导致意识丧失成为复杂部分或全身强直－阵挛发作，先兆是重要的，它提示放电灶或病损部位所在。

在发作时的强直与阵挛期EEG表现均有其特殊性，开始有脑电的去同步性，持续数秒钟，后随之有约10秒的10Hz棘波。在阵挛期，棘波与慢波相杂以后出现多棘波与慢波形式EEG，当所有抽动停止时，EEG呈几乎平坦状，其持续时间不定。上述发作通常是单一性或1次或有2~3次发作，白天活动时或黑夜睡眠时均可发生，以后随着时间发作次数增多，每周或每日1次，大发作次数多了以后，患者往往有智能减退，5%~8%这种患者在某一个时候可有持续系列性发作，而在每次发作间，意识并不恢复，则称为癫痫持续状态，需要急诊处理。与此相反，有时只有部分发作发生，例如只出现先兆，而无意识丧失或且仅有强直性痉挛，随后有几个混乱动作。

（四）精神运动康复疗法在肌张力异常中的实践

1. 与肌张力对话

（1）它是一种沟通

如果没有语言的交流，它就是一种优先的沟通方式。这种沟通借助眼神、笑容、抚摸、颤动及情绪表情来实现。

（2）它是一种同感的沟通

同感（sympathie）源自拉丁语"Sympathia"，意思是"同意、自然的亲和力"，肌张力对话一种同感的语言，从一个身体感染到另一个身体。它与同理心不一样，后者是推己及人：我将自己放在别人的位置来理解别人，然后再回到自己的位置。如果想获得这种同理心的能力，必须有自我的意识。

（3）它是一种有意识和无意识的沟通

在互动中，沟通可以是无意识的，是通过身体及面部肌张力的变化、声音的音调、动作的颤动、眼神、沉默、姿势、碰触、日常照顾及背抱来实现。它也可以是有意识的，例如当两个身体互相对话时，沟通就是活的和流动的，它创造了一个关系的时空。而有时肌张力对话进行得不好，那会是一次糟糕的对话，就像对着墙壁说话。

（4）根据关系调节肌张力对话

随着平衡肌张力的中枢神经系统的成熟，生命初期的肌张力对话变得越来越复杂，周围环境关系的质量亦对这一变化起着重要作用。

（5）肌张力调整

肌张力对话旨在调整互动双方的肌张力。调整的模式为振动型，有以下4种形式：抱持，触摸，说话，思考。

① 抱持：肌张力联系。抱持和关怀儿童，可帮助建立肌张力联系。同理，拥抱老人，亦可发生同样的效果。肌张力关系通过触觉－运动觉建立。

② 触摸：感觉联系。当给老人按摩，或给他洗澡、帮他穿衣时，都会触摸肌张力，肌张力调整在温柔、体贴的触碰中形成，有支撑、有力、强度渐进的触觉接触是安全的，深度按摩会降低肌张力，增强对肌肉整体的意识。有支撑但突然的接触具有攻击性，轻微、犹豫、偷偷摸摸的接触使人恐惧。好的感觉－肌张力传入可以增强对皮肤和骨骼的意识，激起活动的愿望。

③ 说话：情感关系。在之前的基础上建立有效的话语沟通，可以增强之前的关系。

④ 思考：思维关系。替患者考虑，努力将患者从给他带来痛苦的感觉、情感中解放出，比昂曾提出阿尔法能说法：使人产生恐惧和烦躁的感觉和情绪我们称为beta，通过语言和动作安抚患者，使其平静时，beta元素内在化，患者不再烦躁。

与他人建立关系时，他的紧张度改变，产生特殊的感觉，编织关于自己、他人和所处情景的画面。肌张力对话就像织布，依靠4种精神运动"纺线"（肌张力、感觉、情感和表征），在患者和他人之间形成。由于遇见的个体不同，最终形成的每块布料都是独一无二的。

2. 痴呆患者的精神运动康复

（1）痴呆患者的运动功能障碍

痴呆病人一般不伴有局灶性、病理性的运动、感觉和意识障碍。但中晚期以后的病人，常因认知功能障碍和发病后运动活动减少，而出现失用、平衡和协调障碍等运动功能障碍，从而引起日常生活活动功能下降。主要有以下几种表现：

① 失用症：不知如何使用物品——意念性失用；不能按指令执行动作——意念运动性失用；组合或空间构成困难——结构性失用；穿衣不能——穿衣失用。

② 协调运动功能障碍——共济失调：写字缓慢费力，字体歪七扭八；吃饭用筷和勺时不能轻易将食物送到嘴里；骑自行车时手忙脚乱，容易摔倒。

③ 姿势维持困难——平衡障碍：痴呆中、晚期病人，认知功能明显减退，视觉及空间感知能力降低；活动减少，造成肌力与耐力下降、关节的灵活度和软组织的柔韧度降低以及运动协调能力下降等多种因素，都可造成平衡能力受损。动态平衡能力受损往往较早且较重，病情继续发展，静态平衡也会受到影响。病变早期，跑跳动作不能完成，中后期走路时容易被别人碰撞摔倒，或路面不平时摔跤。

④ 日常生活能力下降：日常生活活动是人在社会生活中必不可少的活动。这些活动是生活自理和保持健康所必需的功能，主要包括躯体自理能力（刷牙、进食、穿脱衣服、洗涤和大小便等）和使用日常工具的基本能力（打电话、乘车、用钱和扫地等）。

（2）痴呆病人运动康复训练方法

① 运动康复训练的常用技术：根据痴呆病人运动障碍的特点，运动康复训练的常用技术主要可分为以下几大类，即维持关节活动度和增强肌力的运动疗法；增强肌肉协调能力、改善日常生活能力的作业疗法；恢复平衡和步行功能的康复训练方法；增强肌肉耐力和心肺功能的有氧运动疗法；改善运动技能和认知功能的运动再学习方案；医疗体操、太极拳等。

② 作业疗法：作业疗法是以有目的的、经过选择的作业活动为主要治疗手段，用来维持和改善患者运动技能的专门学科。作业疗法能够帮助痴呆病人最大限度地改善与提高自理、工作及休闲娱乐等日常生活能力，提高生活质量，回归家庭与社

会。综合各家之长,作业疗法分为:功能性作业疗法和心理性作业疗法。

③日常生活能力训练

早期病人:对早期生活尚能自理的病人,督促和提醒他们主动完成日常事务劳动,不要简单包办代替,也可同病人共同商议,制订有目的、经过选择的、对促进日常生活功能有作用的作业活动,规定每天定时完成所谓“家庭作业”疗法,如规定每天扫地、拖地板、洗衣服等的次数、时间。从简单到复杂的日常功能训练,可保持病人较完善、独立的自理生活能力。

中期病人:除采用上述家庭作业疗法外,还可通过训练来恢复其丧失的部分生活能力。凡是有能力去独立完成的,要允许病人有充分时间去完成,不要限定时间,催促完成,如洗脸、刷牙、梳头、进食、收拾房间、做好个人卫生等。尽量让病人做力所能及的家务活,如扫地、擦桌子等。也可进行一些有益的脑力活动,如交谈、读报、看电视、听音乐等。对失去的日常生活能力,可采用多次提醒、反复教、反复做等方法,日复一日地训练,直到学会为止。训练时要有耐心和热心,绝不能训斥,甚至嘲笑,以免伤害病人的自尊心和拒绝今后的训练。

晚期病人:这类病人的日常生活能力受损严重,训练有一定的难度。对少数残存日常基本生活能力和尚能合作的病人,应从基本的生活功能开始训练。要反复长期地训练(吃饭、穿衣、走路和刷牙等),才能获得一定的效果,如训练进食的步骤可分为喂食—自喂加协喂—自行进食三步走,然后把每一步的具体动作加以分解用在训练中。如先把装有饭的小勺熟练地先送到病人口边,然后再送到病人口里,再接着练舀饭、握勺等动作。当整个喂饭步骤熟练后,再反过来系统地学习,即握勺到碗中舀饭—把装有饭的小勺送到病人口边—再送到口中。同样训练病人大小便的程序为:告诉病人去厕所或痰盂解大小便;带着病人上厕所,或叫他在痰盂内大小便;经过上述程序,病人可能在厕所、痰盂内大小便;病人完全可以自己去上厕所或坐痰盂,能独立大小便;病人睡眠时才能保持不尿床。当然,还有其他日常生活训练的具体康复方法(可参考有关康复医学书籍的内容)。

④有氧耐力训练:有氧耐力训练是以身体大肌群参与、强度较低、持续时间较长、以规律的运动形式为主的训练方法,旨在改善运动时有氧供能能力,提高机体心肺功能,调节代谢。

运动形式:多为四肢大肌群参与、肢体周期性往返式的动力性运动,如步行、慢跑、游泳、骑自行车、滑雪、滑冰等。非周期性动力性运动如果达到一定的强度和持续时间,也属于耐力运动,如各种球类运动、园艺、家务劳动等活动。但对年老体弱者,力所能及的日常生活活动同样可产生有益的作用,如整理床铺、收拾房间、打扫卫生等。

运动强度:一般为中等强度运动。实际上,需要根据患者的病情、年龄、心肺功能状况、过去运动习惯及要达到的康复目标,制订出适合患者情况的个体化运动强度。如果病人健康状况好、体力适应佳,可采用较长时间的活动;而体力衰弱、高龄的患者可采用短时间、一日多次,累积运动时间的方式活动。一般认为基本训练部分,即达到靶强度的运动,需要持续 10~20 min 以上。在运动前应做 5~10 min 准备活动,运动结束后做 5~15 min 整理活动。在开始运动训练的 4~8 周内运动持续时间可适当短些,之后,逐渐增至目标时间。

运动频率:目前推荐的运动频度为每周 3~7 次。一般认为,每周训练 3 次即可达到理想效果,少于每周 2 次的训练不能提高机体有氧耐力,而每周超过 5 次的训练,不一定能增加训练效果。此外,运动频率还取决于运动量大小,如运动量大,运动使机体产生变化的持续时间长,可达运动后 24~48 小时;若运动量小,应增加每周运动次数,最好每天都活动,才能产生最佳训练效应。通常,训练效果在 8 周以后出现,坚持训练 8 个月才能达到最佳效果。如果中断锻炼,有氧耐力会在 1~2 周内逐渐退化。因此,要保持机体良好的有氧做功能力,需坚持不懈地锻炼。

训练程序:每次训练应包括准备阶段、训练阶段和放松阶段 3 个部分。充分的准备与放松是防止训练意外发生的重要环节。准备阶段为训练前 10~15 min 的热身活动,一般采用医疗体操、太极拳等强度较小的运动,也可采用步行等小强度耐力训练,使身体主要肌肉、关节、韧带处于适应状态。基本训练通过 30~60 min 高强度训练,可产生最佳心肺和肌肉训练效应。其中达到靶心率的训练强度的时间不宜少于 10~15 min。放松阶段为高强度运动后,应进行 5~10 min 的"冷却"活动。采用放松体操、自身按摩等,让高度兴奋的机体应激逐步降低,以适应运动停止后的改变。

有氧耐力运动的作用:改善运动功能使人们在日常生活中精力更充沛,生活内容更丰富,增强痴呆老年人的生活自理能力,增进人们对生活的良好感觉。长期有氧运动可调节情感,减少心理应激,促进机体内激素的平衡,享受生活乐趣,有益于调节代谢,减少高血压、高血脂、肥胖、糖尿病等代谢性疾病的发生,增进健康,提高生活质量,延缓衰老,增加寿命。

⑤ 平衡能力与协调性训练：

观察日常生活动作协调功能：观察病人在各种体位和姿势下启动和停止动作是否准确、运动是否平滑流畅以及有无震颤。可令患者从俯卧位自行翻身至仰卧位，或从俯卧位起身至侧坐位，然后逐渐改变体位，由四点跪位、双膝跪位、单膝跪位，直到立位等。

临床常用的检查方法：指鼻试验，患者坐位或立位，分别在睁眼和闭眼两种情况下，用示指尖触及自己的鼻尖，观察上肢完成指鼻动作的稳定性和准确性。跟膝胫试验，患者仰卧位，抬起一侧下肢，将足跟放在对侧下肢的髌骨上，再沿着胫骨前缘向下移动。

具体训练方案有较大差异，针对步行功能及特点提出步行和移动训练的基本思路与实施要点。因此在早期康复治疗的目标和训练计划中都应充分地考虑步行及移动能力所必须具备的功能，并予以认真的指导与实施，为今后进行步行或移动训练奠定坚实的基础。移动是指因各种原因导致步行能力丧失的患者，利用轮椅等工具代替步行的转移方式。

⑥ 体育运动：爱好体育运动是一种良好的生活方式，不仅可以改善运动功能，对防治老年痴呆、延缓各种并发症的发生也大有益处。根据病情，老年痴呆病人可在医护人员、家属的陪护下进行一些力所能及的运动。早期老年痴呆病人，病情较轻，生活自理能力及自控能力尚可，可以进行一些运动，如打乒乓球、打羽毛球、下棋、打扑克、钓鱼、慢跑、散步、练体操等。中期老年痴呆病人，病情较明显，但可以由家属陪伴进行散步、简易手指操等运动。晚期老年痴呆病人，病情较重，若卧床不起，也要进行关节活动、翻身及肢体功能锻炼，以减少压疮等并发症发生。

老年痴呆病人的运动也可结合生活能力训练进行，如自己使用筷子、写字、穿脱衣服等，都可达到运动的目的。需要注意的是，老年痴呆病人运动一定要注意安全第一，要有家属或陪护在旁看护或一起进行。

3. 总结

精神运动康复学关注发展中的儿童和患病中的老人，因为他们的肌张力与情绪密切相关，充分参与情绪和表征系统的组织和平衡。

精神运动康复治疗师的工作面向各个年龄阶段的人群，他们生活在焦虑和恐慌之中，身体因心理障碍或神经疾病而紧张。在成年人身上，紧张度在肌张力和姿势图式上的组织整合了其婴儿时期的经历。

首先是放松疗法,但是还有其他精神运动治疗手段,除了降低身体的紧张度,即处理肌张力的情感和精神维度,还有为了改变主体与其身体及环境的关系,使感觉的这些不同层面协调统一。

精神运动疗法拥有多个治疗的切入点:紧张度、感觉、情感和象征,使这一疗法具有灵活性和全面的适用范围,使它成为一种自成一体的治疗方法。

七、精神康复疗法在粗大运动中的运用

（一）粗大运动定义

粗大运动指机体大组肌群进行活动,以增强个体运动能力,扩大运动范围的运动方式,包括抬头、坐、翻身、站、走、跳等运动,是人类最基本的姿势运动和移动能力。人体的粗大运动能力受肌力、肌张力、平衡协调能力的影响。

（二）粗大运动的相关反射

1. 紧张性迷路反射

紧张性迷路反射是由头在空间位置的变化引起的,该反射感受器位于内耳迷路器官,中枢位于脑干水平。表现为仰卧位时,全身伸肌张力增高,脊柱伸展,头向后仰,肩关节后撤,四肢伸展。俯卧位时,全身屈肌张力增高,如果患者呈严重的伸肌痉挛状态时,曲肌张力增高不明显,可能只表现为伸肌张力减低。正常发育时,婴儿出生后 4 个月以前呈阳性反应,四个月后随着神经发育而被抑制,中枢神经系统疾病疾病时该反射因失抑制被释放。因该反射是头部在空间的相对位置引发,其作用也可发生于站位和坐位。例如,站立时,如果患者伸颈头向后仰,则下肢的伸肌张力增高。

2. 对称性紧张性颈反射

对称性紧张性颈反射是脑干水平的反射,由颈部肌肉和关节屈伸而引起。该反射在婴儿出生 6 个月前呈阳性,6 个月神经发育成熟后消失,神经系统疾病时,该反射因失抑制而被释放,使患者姿势和步态出现异常,表现为当颈部伸展时(仰头),上肢伸肌张力增高,下肢曲肌张力增高;颈部屈曲时(低头),上肢曲肌张力增高,下肢伸肌张力增高,影响正常步态。

3. 非对称性紧张性颈反射

非对称性紧张性颈反射是脑干水平的反射,由颈部肌肉和关节牵伸引起。正常发育时,该反射在出生 6 个月后消失,神经系统疾病时,神经失抑制状态,该反射被

释放出来，表现当转头时，脸朝向一侧的肢体伸肌张力增高，对侧肢体屈肌张力增高，影响患者进食等活动。

4.阳性支撑反射

阳性支撑反射是足趾的末端及其内侧母趾、小趾的皮肤受到刺激时引起骨间肌伸展，刺激本体感受器引起下肢伸肌张力增高。该反射在儿童出生 3-8 个月出现呈阳性为正常。8 个月后，随着神经反射的发育完善而被抑制，神经损伤后出现失抑制状态，该反射被释放出现阳性反应，影响正常步态。

5.交互性伸展反射

交互性伸肌反射是脊髓水平的反射，表现为当一只腿屈曲时引起另一只腿伸肌张力高，出生 2 个月内的婴儿出现阳性反应为正常，2 个月以后随着神经反射的发育而被抑制。

6.抓握反射

抓握反射即因手掌和手指掌面受到触觉和本体感觉的刺激，引起手指屈曲和内收抓握动作。此反射在正常婴儿出生时就存在，随着随意抓握动作的发育，该反射逐渐消失，中枢神经系统损伤后，该反射失抑制状态而被重新释放。

（三）粗大运动评定

1.肌力评定

（1）定义：肌力指肌肉或肌群收缩的力量，肌力评定即评估肌力，确定肌力障碍程度、制定康复治疗方案、评定康复疗效，判断预后。

（2）Lovett 分级法（表 3-7，表 3-8）

表 3-7　6 级肌力分级标准

0	无可测知的肌肉收缩
1	有轻微的收缩，不能引起关节活动
2	在减重状态下能做全范围的关节活动
3	能抗重力做全范围的关节活动，不能抗阻力
4	能抗重力和一定的阻力的关节活动
5	能抗重力和充分的阻力的关节活动

表 3-8　徒手肌力评定的详细肌力分级标准（MMT）

级别	评定标准
0	肌肉无任何收缩,无关节活动
1	触诊可摸到有肌肉收缩,但不能引起任何关节活动
2⁻	可见肌肉收缩,消除重力下关节可以轻微活动,范围 <100%,而 >50%
2	不能对抗重力运动,消除重力影响下能进行全关节范围的活动
2⁺	能对抗重力运动,但关节运动范围 <50%
3⁻	能对抗重力运动,但关节运动范围 <100%,而 > 50%
3	能对抗重力运动,且能完成全关节范围的活动,但不能对抗任何阻力
3⁺	情况与 3 级相仿,但在运动末期能对抗一定阻力
4⁻	能对抗阻力与 3 级相同,但关节运动范围 < 100%,而 > 50%
4	能对抗中等阻力活动
4⁺	在活动的早期能对抗的阻力与 4 级相同,但在末期能对抗 5 级阻力
5⁻	能对抗 5 级阻力,但关节运动范围 < 100%,而 > 50%
5	能对抗的阻力与正常相应肌肉的力量相同,并能完成全关节范围的活动

2. 肌张力评定

（1）定义：肌张力是指肌肉在静息状态下的紧张度,指医务人员对被检查者的肢体进行被动运动时所能感觉到的阻力。正常的肌张力是维持肢体各种姿势,支撑体重所必需的,是肢体进行运动控制,完成各种复杂运动的必要条件。

（2）分类：

① 静止性肌张力：是肌肉处于放松状态下肌肉所具有的紧张度。在肢体处于静息状态下,观察肌肉外观,触摸肌肉硬度,被动牵伸运动时肢体活动受限的程度及其阻力。

② 姿势性肌张力：指肢体在维持任何一种姿势时肌肉收缩产生的张力。如正常情况下站立时,虽然不能观察到肌肉收缩,但躯干和下肢的屈伸肌群需要不断地调整,产生一定肌张力以维持身体平衡。

③ 运动性肌张力：肌肉在运动的过程中产生的张力,通常通过患者完成某一动作的过程中,检查相应关节被动运动时的阻力来判断。如做上肢前臂的被动屈曲伸展运动,正常情况下检查者感觉一定的弹性和轻度的抵抗感。

（3）正常肌张力的特征

① 近端关节的主动肌和拮抗肌同时收缩时关节固定。

② 具有完成抗肢体重力和外界阻力的运动能力。

③ 将肢体被动地置于空间某一位置时，突然松手时，肢体具有保持该姿势不变的能力。

④ 具有维持原动肌和拮抗肌间平衡的能力。

⑤ 具有随意使肢体由固定到运动和在运动过程中变为固定姿势的能力。

⑥ 必要时，具有选择性地完成某一肌群协同运动，也可以完成某一肌肉独立运动的能力。

⑦ 被动运动时，具有一定的硬度、弹性和轻度的抵抗感。

（4）肌张力障碍分类

① 肌张力增高：指肌张力高于正常静息水平，肌张力增高常伴有痉挛和僵硬。

痉挛：痉挛是上运动神经元或锥体束受损后，由于牵张反射亢进而出现的骨骼肌肌张力异常增高的症候群，特点是肌张力随牵张速度增加而升高。

僵硬又称强直：是主动肌和拮抗肌肌张力同时增加，各个方向的关节被动活动阻力均增加，同一肌肉运动的起始和终末的抵抗感一样，常由锥体外系损伤所致，帕金森氏病是肌强直最常见的原因。

② 肌张力低下：指肌张力低于正常静息水平，对关节进行被动运动时阻力感减弱或消失的状态；表现为检查者推拉患者肌群时几乎感受不到阻力，触诊肌腹柔软，常伴有肢体瘫痪或麻痹，深反射消失，被动关节活动范围扩大，严重时患者自己不能完成功能动作。将患者肢体放于抗重力位时，检查者松手肢体将向重力方向下落；见于小脑、锥体细胞或椎体束等上运动神经元损伤早期，外周神经损伤的下运动神经元损伤等。

（5）肌张力障碍评定：

目前对痉挛的评价多采用改良 Ashworth 法：

0 级：无肌张力升高（正常肌张力）。

1 级：肌张力稍高，被动伸屈肢体时有"卡住"或突然释放感，或在关节活动度的最后出现很小的阻力。

1+ 级：肌张力轻度升高，被动屈伸肢体时有"卡住"感，并在小于后 1/2ROM 内一直伴有很小的阻力。

Ⅱ级：肌张力较明显升高,在大于 1/2 ROM 内有阻力,但被动活动容易。

Ⅲ级：肌张力显著升高,被动活动困难。

Ⅳ级：受累肢体被动活动呈僵直状态,被动运动不能。

3. 日常生活能力评定

（1）定义：日常生活活动（Activities of Daily Living, ADL）是指为了完成日常生活的需要每天进行的必要活动。ADL 能力反映了人们在家庭和社区活动中最基本的能力。对健全人来说是这些活动简单易行,但对于患者来说则有困难。

① 狭义的 ADL 指：人们为了适应生存环境而进行的最基本的日常活动,即衣、食、住、行、个人卫生等基本活动。

② 广义的 ADL 指：一个人在家庭、社区及工作机构内自己管理自己的能力,如活动、判断交流、执行社会任务的能力等。

（2）分类：

① 基础性日常生活活动（Basic Activities of Daily Living,BADL）：包括自理活动和功能性移动能力,指人维持最基本的生存、生活需要所必须每日反复进行的活动。反映的是以躯体功能为主的较粗大的运动功能,包括自理活动（进食、梳妆、洗漱、洗澡、如厕、穿衣等）和功能性移动（翻身、从床上坐起、转移、行走、驱动轮椅、上下楼梯等）两类活动。

② 工具性日常生活活动（Instrumental Activities of Daily Living,IADL）：指人维持独立生活所进行的一些活动,包括使用电话、购物、做饭、洗衣、服药、理财、使用交通工具及社区内的休闲活动等,这些活动需要使用一些工具才能完成,是在社区环境中进行的日常活动。

（3）评定方法

常用的 ADL 量表评价方法有 Barthel 指数、Katz 指数、功能独立性测量等。本文着重介绍 Barthel 指数。Barthel 指数（BI）：该法产生于 20 世纪 50 年代中期,评定简单,可信度及灵敏度也高,是目前临床应用最广的一种 ADL 能力评价方法。它不仅可以用来评定治疗前后的功能状况,而且可以预测治疗效果、住院时间及预后。包括 10 项日常活动：进食、穿衣、转移、修饰、洗澡、大小便控制、上厕所、行走、上下楼梯。各项根据需要帮助及帮助的程度分为 0、5、10、15 四级,总分 100 分,得分越高,独立性越强,依赖性越小。（表 3-9）

表 3-9 ADL 量表 (Barthel 指数)

项目	独立	部分独立或需部分帮助	需极大帮助	完全依赖
进餐	10	5	0	
洗澡	5	0		
修饰（洗脸、刷牙、刮脸、梳头）	5	0		
穿衣（系鞋带、纽扣）	10	5	0	
大便	10	5（每周＜1次失控）	0（失控）	
小便	10	5（每24h＜1次失控）	0（失控）	
用厕（擦净、整理衣裤、冲水）	10	5	0	
床椅转移	15	10	5	0
平地走45米	15	10	5	0
上下楼梯	10	5	0	
总　分				

注：＞60分：基本自理；60-40分：生活需要帮助；40-20分：生活需要很大帮助；＜20分：生活完全依赖；达到100分，并不意味着能完全独立生活，比如不能料理家务等，但已不需要照顾，基本生活可以自理。

4. 步行功能评定

（1）定义：是针对受检者步行能力和状态，对步行能力进行宏观分级，了解受检者在不同环境下步行能力的评定方式。

（2）适应证与禁忌证：

适应证：神经系统和骨骼运动系统疾病或损伤影响行走功能者，如脑外伤或脑卒中引起的偏瘫、帕金森病、小脑疾患、脑瘫、截肢后安装假肢、髋关节置换术后等。

禁忌证：站立平衡障碍者，下肢骨折未愈合者，各种原因所致的关节不稳，严重心肺功能障碍者。（表 3-10）

（3）评定标准

表 3-10 Hoffer 步行能力分级

分级	评定标准
I　不能步行	完全不能步行
II　非功能性步行	借助于膝-踝-足矫形器（(KAFO)、手杖等能在室内行走，又称治疗性步行
III　家庭性步行	借助于踝-足矫形器（AFO）、手杖等能在室内行走自如，但在室外不能长时间行走
IV　社区性步行	借助于 AFO、手杖或独立可在室外和社区内行走、散步、去公园、去诊所、购物等活动，但时间不能持久，如需要离开社区长时间步行仍需坐轮椅

（四）精神运动康复治疗在粗大运动障碍中康复策略 [2][4]

通过设计不同运动关节、不同的运动路径、让患者应用不同的动作完成运动路径、通过各种障碍接力、接力传球等方式改善患者的身体姿势变化能力、大关节的运动控制能力，增加患者的日常生活能力和体位转换的安全性。

1. 关节活动训练

（1）双手到中位，手指相接触

患者取仰卧位或坐位，头位于中线，双手臂放松，引导患者将双手放在一起，或模仿你的动作示范，诱导患者双手到中线位，双手手指相接触。肩关节前屈，肘关节伸直向前、向上、相左、向右够取目标物。

（2）髋、膝关节在全关节范围内屈曲

患者取仰卧位，治疗师手握患者的膝部和足跟进行髋关节、膝关节的被动屈曲运动，然后在膝关节伸展的状态下屈曲和外展髋关节，拉伸内收肌群和屈膝肌群，同时还可以拉伸颈背部伸肌群。治疗师可以一手在扶住患者的髋部，一手扶住患者的肩部并向相反方向引导，牵伸躯干肌群，改善躯干周围肌群的活动能力。

（3）上肢过中线取物

患者取仰卧位或坐位，将目标物以适当的距离和角度进入患者的视线，示意患者双手过中线取物，尽量引导患者肩关节充分前屈、肘关节充分伸展。

2. 翻身训练

（1）向两侧翻身成俯卧位

患者取仰卧位，治疗师立于一侧，嘱患者对侧上、下肢抬起，并伸向治疗师方向，嘱患者躯干向治疗师侧旋转，与此同时治疗师一手放于患者肩胛骨处，一只手放于患者髂后上棘辅助患者旋转躯干，直至俯卧位。

（2）向两侧翻身成仰卧位

患者俯卧位，治疗师立于一侧，嘱患者对侧下肢后伸，靠近治疗师侧下肢前屈，嘱患者躯干向治疗师侧旋转，与此同时治疗师一手放于患者肩关节腹侧，一只手放于患者髂前上棘，辅助患者旋转躯干，直至仰卧位。

（3）向两侧翻转呈侧卧位

患者取仰卧位，治疗师立于一侧，嘱患者对侧上、下肢抬起，并伸向治疗师方向，嘱患者躯干向治疗师侧旋转，与此同时治疗师一手放于患者肩胛骨处，一只手放于患者髂后上棘辅助患者旋转躯干，直至侧卧位。

（4）从仰卧位到床边坐位

患者取仰卧位，治疗师将手从患者头下插至患者对侧肩胛骨下方，将患者头部至于治疗师前臂，嘱患者双腿抬起，患者双腿离床面时，治疗师一手抬患者肩胛部，一手将下肢向床边移动，利用双手合力完成患者体位转换至坐起。

3. 站立训练

（1）双腿负重站立训练

患者能通过各种模式获得手扶站立位后，治疗师指导患者在双足间进行体重转移训练，但脚不离开地面，不可向任何方向跨步。训练顺序可以按照双手支持、单手支持、无支持的过程来进行阶段性训练，期间可以穿插向左右方向的够物训练。

（2）单腿负重站立训练

患者站立在平地上，治疗师指导患者抬起左/右脚离开地面，并保持站立10 s。治疗师站立于患者身边，防止患者摔到的可能。可以采取双手支持、单手支持、无支持的顺序来进行训练。

4. 步行训练

（1）辅助下向前步行训练

患者取立位，治疗师在患者身后站立，双手张开，手指伸展放于患者的肩、胸部予以支持，使患者得到确实的姿势控制。

（2）辅助下向后步行训练

在臀中肌肌力存在，伸髋不受限制时，患者可以进行向后方步行训练。当患者能向前独自行走后，在能独自站立的情况下，治疗师双手扶其骨盆，让患者连续向后伸腿，做伸髋伸膝的动作。

（3）平衡杠内步行训练

患者在有支持的平衡杠内步行训练，治疗师在一旁以鼓励为主。如患者的能力较好，则可在平衡杠内让其独立行走，若患者保持平衡的能力较差，治疗师可双手扶患者的肩部使其向前移动，注意嘱患者自己调整至平衡状态，治疗师不可代替患者保持平衡。

八、精神运动康复疗法在精细运动中的运用

（一）精细运动定义：指个体主要凭借手以及手指等部位的小肌肉或小肌群的运动，在感知觉、注意力等心理活动的配合下完成特定任务的能力，

精细运动能力是日常活动能力的基础。

（二）精细运动的评估

MAS 评定法：MAS 是 Carr 等为运动再学习设计的一种评定方法，该评定的特点是：（1）评测的内容反映了日常生活的活动能力；（2）评测患者最好的执行情况；（3）只有执行的任务发生了变化才给予评分上的变化。所有的项目都给予 0 到 6 分的七个等级的评分，除肌张力外，6 分代表最好的功能。

1. 上肢功能

1 分：卧位，肩胛带前伸，上肢举起（治疗师将患者的上肢固定在该位置上，并且使肘伸直）。

2 分：卧位，保持上肢举起 2 s（治疗师将患者的上肢固定在该位置上；患者自己保持上肢处于该位置，并有一定程度的外旋；肘关节必须保持在充分伸直的 20° 范围内）。

3 分：伸肘关节，以手掌触摸前额，上肢的情况同前，治疗师可以协助患者前臂旋后。

4 分：坐位，上肢前屈 90°，保持 2 s（治疗师将患者上肢放在该位置上，患者自己保持上肢处于该位置，并有一定程度的外旋，注意肘关节伸直，肩关节不能过度抬高后撤）。

5 分：坐位，患者抬起上肢至上述位置，保持 10 s，然后放下（患者必须保持上肢有一定的外旋，前臂不能旋前）。

6 分：站立位，手扶墙壁，当向墙方向转身时，上肢保持在该位置（上肢外展 90°，以手掌平贴在墙上）。

2. 手部运动

1 分：坐位，伸腕（治疗师让患者坐于桌子旁边，前臂放在桌子上，将一圆柱体放在患者手掌中，让患者伸腕够取圆柱体离开桌面，肘关节不允许屈曲）。

2 分：坐位，腕挠侧外展（治疗师将患者的前臂放在旋前与旋后的中间位，即以尺侧接触桌面，拇指与前臂平行，腕伸位，手指握住一圆柱体，让患者将手抬离桌面，不允许肘关节屈曲与或旋前）。

3 分：卧位，肘关节放在身旁，旋前旋后（肘关节无需支撑，屈曲 90°，四分之三的范围是可接受的）。

4 分：向前够物，用双手将一直径为 14 cm 的球拣起，然后放下（球必须放在患者前面足够远的地方,以至于患者不得不充分 伸直上肢去够物;肩关节必须向前,肘关节必须伸直,腕中立或腕伸位;手掌必须与球面接触)。

5分:从桌上端起一塑料茶杯,放在身体另一侧的桌面上(不允许茶杯的形状发生改变)。

6分:拇指每一个手指连续对指,在10 s内达14次以上(每一手指依次与拇指接触,从食指开始;不允许拇指从一手指滑向另一手指或回碰)。

3. 高级手部活动

1分:拣起钢笔帽,然后放下(患者向前伸直上肢,拣起钢笔帽,然后放在靠近自己身体处的桌面上)。

2分:从一个杯子中拣起一粒豆形软糖,然后放到另一个杯子中(茶杯中放8粒豆形软糖,两个茶杯离患者均等同患者上肢的长度,左手从右侧的杯子中拿豆形软糖,然后放在左侧的杯子中)。

3分:画水平线至一垂直线10次,20 s内完成(至少有5条线与垂直线接触且在垂直线处停止)。

4分:拿铅笔在一页纸上快速点连续的点(患者5 s内每一秒至少点2个点,患者自己独立地拿起笔,握笔,象写字一样地拿笔,患者必须是点点,而不是笔划)。

5分:拿调羹将水送到嘴里(不允许低头去够调羹,也不允许将水洒了)。

6分:拿起梳子梳头后部的头发。

4. 偏瘫手的功能评定

(1)评定内容

①用健手拿剪刀剪信封时,患手能帮助固定信封

②用患手悬空拿着钱包,用健手拿出硬币,包括开合上拉锁

③用患手打伞,要持续10 s以上垂直支撑

④用患手拿着没有经过特别加工的指甲刀(10 cm)剪健侧指甲

⑤用患手系健侧袖口的扣子。

(2)评定标准

①失用手　5个动作均不能完成;

②辅助手C 5个动作只能完成1个;

③辅助手B 5个动作只能完成2个;

④辅助手A 5个动作只能完成3个;

⑤实用手 B 5 个动作只能完成 4 个;

⑥实用手 A 5 个动作均能完成。

(三)精神运动康复治疗方案在精细运动中的康复策略

训练原则:主要通过对指对掌运动、张开／捏紧拳头、弹钢琴、投硬币、叠杯子、造型模仿、穿珠子等训练方式,改善患者眼－手协调能力,改善患者注意力和专注力。

1. 上肢活动能力训练:

(1)抓笔

患者坐于桌旁,将钢笔置于患者胸前 30 cm 处,嘱患者抓取钢笔。

(2)伸手抓纸

患者坐于桌旁,距患者手 20 cm 处放一张纸,嘱患者将纸拿起。

(3)双手合握

患者坐在桌旁,将一方木块放在患者手中,嘱其双手合作拿取方木块。

(4)指出自己身体部位

嘱患者取坐位,面对检查者坐在桌旁,嘱患者用手依次去触及自己的身体,包括左右眼、耳、鼻、口等。

2. 执行能力训练:

(1)插排小木桩

患者坐在桌边,将一块插有小木桩的木钉板放在患者面前,让患者将小木桩插入木钉板上。

(2)敲桌子

患者坐在桌边,用手指或拳头敲击桌面 1-3 次,接着嘱患者做同样动作。

(3)拍手

患者坐于桌边,检查者边拍手,边对患者说:"像我这样拍拍手",。

(4)翻书

患者坐于桌边,把书放在患者面前,说:"一页一页翻书。"

(5)解／系纽扣

检查者示范将三粒纽扣解开,然后将系好的纽扣放在患者面前的桌上,检查者指着纽扣带说"解开所有纽扣,越快越好",接着让患者练习系上纽扣。

(6)在线条间涂色

患者端坐于桌边，放一支彩笔和纸在患者面前的桌上，检查者用笔画出两条平行线，引导患者在两条线之间涂满颜色，不要涂出线。

3. 手眼协调训练：

（1）手指触摸小球

患者端坐在桌边，检查者坐于桌旁。将几只表面不同质地小球放于桌上患者可及处，让患者触摸小球，感受不同质地小球。

（2）将小球放入瓶中

患者坐在桌边，在患者面前的桌上放一个无盖的空瓶和数粒不同颜色小塑料球，示意患者捡起小球放入瓶中，可以嘱患者按不同颜色顺序或数量的小球放空瓶中以增加难度。

（3）将方木放入盘中

患者坐于桌边，准备好标有数字1-9的9块方木和1个盘子，嘱在患者把标有指定数字的方木放入盘中，然后取出放回原处。治疗师边指方木边指盘子，引导患者做相应指令，可以嘱患者按一定数字顺序完成动作以增加难度。

（4）搭积木

患者坐在桌子边，准备好数块方木，治疗师在患者的注视下将数块方木一块一块整齐堆叠起，保留3秒后推倒，然后让患者重复同样动作。

患者坐于桌边，将数块方木放在桌上，治疗师抬高手以便患者仔细观察，在底层将数块方木排成一行，再将另几块方木放在底层的前几块方木上，然后推动整行方木向前走，嘱患者做同样动作指令。

（5）画竖/横线

患者面对桌子坐在治疗师对面，治疗师示范用一只笔在纸上画二条垂线，然后把纸和笔放在患者面前，指令患者画出同样的线条。

放一支笔和纸在患者面前的桌上，给其展示卡片上写上"十"字，然后把卡片放患者可清晰看到的地方，治疗师边指卡片上的"十"字，边引导患者写出同样的字

（6）折纸

向患者出示对折两次的纸，再给他另一张相同大小、颜色的纸，让他模仿折叠。

九、时间和空间理论

我们都生活在一定的空间和时间里，我们感知到我们所处的空间和时间，同时

空间和时间组织着我们的身体,给我们的感知觉和行为提供了一个参照框架。空间用以描述物体的位置;时间用以描述事件之间的顺序。空间和时间主要通过它们与物体运动的各种联系而表现出来。当我们对空间或时间的感知发生障碍时,我们就失去了空间或时间中的自我参照框架。精神运动康复学关注的正是人对空间或时间的认知障碍以及如何恢复时空对我们感觉运动及精神的支持功能。

（一）空间的概念

1. 什么是空间

空间指在环境中定位、定向、组织、位移或构建想象世界。空间回答了"我在哪里,处在什么样的环境,可以移动去哪里,能感受到的距离有多远"等问题。

空间不只是一个抽象的概念,它还是实实在在的物质存在。空间是生命适应环境的基本要素,空间让人在环境中判断自己的位置,在空间中活动并组织自己的动作。空间是一种距离,将自我与他人、物体隔离开来,是关系和沟通的载体。

人类对空间的认知形成是一个逐渐演变的过程。我们从婴儿时期开始构建对空间的认知,起初是围绕自己的身体,将自身作为认知的中心点,以此构建对空间的表征和自我对空间的知觉。出生后婴儿对空间具有"马赛克"样的知觉,婴儿的感官独立地感知着空间,4~5个月时,对空间产生新的知觉,可以感知到空间中的物体及它们所处的位置、周围的环境等空间特性。2~3岁儿童便开始以自己的身体为中心构成一个以自我为中心的空间。可见,初始对空间的知觉是渐进的、演变的、动态的。大约从8岁开始儿童的空间表征独立形成,即对空间的感知不再以自我为中心,可以利用身体外面的标记构建自己的空间。

2. 空间参照系的概念

参照系即为了表达一个物体在空间的位置,选择参考体,与参考体相关联的整个延伸空间,称为参照系。而参考体是用来确定物体的位置和描述它的机械运动而选作标准的另一个物体,我们在空间中通常按照实际情况选取适当的参考体。例如当我们要走向餐桌时,我们下意识地将餐桌作为参照,大脑和视觉系统不断评估着我们的身体与餐桌间的空间距离,改变自己的肌肉力量及调整运动协调性,并改变走路的速度,到达餐桌前双腿即停止步行。再如发射火箭,当火箭从地球表面起飞时,就是把地球选作参照以描述火箭在空间的位置。

人类在空间中的参照系常分为以自我为中心的参照系及以外部为中心的参照系。

我们在婴儿期只能以自我为中心作为参照系，判断外界的人或物在自身的空间位置。如妈妈在我的前面拍手要抱我，我的旁边有人朝我微笑。随着成长，大约2岁半时婴儿的感知觉得以发展，可以以外部为中心作为参照系，例如把玩具放进盒子里，拿出盒子外，即是以外部物体盒子为参照，判断玩具的空间位置。贝尔托认为我们具有将用作参照的物质要素统合进自己身体的特点。这是额外的空间，如同身体空间的拓展，人类可以使用以自身之外的人或物作为参照系，表明人可在精神上操纵身体，形成相互关系。

3. 空间定向

空间定向是指有机体在所处环境中正确辨识方向、感知空间的知觉反应或能力。人类能正确辨认其所处环境中的地点、自己所处位置与周围环境的关系，以及相互间的空间关系，知道自己当前与周围物体的位置等，这些都是空间定向的范畴。

我们的大脑不仅能辨别物体各自的空间方位，也能记住环境中各种物体相对的位置。有空间定向障碍者不知道自己身在何处、不知道如何出门、离开后找不到原来位置，常伴有记忆减退等症状。认知障碍的患者出现空间定向障碍时常不知道自己身在哪里，忘记自己从哪里来，要到哪里去，自身所处的环境中有哪些障碍物等等。

4. 空间感知

空间感知是指人对事物的大小、比例等空间结构的感知觉，空间感知障碍即这种对空间结构的认知发生障碍。具体来说，如看客观的物体形状比实物大得多或比实物小得多，即视物显大或显小。如看到人的脸变形或物体形状改变，把远物看得很近或把近物看得很远，这些都是对空间的感知发生了障碍。

（二）时间的概念

1. 什么是时间

时间是人类意识抽象出来的概念，是人类用于描述物质运动过程或事件发生过程的一个参数，是物质运动变化的持续性、顺序性的表现，它对应的是宇宙的演化和意识观念的统一，没有物质变化就没有所谓的时间，时间更多的存在于我们的观念里。

时间与空间密切不可分割，我们的动作或行为都是在一个既定的时间和空间里进行的。空间是物质存在的表现形式，时间是物质运动变化的表现形式。时间和空间紧密交织在一起。从这个意义上来讲，时间也是物质。不管是空间还是时间都离不开物质以及物质的运动变化。

人类对时间的感知大概经历了以下过程：从胎儿期开始，我们在母体内经过睡眠－清醒、吞咽－排泄等循环,感知生物钟关系。0~2 岁,婴幼儿的随意动作越来越多、越来越长,逐步整合成一系列受控的动作序列,具备了统合动作的时间性。5 岁时可以适应一定的节奏,按照节奏拍手或行走,与感知觉构建成一系列关联,形成对时间的初步感知。随着成长,儿童对时间、节奏、速度等时间表征之间联系的知觉和理解更加丰富和成熟,能将时间结构化,在大脑中形成抽象的时间观念,能表示事件发生的时间和再现事件。

2. 时间的特点

时间有三大特点:顺序性和连续性,期限性,持续性和不可逆性。这些特点是时间结构的基础,在个体的感知觉中统合,也在个体的精神层面整合。时间的三大特性可以表现为一系列顺序性事件或两件事之间的时间间隔,亦或是事件的延续。

（1）时间的顺序性和连续性

我们每天经历着一些同样的事件,如早晨起床后先洗漱,后吃早饭,又如我们回家走到家门口,会先拿出钥匙开门,然后推门进入。当我们重复着同样的事件或按照一定的序列完成某件事情时,个体就感知到了时间的顺序性和连续性。

（2）时间的期限性

时间的期限性是指两个时间标记之间的时间长短,既可以是某一行动的开始和结束之间的时间,也可以是两个不同的行动之间的时间长度。如从考试开始到结束的时间长度,又如从吃晚饭到睡觉之间的时间间隔。这样的时间长度或间隔即是时间的期限。时间的期限性是客观的,也是主观的,可能我们的情绪或情感的变化而感知时间的长短不一。

（3）时间的持续性和不可逆性

时间的持续性是指时间在一刻不停地流逝,不以个人意志或客观事件为转移,不会停止或中断。如不可能让时间中止在某些让我们愉快的时刻。时间的不可逆性是指时间不可能后退,如人随着时间而衰老,不可能回到年轻时期,愉快的假期过去了不可能再从头开始再度过一次。所以,时间不会中断,也无法后退。

3. 节奏——时间特殊的表征

节奏是一种特殊的时间表现形式,是自然、社会和人的活动中一种与韵律有关且有规律的时间变化。在时间里某些事件或事件序列定期重复着,用循环、反复等形式把各种变化因素加以组织,构成前后连贯的有序整体即节奏。

生活中我们可能会面对很多节奏,有自身的节奏,也有外部的节奏。如自身心跳的节律、荷尔蒙周期、睡眠 – 觉醒周期等就是自身的节奏。如昼夜更替、季节变换，周中 – 周末的循环等就是外部的节奏。

循环、节奏给我们对时间一定的控制感，让我们了解循环、规律、周期。人类适应环境需要适应节奏，除了适应自身的节奏外，也要适应社会的、集体的或职业的节奏。可以说，节奏贯穿了我们的生命周期。

4. 时间定向

时间定向是指个体对自身当前所处的时间或对时间特点的认知。如判断当前的时间、日期、季节，以及识别昼夜、晨昏等，都是对时间的定向。个体在已有经验的基础上，利用各种参照系提供的线索来进行时间定向。如利用气温的信息可知道冬夏，利用光亮的信息可知道昼夜。

当对外界时间或自身时间状况的认知能力丧失或认识错误时即发生了时间定向障碍。正常人既能借助计时工具精确判断当前的时间和日期，也能通过自己的生理节律性信息大致知道当前的时刻。而时间定向障碍者则不能准确认知当前的时间，如血管性痴呆患者或阿尔茨海默病认知障碍的患者，当被问及"您知道今天是哪一年吗？几月几日？"时，这些患者往往回答错误或者回答不出，对时间的定向力发生障碍使他们已经不能形成时间的抽象观念。

5. 时间感知

人们对时间的知觉方式有差别。一方面，时间是客观的，不以人的意志为转移。比如钟表在滴滴答答转动提示时间逝去，又如昼夜更替、季节变换提示时间流逝。另一方面，我们的主观意识会影响我们对时间的感知，因此时间又是相对主观的，比如观看无趣的电影时觉得时间过得好慢。久别重逢时又觉得时间过得飞快，美好时光转瞬即逝，相逢不久就要离开。

（三）时空相关的精神运动康复学

时空要素是一个不可分割的整体，思想和行动被组织在一个既定的空间里。空间和时间组织着我们的身体，为我们的感觉、知觉、动作和行为提供一个参照框架。

时间和空间也组织着我们的精神，精神运动康复关注的正是时空对感觉运动和精神支持的双重功能。精神运动康复学对时空较为关注的是：空间和时间与我们的大脑之间存在关系上的连接。时间、空间作为一种信息进入大脑，产生某些精神意识的表现，而个体会整合这些精神意识表现产生特定的认知，这些认知使个体在时空中组织自我的行为、感知觉和精神状态。这种连接与我们大脑中的海马区域有关，海马在形成记忆、理解空间和时间方面有重要作用，它可以整合空间、时间和记忆。

认知障碍的患者存在严重的时空紊乱，时间感、空间感混乱，内、外概念混淆，再加上对物品的识别障碍进一步造成混乱，因为无法辨别，没有标志物，会进一步加重患者的时空组织障碍。空间感不仅是自身周围的空间，还包括如何使用空间中的记号、物品、标志物进行定位。定位的物品一旦失去意义，认知障碍患者不再理解它们的意思，不再知道该如何运用它们的时候，患者就失去了坐标，无法定位自我。这其中的原因可能是因语义记忆和情节记忆受到了损伤。

精神运动康复学正是针对这样一系列时空紊乱或时空障碍相关的问题，将个体置于时空环境中、置于特定的情境中，观察身体与环境的互动关系，分析个体在环境或情景中，为达到某个目的，发生了哪些障碍，出现了哪些身体表征，通过重新建立个体与目的的关系，使个体再次或部分适应时空环境。

1. 空间布置

精神运动康复治疗师在进行治疗前对空间布置有一定要求，常会根据患者的不同特点选择不同的空间布置，如对于时空认知障碍的老人在空间布置上可放置一些旧物件如老式的收音机、钟表等，有助于帮助个体恢复内在对时间的记忆。放置一些亲人的照片，可激发个体的程序性记忆。空间布置还可以让个体进行各种体验，缓解这些认知障碍老人的焦虑或不安情绪，感知周围的环境。

2. 时间组织

精神运动康复治疗师观察个体内在的节奏如睡眠－觉醒周期、激素周期，观察个体对事件序列的连续性和顺序性，观察个体对外在时间的感知觉、时间的定向力以及对时间的组织能力。如认知障碍的老人进食过程中，他是否能自己拿起勺子，勺子有没有掉落，吃饭能否慢慢来，是否不管嘴里的食物有没有下咽仍不停地急速塞进嘴里。进食吃饭这个过程需要对时间有组织力、有掌控感，从观察中我们也可以看到这些老人有没有运用障碍。

3. 空间组织

精神运动康复治疗师需要观察个体对空间的表述是否正确，观察以自身作参照和以外部作参照时个体是否有空间障碍。如空间认知障碍的老人要出门去银行，途中有障碍物时，个体是否能准确地绕开，并且是否能记住自己要去的地方和回家的路线。治疗师要关注个体在空间环境中的空间运用能力是否有障碍，观察个体与其目的之间的关系是否协调。

4. 时间障碍的精神运动康复训练

精神运动康复治疗师可以通过时间定向训练来强化患者的时间概念。时间定向是基础的时间元素。精神运动康复治疗师可以从相对简单的时间定向开始,如:(1)治疗师提问:"您知道今天是哪一天吗?现在是几点钟?"阿尔茨海默病患者常回答不正确,如回答:"我今年28岁,现在是1967年"(其实他已经80多岁了),这个时候不需要特别纠正,因为他们常生活在自己的世界中,可能已经无法理解当前的时空。如果我们一味强调他们错了,反复告知他们现在所处的年代、时间,可能只会加重他们的时空混淆,因为他们也许已经无法理解,这个时候我们只要理解他们所处的时空就行了。(2)抽象的时间可以具体的表示,用可视化手段让个体感受到时间的流逝,如计时器或沙漏就是很好的工具,可让个体直观的感受到时间的长短和消失。(3)在项目中加入"先、后"的顺序来巩固时间概念,如画画时先准备好纸和笔,接着拿起笔,然后画画,运用这些顺序性事件来强化时间的概念。(4)运用节奏来加强对时间的感知。我们以一定的节拍,拍手或击掌,通过调整节拍的快、慢,拍手时间的长、短来使个体建立对时间的感知。

5. 空间障碍的精神运动康复训练

精神运动康复治疗师可以通过空间定向定位训练来强化患者的空间概念,从静态的训练到动态的训练逐步展开。如静态的训练有:(1)让个体以自身作为参照,指示自身的左侧、右侧在哪里,将手放在自己的头上、放在腹部,指出在自己身体近处的物品,远处的物品。(2)借助外界的物体强化空间概念,如指示桌子的上方、下方在哪里,将勺子放在两个碗之间,将一条绳穿过一个铁环等。

通过静态训练,在个体掌握了时空的基本概念之后再进行动态训练治疗。动态的训练有:(1)告知个体将手臂向指定方向移动,同时还可以锻炼身体的姿势,调节肌力、肌张力。(2)指出需要的物品在什么地方并移动至物品处,或指示"请您向左转,走到房间的左边,坐下来"等。这些都是通过动态的训练使个体对空间进行组织并达到适应的目的。

十、精神运动康复疗法对于协调性的训练

人体进化到今天,协调性的进化已经全部完成,协调功能是人体自我调节,完成流畅、准确、有控制的随意运动的一种能力,所完成运动的质量应包括按照一定的方向和节奏、力度和速度,达到准确的目标。婴儿在成长的过程中,协调性逐步完善,

认知障碍患者在病程的进展中,协调性逐步下降,直至完全消失。

协调性是正常运动的最重要组成部分,也是体现运动控制的指标。即使是很简单的动作也需要许多肌肉的参与,这些肌肉就是协调性完成的物质基础,不同的肌肉在动作的不同阶段分别担任主动肌、协同肌或固定肌的角色。协调功能主要协调各组肌群的收缩与放松。动作过程是否准确、流畅取决于这些肌肉在速度、幅度和力量等方面的密切协调,同时体现神经系统在不同时间内对各肌肉运动单位的动员数目和冲动频率的控制作用。协调功能与平衡不同,必须集中注意力在多种感受器的共同参与下完成。

(一)协调运动控制的神经生理学基础

协调运动控制的神经生理学基础包括神经反射,也称为反射运动,是一种简单运动,经过综合、统一,并受大脑中枢指令的调节才逐步形成复杂运动。所有的运动都经过中枢的调节和统一,才能进行完整和复杂的运动。

大脑基底节对抑制性运动起着重要的调节作用,基底节的功能相当于"运动程序发生器",与可随意控制速度的平稳运动的产生有关,对肢体、躯干和头部的运动有重要作用,基底节可增强运动皮质的激活,又可制止运动皮质的激活。它使皮质发动的运动形式与各种感觉信息相协调而产生正确的眼球和体轴朝向反应。基底节损害患者的运动障碍表现是多方面的,如认知障碍患者协调性降低,主要影响患者从卧位或坐位立起时容易跌倒,或在站位的开步行走、转身、停止走动以及卧位时的翻身等出现障碍。病人可出现重复固定的运动模式,表现为模仿动作、重复动作、重复言语和持续刻板的行为。临床上有时被误认为是精神障碍,使用抗精神疾病的药物治疗。

小脑一方面对由大脑皮质编制程序和发动的运动进行调整;另一方面,对不能通过反馈进行及时调整的快速运动进行预编程序。小脑损害时的运动症状之一即产生和调节快速运动发生缺陷,表现为动作发动减慢,动作幅度障碍,以及快速交替运动障碍等。

大脑皮层的运动控制作用:人体所有的动作都是通过肌肉收缩发生的,但是在进行随意运动时,只是意识到行动的目的,而对实现这个行动过程中各个肌肉的收缩并不自觉。越是完善的动作,其执行过程越不为意识所察觉。随意动作的发生是大脑皮质按一定时空构型进行处理的结果。经过皮质广泛区域大量神经元的活动后才产生有关动作的指令,最后集中至运动皮质,运动皮质选择性地调节那些需要本体感觉信息参加的动作。

感觉传入对运动控制的反馈：所有运动都是在一定姿势和体位上发生的，为了进行正确的运动，个体必须掌握头、躯干和各个肌体原来姿位的位置，这主要依赖于外周传入的感觉信息。因此，运动与感觉传入联系密切不可分割。由某个特定动作所引起的本体感觉信息又反馈传入运动皮质，调节有关神经元的放电，从而改变这个动作或使之更为完善。

（二）精神运动康复疗法对协调性的评估

使用 EGP 量表进行协调性的评估，见前文 EGP 量表。

（三）精神运动康复疗法对协调性的训练

协调性的一般训练：

1. 眼手协调：双手分别向箱子里投球（让老人感知球的大小、重量），再换另外一只手重复一次。

2. 眼脚协调：设定前方距离并摆两个立锥作为门柱，老人向 2 个门柱中央投球，投入为正确，再用脚踢球，踢入球门为正确。

3. 空间障碍时的协调训练：

① 方位的强化，向老人的身体左右侧投球，以自己身体作为参考进行空间定位训练，也可以让老人坐着并给其口令，让其手臂往左右上下前后伸展。

② 对外部物体的定位，指出在近处、远处、旁边的物品，训练空间概念。设计训练路径，让老人在物体之间穿过或绕过，训练其空间协调性。

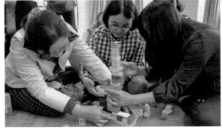

图3-9　协调性一般训练（自摄）

③ 通过简短询问判断有无时空紊乱，训练的方法是在治疗训练方位定位同时也进行身体姿势的调整。

④ 治疗师让老人去指出或治疗师问老人"桌子在您什么方位"，或在纸上指出物体方位，也可通过走迷宫的形式训练老人的定位和协调性。（图 3-9，图 3-10）

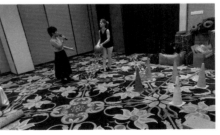

图3-10　协调训练（自摄）

静态协调：

请老人坐在扶手椅上：

（1）脚底感官刺激：用不同质地的球刺激脚底，改善脚底敏感度，同时询问患者："知不知道脚底的小球的质地怎么样？扎不扎脚？"

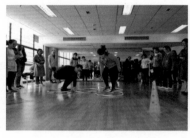

图3-11　协调训练1（自摄）

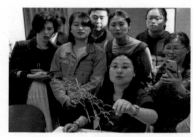

图3-12　协调训练2（自摄）

（2）推杆子：两个人对坐，双手持杆，从后向前推，左右推，对推杆子（横放、竖放），给患者指令，保持姿势不变，训练双上肢的协调性。（图3-11，图3-12）

（3）训练轴心变化：用飞盘设计不同的训练路径，左右抬腿，保持平衡，绕过飞盘或者站在飞盘上，训练双下肢的协调性。

（4）静态站姿：站立双腿重心转移，同时闭眼→睁眼，可以直立借助扶手左右移动，垫起脚尖站立，训练静态的协调性。

动态协调：

（1）设计明确起始点，用两条线作为老人开始动作的起终点，设计路径，可以从坐姿开始，由易到难。

（2）让老人在地板上行走，或在训练路径上行走，调整步幅、步距，如果发现老年人有平衡障碍，可以借助双杠行走，锻炼协调性。

（3）设计训练路径，使用呼啦圈、传球、定点扔沙包、套圈，挥舞彩带来训练眼手协调性，也可以坐在地板上训练，训练老人的空间协调意识。（图3-12）

（4）带领老人上、下不同质地的台阶，也可以分别用左右腿训练重心的转移。

（5）在不同质地地毯上刺激脚底，走不平的路促进行走姿势的调整，注意防止跌倒。

协调性的训练可以是多样的，根据患者的情况制定具体的训练方案，并在治疗中不断调整训练方案才能达到训练的效果。

十一、记忆力障碍及康复实践

我们都曾经历过这些失忆的事情：忘记某个人的名字，忘记钥匙放哪儿了，或者忘记我们到底有没有锁门。回头就忘事的情况太正常不过了。但是，如果哪天忘记了怎么算零钱，怎么打电话，或者干脆找不到回家的路，那就说明你可能有比较严重的记忆障碍了。

认知是机体认识和获取知识的智能加工过程，涉及学习、记忆、语言、思维、精神、情感等一系列随意、心理和社会行为。认知障碍指与上述学习记忆以及思维判断有关的大脑高级智能加工过程出现异常，从而引起严重学习、记忆障碍，同时伴有失语或失用或失认或失行等改变的病理过程。认知的基础是大脑皮层的正常功能，任何引起大脑皮层功能和结构异常的因素均可导致认知障碍。由于大脑的功能复杂，且认知障碍的不同类型互相关联，即某一方面的认知问题可以引起另一方面或多个方面的认知异常（例如，一个病人若有注意力和记忆方面的缺陷，就会出现解决问题的障碍）。因此，认知障碍是脑疾病诊断和治疗中最困难的问题之一。

临床表现

1. 感知障碍，如感觉过敏、感觉迟钝、内感不适、感觉变质、感觉剥夺、病理性错觉、幻觉、感知综合障碍。

2. 记忆障碍，如记忆过强、记忆缺损、记忆错误。

3. 思维障碍，如抽象概括过程障碍、联想过程障碍、思维逻辑障碍、妄想等。

上述各种认知障碍的原因是多种多样的，除器质性疾病原因外，大多由精神疾患所致，如神经衰弱、癔症、疑症、更年期综合征、抑郁症、强迫症、老年性痴呆、精神分裂症、反应性精神病、偏执型精神病、躁狂症、躁郁症等。

（一）记忆力

记忆力（the faculty of memory; the ability to memorize）是识记、保持、再认识和重现客观事物所反映的内容和经验的能力。

1. 相关定义

记忆是人类心智活动的一种，属于心理学或脑部科学的范畴。记忆代表着一个人对过去活动、感受、经验的印象累积，有多种分类，主要按环境、时间和知觉来分类。

（1）在记忆形成的步骤中，可分为下列三种信息处理方式：

① 译码：获得信息并加以处理和组合。

② 储存：将组合整理过的信息做永久纪录。

③ 检索：将被储存的信息取出，回应一些暗示和事件。

记忆是客观存在，是物质或物质系统变化的痕迹的即时状态。事实上，最早的记忆是大自然的记忆，但人们习惯于大脑的记忆。可以认为大脑记忆是大自然记忆中的特殊部分，故记忆可分为广义记忆和狭义记忆两大类。广义记忆泛指大自然的记忆和生命体活动的记忆，狭义记忆单指大脑的记忆。根据人类的约定俗成，狭义记忆简称为记忆。

记忆作为一种基本的心理过程，是和其他心理活动密切联系着的。在知觉中，人过去的经验起着重要的作用，没有记忆的参与，人就不能分辨和确认周围的事物。在解决复杂问题时，由记忆提供的知识经验起着重大作用。认知心理学家把记忆的研究提到了重要的位置，其原因也在这里。

（2）记忆按方式可分为概念记忆和行为记忆。

① 概念记忆：所谓的概念记忆，就是对某一事物的回忆。如科技是第一生产力，大象的体重很重等，这些只是概念上的回忆。

② 行为记忆：所谓的行为记忆，就是对某一行为、动作、做法或技能等的回忆。这种记忆极少会忘记，因为都涉及具体行动的，如踩单车、游泳、写字或打球等。这些记忆或许很久不用的话会生疏，但极少会遗忘。

人的大脑的记忆能力相当于 1500 亿台电脑（平均每台存储 80 G）的存储量。所以如果人们觉得记东西难，可能只是困、累或精神不佳。

人们在漫长的社会生活与学习中需要记忆来学习和工作，但人的记忆却因个体差异不同，其记忆的好坏也不同。根据学术界对记忆的一般性结论，人记忆力的好坏有很大差距，这种差距通过人的记忆分类我们就更容易看清。

（3）对记忆最基本的、也是被广泛接受的分类，是根据记忆持续的时间将其分为三种不同的类型：感觉记忆、短时记忆和长时记忆。

① 短时记忆：短时记忆模型在过去 25 年里面为"工作记忆"所取代。由三个系统组成：空间视觉形成短期视觉印象，声音回路储存声音信息，这可以通过内在不断重复长时间存在，中央执行系统管理这两个系统并且将信息与长时记忆的内容建立联系。

② 长时记忆：记忆的内容不但按主题而且按时间被组织管理。一个新的经验，一种通过训练得到的运动模式，首先去到"工作记忆"作短期记录，在此信息可以被快速读取，但容量有限。出于经济原因考虑，这些信息必须作一定清理，重要的或者通过"关联"作用被联想在一起的信息会被输送到中长期记忆，不重要的信息会被

删除。

记忆内容越是被频繁读取,或是一种运动被频繁重复进行,反馈就越是精细,内容所得的评价会提高,或是运动被优化。

③ 感觉记忆:不重要的信息会被删除,或是另存到其他位置。记忆的深度一方面与该内容和其他内容的连接数目有关,另一方面与情感对之的评价有关。

记忆的主观感受

一维记忆—语言文字记忆:听觉构成的线性记忆。

二维记忆—图形图像记忆:由视觉余光构成的近似直角坐标系的记忆。

黎曼记忆—肢体空间记忆:皮肤构成的意识地图记忆。

理性记忆—透明抽象记忆:由于氧族元素临时的褪色反应在大脑中构成的意念透明感。

感知器官

视觉:视网膜中心凸起的极坐标区域—后脑勺皮层

触觉:视网膜直角坐标系,皮肤,生殖器—小脑、脑干、垂体

听觉:左右耳蜗—丘脑

嗅觉味觉:脑干

记忆的分类

科学家们根据信息论的观点,以及记忆过程中信息保持的时间长短不同,位置不同,将记忆分为短期记忆(丘脑,一天之内)、工作记忆(屏状核,稀疏储存 3 年时间轴的长度)和长期记忆(大脑皮层,永久不消失)三种不同的大脑记忆类型;血液记忆(情绪)、肌肉记忆(技巧)、脂肪记忆(大网膜,感情)三种身体储存的记忆类型。

意识类型

按心理活动是否带有意志性和目的性分类,可以将记忆分为无意记忆和有意记忆(其中的"意",心理学上的解释是指"意识",意识问题很复杂,我们在这里将他解释为"意志性"和"目的性",仅为了掌握)。结合记忆过程,还可以进一步分为无意识记、无意回忆、有意识记和有意回忆四种。

① 无意记忆的四个特征:一是没有任何记忆的目的、要求;二是没有做出任何记忆的意志努力;三是没有采取任何的记忆方法;四是记忆的自发性,并带有片面性。

② 有意记忆相对于无意记忆,也具有四个特征:一是有预定的记忆目的和要

求;二是需要作出记忆的意志努力;三是需要运用一定的记忆方法;四是具有自控性和创造性。

无意记忆和有意记忆是相辅相成的,并在一定的条件下可以相互转化。也就是说,无意记忆可以向有意记忆转化,有意记忆也可以向无意记忆转化。这些条件包括:第一,实践或认识任务的需要是两者相互转化的根本条件。第二,信息强度的变化是转化的重要条件。第三,人的主观处于何种状态是转化的重要条件。第四,所掌握的记忆技能的熟练程度是转化的必要条件。第五,精神高度集中,继而思想放松,常常是有意记忆向无意记忆转化的有利时机。

2. 如何提高记忆力

在日常生活中提高自己记忆力的办法其实是很多的,重要的是你要做个提高自己记忆能力的有心人,在任何场合都形成习惯记忆。我们可以从以下 15 个要点着手,结合自身的实际情况加以改进和完善。

(1)平心静气。在日常生活与学习中都保持一种让自己平心静气的心态,更多的时候是让自己的大脑安静。

(2)调整自己大脑的工作和休息时间,让大脑得到充分的休息,疲劳会降低大脑的工作效率。

(3)树立自己记忆优良的信心,并时时提醒自己要记住必须记住的东西,必须坚信自己"一定能记住"!

(4)要学习和找到一套适合提高自己记忆力的方法,加之必要而又经常的训练再训练,提高再提高。

(5)要保持对世界充满强烈的爱好与兴趣,兴趣是记忆的第一推动力。对被记忆的对象要象对待自己的"情人"一样有足够的兴趣。

(6)强烈的愿望和刺激可以促进自己的记忆。

(7)要在自己的工作与生活中建立与愉快事情相联系的记忆。

(8)让自己的心态永远年轻,保持年轻的状态,刺激可以促使自己脑细胞变得敏锐和年轻。

(9)学会一种或多种观察能力,敏锐的观察力能够帮助我们记忆。

(10)要站在对方的立场上考虑问题,在记忆中尤其如此。要在充分理解的基础上记忆对象。

(11)开发自己的右脑,把记忆对象形象化有助于记忆。

（12）掌握歌诀或口诀记忆知识，把互不关联的记忆对象编成歌诀有利于记忆。

（13）学会特征记忆技巧，找到记忆对象的特点，辨别出其特征有助于记忆。

（14）学会整理和分类，适当的分散记忆（化整为零）有时比集中记忆效果好。

（15）充分运用人自身体的五官功能，调动身体各器官协同记忆。

3. 预防记忆力衰退

（1）多听音乐帮助记忆

保加利亚的拉扎诺夫博士，以医学和心理学为依据，对一些乐曲进行了研究，发现巴赫、亨德尔等人的作品中的慢板乐章能够消除大脑的紧张，使人进入冥想状态。他让学生们听着节奏缓慢的音乐放松全身的肌肉，合着音乐的节拍读出需要记忆的材料。学习结束之后再播放 2 min 欢快的音乐，让大脑从记忆活动中恢复过来，很多试验过这种方法的学生都觉得记忆效果很好。

（2）背诵经典提高记忆

我们知道，人常常在看书和学习中甚至是休闲时会背诵一些名篇、成语、佳句、诗歌短文、数理公式、外文单词和技术要领知识。这是锻炼记忆力的"硬功夫"呀！马克思青年时就是用不熟练的外文背诵诗歌锻炼自己的记忆力。每天坚持 10 至 20 min 的背诵，也能增进记忆力。

（3）身心运用记忆效率高

科学证明，正确的重复是有效记忆的主要方法，特别是人在学习中通过自己的脑、手、耳、口并用进行知识记忆时，记忆的效率高、效果好。当你记忆时，应该用脑想，同时也要口念，手写，在学习中不知不觉地调动自身更多的记忆"通道"参加记忆，这样使自己的记忆痕迹加深，记忆效果当然更好。

（4）奇思怪想强记忆

我们在学习与看书时往往对一些数字、年代不易记住。如果你善于联想记忆便好记了。如桩子表和房间法或叫罗马房法和图像字法，是联想法的具体化。你可以将桩子或房间用来当成图像的存放处，原理就是让要记忆的东西来跟已知的东西做连接。原来的东西就叫"桩子"，把新的要记忆的事物与桩子连接，此法用于大量数据和外语的记忆。

（5）多咀嚼能增强记忆力

科学证明，人的咀嚼是能有效防止记忆衰退的方法之一。有人认为，其原因在于咀嚼能使人放松，如果老人咀嚼得少，其血液中的激素就相当高，足以造成短期记忆力衰退。我们在观察人群时发现，经常咀嚼的人牙齿好，吃饭更香，学习能力和记忆能力也随之增强。又如美国人最爱咀嚼口香糖就是例证。

（6）女人唠叨助长记性

唠叨，在某种程度上帮助女性延长了记忆和寿命。唠叨在语言运用中也是重复说某一件事情某一个人，经常的重复当然会加深唠叨的人对某一件事或某一个人的关注和记忆。专家认为，女性比男性更乐于与人言语交流，男性进入老年期后沉默寡言者居多。而言语是不可或缺的心理宣泄方式，可防止记忆衰退。

（7）巧妙饮食助记忆

摄取适量的"健康油脂"可减少血栓的发生，例如橄榄油、鱼油是维持血液正常循环的好选择，含有丰富维生素、矿物质的蔬菜水果也是保持健康的上佳选择。有不少人不是记忆不得法，而是大脑中缺乏记忆信息传递员——乙酰胆碱。如果经常吃上述食物，便可极大地改善记忆力。

（8）爱玩耍的人记忆力强

人的躯体活动能改善健康情况，精神活动则能减轻记忆力衰退。特别是那些爱玩、爱活动的人兴趣广泛，涉猎众多，知识面广，记忆力也强。科学证明跳舞、读书、玩纸牌、学外语等活动项目都能在不同程度上增加神经突触的数目，增强神经细胞间的信号传导，巩固记忆。

（9）运动健身可防止记忆衰退

一般情况而言，身体健康、爱好体育运动和热爱生活的人，精力充沛，学习力强、记忆力当然也强，人们在锻炼身体时可以促进大脑自我更新。专家认为，长期的心血管运动可以减少因年龄增长出现的脑组织损失，可以减轻记忆力衰退。多项研究表明，要保持大脑活跃只需经常运动。一周锻炼 3~4 次的在校儿童，在 10 岁或 11 岁时考试成绩一般都较高。经常走路的老年人在记忆测试中的表现要比那些惯于久坐的同龄人好。运动是通过向消耗能量的大脑输入额外的氧气以增强智力。运动是男性提高记忆力的重要途径，就像女性更乐于与人言语交流一样，雄激素决定了男性更热爱运动。

最新研究还反驳了人出生后就不能再产生新的脑细胞这种说法。相反，研究发现体育锻炼实际上能促进新的脑细胞增长。在老鼠身上发现锻炼引起的脑力增强效果在与学习和记忆有关的海马状突起上表现得最为明显。

（10）家庭幸福、心情愉悦防脑衰

大量社会调查早已证明，家庭幸福对学习者而言是提高学习记忆力的必要条件，特别是相恋的人或夫妻俩的两情相悦的幸福感会使双方体内分泌激素和乙酰胆碱等物质，有利于增强机体免疫力，延缓大脑衰老。

4. 实用记忆

转盘子记忆法：学习后就弃之不理，信息便会随时间流逝而快速遗忘。因此，就像马戏团小丑同时在好几根竹竿上转盘子，在盘子快要停止时再推它一把，就能维持旋转动力一样，时时温习，便能让记忆粘贴在脑海里。方法：在学习后 10～15 min，进行第一次复习，接着实施"1 的法则"，在 1 小时、1 天、1 周、1 个月、1 季这 5 个时间点，重新检视记忆的状态。

螺旋记忆法：有些人一拿到书，习惯就从第一页读到最后一页，好不容易看完了，前面的内容却也忘得差不多，然后事后沮丧地抱怨，"花了那么多时间，为什么还是记不住？"针对性的阅读与选择性的复习记忆可以解决这个问题。方法：与其一次投入大量时间从到头到尾硬拼，不如缩短时间，将资讯切块，然后再以回圈式地、由浅入深地反复记忆，不仅能加快记忆速度，也能加深理解程度。

影像记忆法（罗马室记忆法）：古罗马演说家西塞罗以旁征博引、说理清晰闻名；更重要的是，他在辩论时从不看笔记，只靠记忆。据说，他只要看到座位上的摆设或装饰物，就可以想起关键论点，然后一口气背出好几大本数据。方法：事实上，我们也可以在心中设计一个"空间"。试着从一个熟悉的环境开始，仔细观察四周吊在天花板、贴在墙壁和放在地板上的事物，有哪些让你记忆深刻。为这些物品与其相对应的位置标上编码，并且牢记这个画面，往后如果需要记忆时，就想起这个空间，将你要记忆的东西，与心中的空间里的某个物品产生互动，将能够让你的记忆更有组织、有系统、有画面甚至有声音，记忆的效果也会更好。

联想链记忆法：许多人在检视条列式的笔记时，时常会忘记自己当时在写些什么，所以就连想要背诵也无从背起。这是因为一般的笔记做法缺少逻辑，只是将一堆支离破碎、毫无关系的内容抄录下来，却忽略了"合理"这个要素。方法：在记忆的过程中，一定要设法先理解内容的逻辑性，最好能够形成一个故事，将各项讯息串连成一条锁链，只要能抓到第一个环圈，最后一个环圈也就能轻而易举地掌握，对于整体的记忆将会有极大助益。

5. 研究进展

2014 年 7 月 7 日，德国科学家表示，如果过多地食用巧克力、冰淇淋等含有很多糖分的食物,会导致大脑记忆中枢"海马"的萎缩,由此令记忆力下降。

德国柏林夏里特大学的神经科专家艾格尼丝·弗洛埃尔博士以 141 名没有糖尿病的健康成人为对象,对其进行长期葡萄糖血液数值检查和记忆力测试,并利用核磁共振成像(MRI)观察"海马"的结构。其结果显示,长期摄入葡萄糖的人的血液数值与正常人相比较高,记忆力测试成绩有所下降,"海马"也较小。弗洛埃尔博士说这是葡萄糖摄入过多导致"海马"萎缩而产生的直接影响。因此糖分摄取过多不仅会导致肥胖,甚至会使大脑受到损伤。

科学家表示:过多摄入葡萄糖会导致记忆中枢"海马"受到损伤,"海马"一旦受到损伤则会提高痴呆的风险。强调平时要注意控制对糖分的摄取。

(二)记忆障碍

记忆障碍即对事物的记忆减退或遗忘的状态,临床分为顺行性遗忘和逆行性遗忘两类。前者是指发病后对新近获得信息不保留,即对疾病发生后一段时间的经历不能回忆,系因意识障碍影响记忆过程,见于各种病因引起的意识障碍。后者是指正常脑机能发生障碍之前的一段时间内的记忆均已丧失,即疾病发生前一段的时间的经历不能回忆,见于急性脑外伤和癫痫发作后。

1. 发病机制

在记忆形成的步骤中,可分为下列三种信息处理方式:编码 – 存储 – 提取。我们俗话说的"忘记",其实就是信息提取失败。提取失败可能有以下几种可能性:

(1)从编码的角度来说

① 压根就没有编码。比如说你看书的时候,思绪完全没有集中。这种情况下的提取失败很好理解。

② 选择性编码。比如说你看了 100 页书,有的时候在编码,有的时候没有编码,所以提取的时候,有的可以提取,有的不能提取。

(2)从提取的角度来说

传统认知心理学理论认为遗忘有两大原因:① 干扰;② 消退。

① 干扰说认为人们在编码和提取中进行的活动对于提取的效果影响很大。比如说你看了 100 页书以后,接着看了 3 部电影,然后进行记忆测试。这个时候,你看书的信息很可能会被后来看电影的信息所干扰,所以提取的时候就出现了困难。就好像我们的大脑运行内存是有限的,你打开的 App 多了,系统会杀掉一些后台的 App。

② 消退说认为人们在编码和提取之中,即使不进行活动,记忆也会自然的消

退。比如说你用树棍在沙滩上写下了一行情书,它也会随着风慢慢地消逝。

以上的说法不一,但是均认为遗忘是一个被动的过程(即人类没有控制的能力),但是最近的记忆研究显示,遗忘是可以被主动诱发的,术语称之为 motivated forgetting。这种 motivated forgetting 现象,可以通过对于人们在编码过程和提取过程中的行为进行引导来实现。

① 在编码阶段进行诱导,术语叫做 directed forgetting 范式。

比如说:出现一个单词 Leaf,以后给予一个指导:F(忘记),即让被试者尽力忘记这个单词。或者在连续出现一串单词以后,给予指导:F(忘记)。最后的行为结果显示:指导被试者忘记的那些单词或者单词串,在后期的提取效果就会比较差。

② 在提取阶段进行诱导,从而影响以后的提取,术语叫做 think-no-think 范式。

一系列的 motivated forgetting 研究主要为遗忘领域提供了两大信息:遗忘的过程不是被动的,而是可以主动控制的;这种控制可以在记忆过程的不同阶段起作用。

2. 记忆障碍的临床表现及鉴别

(1)临床表现

① 自诉或被观察到有健忘的现象。

② 无法辨认某种表现是否曾经见过。

③ 没有能力学习和获取新的知识和技术。

④ 无法运用以前已经学会的技术。

⑤ 不能回忆起某些事实。

⑥ 无法回忆起过去或最近发生的比较重要的事件。

记忆障碍是个较笼统的说法,通常要进一步明确其发生的原因,如阿尔茨海默病、血管性痴呆、应激障碍、脑外伤、酒精所致精神障碍等。需要提醒的是,步入老年后,人的大脑功能随年龄增长会逐渐退化,记忆功能也随之有一定程度减退。因此,考虑记忆障碍的诊断时需要与正常老化引起的记忆减退相鉴别。

(2)轻度健忘和真正严重的记忆障碍之间的区别

什么是轻度健忘?

众所周知,随着年龄的增长,我们会越来越健忘。我们可能要花更多的时间去学会新东西,费更大的劲记住新名词,甚至花更多的精力去找眼镜。这些是衰老过程中的正常变化,往往只代表轻度的健忘,而并非很严重的记忆障碍。

如果真的对健忘程度比较担心,就要及时去医院看医生,告诉医生详细的症状。

即使这一次医生没有诊断出什么问题，也最好在其后半年到一年内再去一次医院，看看有没有什么后续症状。如果担心把看医生这件事给忘了，最好告诉家人或朋友，让他们帮忙记下来。

对于轻度健忘我能做些什么？

你可以做很多事情来保持思维的敏锐和记忆的可靠，例如：学习新知识或新技能；多参加社区活动；花时间跟家人或朋友在一起，而不是独处；使用一些辅助工具，比如备忘录、待办事项清单等等；每天把你的钱包、钥匙和眼镜放在固定的地方，养成习惯；保证足够的休息和健康的饮食；多运动；少喝酒；如果连续在几周内都感觉情绪低落，要警惕，及时向家人和朋友说明情况。

什么是严重的记忆障碍？

判断严重记忆障碍有个标准，就是日常的事情不会做了。例如，如果某一天突然发现，站在商店里却不知道怎么买东西，不知道怎么打电话给儿女，或者遇到一个老朋友但不知道怎么聊天，那就意味着出现了严重的记忆障碍。此外还有一些其他的征兆：一遍又一遍地问同样的问题；在原本应该很熟悉的地方却迷路了；不懂怎么听指令做事了；对时间、对人、对地方越来越感到糊涂；不会照顾自己了，例如吃得太少、不会洗澡、充满了不安全感。

对于严重的记忆障碍我又能做些什么？

如果出现了任何一条上述的症状，要立即去医院。在这个时候，找出可能造成严重记忆障碍的原因非常重要。一旦找到原因，可能会得到对症治疗，让病情不再恶化，甚至会有所好转。

李奶奶的故事

李奶奶是一位75岁的高校退休教师，因为不明原因的体重减轻，来到老年医学科的老年综合评估门诊寻求帮助。她告诉评估师，在过去的六个月，她的体重减轻了15斤，以前有120斤，现在只有105斤了。她吃得不好、睡得不好，也不愿意和朋友见面，家人感觉她不但开始糊涂，而且脾气也越来越坏。

李奶奶的既往病史包括甲状腺功能减退，高脂血症，骨质疏松，双膝关节炎，三年前有左侧髋部骨折。她目前在服用左旋甲状腺素，他汀类药物，二膦酸盐加活性维生素D/钙片。最近因为膝关节疼痛，她开始服用非甾体抗炎药（NSAIDs），否认既往吸烟饮酒史。

在评估中,她的体重是 106 斤,BMI 指数是 22 kg/m²,微型营养评分是 9 分。X 线检查发现骨关节炎,胸部 X 线未见异常,血常规,血糖,肝肾功能,电解质,甲功五项及甲状腺抗体未见异常,血清白蛋白水平下降,3.0 g/dL(正常值范围3.5–5.0 g/dL)。

医生发现李奶奶对她正在吃的药有强烈的不良反应,于是帮她重新调整了用药。结果,李奶奶的记忆力开始好转,生活也逐渐恢复了正常。

严重记忆障碍的病因及治疗

许多因素可以造成严重的记忆障碍,以下介绍一些常见的引起记忆障碍的病因。

药物或其他疾病

某些药物或其他疾病会带来严重的记忆障碍。一旦你接受了对症治疗,这些记忆问题就可以得到解决。

例如:

(1)对药物的不良反应;

(2)抑郁症;

(3)饮食不健康、营养不均衡、维生素和矿物质的摄入量过少等;

(4)饮酒过量;

(5)脑内存在血块或肿瘤;

(6)头部受伤,如脑震荡;

(7)某些甲状腺、肾、肝脏问题。

张大爷的故事

张大爷今年 64 岁了,每天帮女儿接送小外孙放学。但他记忆力明显下降了,女儿发现他越来越健忘了,有时候为了描述某个东西或某件事情总找不到合适的词语,这让他感到很沮丧,女儿也说他已经错过好多次接小孩了。

于是女儿带着他去医院做了个详细的检查,医生很遗憾地告诉张大爷他患上了轻度认知障碍,目前还没有很好的治疗方法,但他会密切关注张大爷的记忆功能和思考能力,并建议定期到医院做干预治疗。知道了诊断和医师的建议,张大爷感觉好些了,总算找到了病根,而且医生说可以早期预防,这让张大爷和他女儿看到了希望。

轻度认知障碍(Mild Cognitive Impairment, MCI)

每个人衰老过程中都会遇到记忆问题。但有些老年人,会比同年龄的老年人有更多的记忆问题,早期表现有一些轻度认知障碍。对于这部分老人,虽然存在着轻微的记忆力问题,但这些老人仍然可以照顾好自己,日常生活并不会受到太大影响。

轻度认知障碍可能有这些症状:

(1)经常丢东西或者丢三落四;

(2)经常忘记一些计划好的事情;

(3)想说某个特定的词,但又总是想不起来;

如果你怀疑自己患有轻度认知障碍,医生会给你做一些初步的专业的测试,有些人还会做更多精神或神经方面的测试。轻度认知障碍也许是阿尔茨海默病的早期征兆,因此在确诊轻度认知障碍以后,每半年到一年去一次医院是非常有必要的。

如何治疗轻度认知障碍?

轻度认知障碍如果得到及时干预,可以延缓失智症的进展。

对轻度认知障碍患者,可以评估风险因子,管理可控因素如糖尿病、高血压、高胆固醇血症、抑郁症等。积极控制危险因素是目前被广泛证实有效的干预措施。

调节生活方式也是不可忽视的预防和干预措施,首先进行适当的运动锻炼,运动能促进大脑血液循环,增加脑细胞树突样细胞的体积和数量,增强记忆力。其次是合理的膳食结构。大脑记忆与乙酰胆碱的含量密切相关,鸡蛋和瘦肉则含有较多的胆碱。最后要保持心情愉悦,积极乐观的心态对改善大脑功能也有重要作用。

此外,认知训练也可明显改善轻度认知障碍的记忆功能。日常生活中可以多动脑多学习。比如下棋、画画、钓鱼,上老年大学等,都可以帮助保持和增强记忆功能,另外,有着完整理论和实践诊疗体系的精神运动康复技术可以给患者很好的干预。

你肯定不想记忆能力继续恶化下去,以上部分的一些建议可能同样对你有帮助。

刘大姐的故事

　　刘大姐最近很烦心,和她住在一起的母亲王奶奶不太对头,炒菜的时候老是忘记是否放过盐,菜要么没味道,要么咸的不得了,还总是丢三落四的,找不到东西放哪儿了,而且她还经常一个人呆在屋里。和母亲聊天,她总是答非所问,甚至有一天,她的母亲在回家的路上迷路了。

　　刘大姐带着母亲到了医院,在得知王奶奶正处于阿尔茨海默病早期阶段的时候,她非常伤心和苦恼。她们要开始学着怎么选择阿尔茨海默病的治疗方案,试着了解将来会发生什么,并需要了解怎样给予阿尔茨海默病患者正确的陪伴。对一个家庭来说,学习这些是很艰难的事,也是对她们很有必要的事,她们不能过一天算一天。

阿尔茨海默病

　　阿尔茨海默病,许多人都没听说过,但是,提到老年痴呆,大多数人都很熟悉。老年痴呆,又被称为老年失智,阿尔茨海默病是老年痴呆最常见的一种情况。阿尔茨海默病会造成严重的记忆障碍。这种病开始阶段发展很慢,但会变得越来越糟。这是因为脑内的某些改变使得神经细胞发生了不可逆转的死亡。

　　全世界,每3秒,就会增加1例阿尔茨海默病患者。

　　65岁以上,患病几率为5%。

　　80岁的老人,患病率升至10%。

　　到了90岁,发病率到了惊人的50%。

　　是的,它是一个与年龄相关的疾病,这意味着,在百岁人生的时代,超过一半人,将要面对阿尔茨海默病的问题。

　　阿尔茨海默病患者一开始可能看起来只是健忘而已,但慢慢的,会发现自己越来越难以清楚地思考问题。他们会在很多日常生活的普通事务中遇到麻烦,比如买东西、开车、做饭等等。随着病情的恶化,他们会完全依赖于别人,即使是吃饭、穿衣服和洗澡都需要人照顾。阿尔茨海默病的患者,不仅他们自己,会一点一点迷失;他们的家人,也要承受亲人毫无尊严的失智,眼睁睁的看着亲人"生离"。

　　如何治疗阿尔茨海默病?

　　强调一遍,这种病,目前没有很有效的药物治疗,只能靠提前预防、早期发现。

　　一些药物可能在阿尔茨海默病的早中期起作用,也许能控制住记忆衰退的速度,保证短期内不恶化。但是这些药物不是对所有人都有用,而且可能同时还有很强的副作用。用药前一定要知道详细的副作用和必需的注意事项。

如果你同时焦虑、抑郁、睡眠不好，那可能治疗这些疾病的药对阻止记忆力衰退也有帮助，但务必要跟医生详细地说明症状。

王叔的故事

王叔是一个 50 岁的中年人，他的身体一直很健康，每天能喝半斤酒，虽然血压有点高，但没什么不舒服，他也一直没放心上。半年前他突然说话不利索，一边的膀子也抬不起来，送到医院一查是急性脑梗塞，经过半个月治疗，这些症状都消失了。但有一天，他惊讶地发现，别人 5 分钟前跟他说的话，他居然一点都想不起来了。

王叔急忙去医院做了检查和一些测试，包括脑部磁共振 MRI 扫描。看完报告后医生告诉他，是中风造成了他的健忘症状，因为他的脑部受到了创伤，神经细胞被破坏了。

医生说这叫做血管性痴呆，而且科学家花了大量的时间和精力来研究中风和认知障碍之间的关系，面积较大的脑组织损伤会立即导致严重的神经系统损害，它会显著影响人们的注意力、记忆力、计划能力和执行力。但是，他可以给王叔一些药来控制血压，这些药可以降低将来再次中风的几率。

血管性痴呆

很多人从来都没听过血管性痴呆这个名词。它跟阿尔茨海默病相同之处在于，都会造成严重的记忆障碍，区别则在于血管性痴呆的征兆可能会突然出现。

有一项研究专门关注中风一年后的失忆和轻度认知问题，这项研究中的病人在研究前都没有中风或认知症的历史，然而就在第一次中风的一年之内，他们中有19.6% 的人患上了失忆症，36.7% 的人变成了 MCI（轻度认知障碍）。

因为这种记忆障碍通常是由中风或其他脑内血液供应问题导致的，在严格的时间窗内，当供血恢复正常，记忆可能也随之好转，至少也能维持一段时间。但如果供血情况得不到改善，记忆会越来越糟。

如何治疗血管性痴呆？

关键在于预防中风，如：

（1）控制血压

（2）控制血糖

（3）防止低密度脂蛋白过高

（4）检测血同型半胱氨酸水平

（5）停止吸烟、喝酒

如何处理严重的记忆障碍？觉得记忆出问题时该怎么做？

只有一点：去医院。如果医生说你的记忆问题很严重，那么你可能需要彻底的检查。医生可能也会问你的病史、正在服用的药物，也可能检查你的血液和尿液，同时会通过一些测试来检查你的记忆力、解决问题能力、计算能力和语言能力。

此外，你可能还需要脑部扫描，扫描结果会显示脑内的正常和异常区域，一旦医生通过上述方法找出了你的病因，他就会告诉你最佳治疗方案。

作为家人能做什么

如果你的家人或者朋友出现了严重的记忆障碍，你需要帮助他们维持与以前一样的正常生活，你可以帮助他们保持运动、去不同的地方、或者协助他们一起完成每天的例行活动。

你可以经常像这样提醒他们："现在是上午十点啦"，告诉他们时间；"你家住在高楼门255号"，告诉他们住址；"昨天你又涨工资啦"，告诉他们家里发生的事情；"北斗卫星组网成功了"，告诉他们外面正在发生的事情。

有的家庭会用这些方法：

用一个大的挂历，标出重要的日子，比如去看医生的日期；

为每天要做的事情建立待办事项清单；

注意家里的安全，不要放置危险物品，经常检查电气是否关好；

将经常用的东西标示位置和方向，贴在显眼的地方（大多数阿尔茨海默病患者的阅读能力不会受到太大影响）。

临床试验和研究：

有时候参加临床预防或治疗研究是对抗记忆障碍的好方法。即使是没有记忆障碍也没有家族史的正常人，也可以作为正常人对照加入进去。

但是在国内，还没有一个统一的地方整理这些临床研究的信息。

必须记住的：

看完上面的那些信息，有三点是需要记住的：

①正常的健忘和严重的记忆障碍是不一样的；

②理解记忆障碍的病因和治疗方法很重要;

③不管是轻微的还是严重的记忆障碍,都需要去医院找出原因。

3.影响因素

（1）压力不安

严重的情绪危机和压力不但会对记忆造成影响,甚至还会导致身心失衡,让人感觉很压抑,使精神生活笼罩在一片阴影中。举例而言,被抢劫的人往往很难正确地描绘出罪犯的长相和特征,即使能描述出来一些,也不完全准确。大体上说来,通常人们在这种情况下,会将自己的注意力集中在罪犯的凶器和自己如何能逃跑上面。此时,生存的压力过大,人们能仔细记住罪犯的能力便大大降低,有的甚至降为零。

心理学家们曾经表示,适度的压力可以促进记忆力。轻微的压力比没有任何压力更能帮助人们发挥潜能。比如说升学压力过大固然不好,但是完全不当一回事同样也不是好事。物极必反,"人无压力轻飘飘",同样也做不好什么事情。

有的人容易情绪紧张、不安,动不动就发出悲观消极的感叹,老是抱着负面想法的人很容易忽视生活中正面的、积极的因素,"忧郁"往往使人们陷于悲观的深渊中不能自拔,沉溺于过去,对于未来充满恐惧,这样的状态直接导致其注意力不断降低,集中注意力的功能也不断被弱化,记忆的能力当然日渐衰退。

（2）睡眠质量

我们的许多灵感都是在酣睡后的早晨出现的。睡眠可以解除大脑疲劳,同时制造大脑需要的含氧化合物,为觉醒后的思维和记忆做好充分的准备。适度睡眠为记忆和创造提供了物质准备,尤其是快速眼动睡眠阶段,对促进记忆巩固起着积极的作用。2000年12月,美国《自然-神经科学》杂志发表了哈佛大学医学院的一个新发现:考试之前熬通宵的人第二天反而记不住所学内容了。研究人员发现,在学习和练习完新东西后好好睡一觉的人,第二天所能记起的东西要多于那些学习完同样的东西后整夜不睡觉的人。

熬夜会损害记忆。有的人常常熬夜甚至通宵学习,效果反而不高。如果缺少睡眠,或服用能减少快速眼动睡眠的抗抑郁症的药物,就会出现疲劳、头昏脑胀、眼花心慌、食欲不振等感觉,导致警觉性差、情绪不佳、影响记忆力。

大量事实证明,拥有充分的睡眠,保持清醒和睡眠的自然周期才是最可靠的能长久促进记忆力发展的好办法。要获得深度良好的睡眠,睡前最好避免饮食,不要做剧烈运动,也不要长时间看书,不要在睡眠前考虑太多问题,更不要依赖安眠药。

（3）饮酒过量

适量的酒精可以帮助人们消除疲劳,使身体活性化。但是,对记忆而言,酒精却是有百害而无一利。饮酒过量不但会给生活带来种种麻烦,还会导致部分记忆的丧失。由于酒精对脑细胞的麻痹作用,很可能会发生暂时性记忆丧失。

当酒精在人体内被分解时,大脑活动所需的 B 族维生素就会被大量消耗,严重的酒精中毒会使神经细胞受到破坏,引发幻觉或神经错乱,更严重的甚至导致精神分裂。

很多人认为喝酒是生活所必需的,但是,切记应以不损害身体健康为前提。

（4）吸烟

很多研究者的结果都表明,吸烟加速记忆力丧失。人到中年还有吸烟习惯,记忆力受损更加明显。

最新研究显示,烟瘾大的人,即一周抽 15 根香烟以上的烟客,长久记忆与日常记忆都比常人差。

（5）健康营养

据报道,日本化学家发现,日本米酒中的一组酶抑制剂有增强记忆的作用。这些酶抑制剂可有效抑制大脑中的酶脯氨酰肽链内切酶（PEP）的活性,这种酶活性过大会降低记忆力。

据美国《洛杉矶时报》报道,适当食用包含天然神经化学的物质可以增强智力,也许还能防止大脑老化。这些有助记忆的食物包括水果和蔬菜、脂肪含量高的鱼类、糖、B 族维生素等。

营养保健专家也发现,一些日常生活中常见的食品对大脑十分有益,如坚果、全麦面包、豆腐、南瓜、蛋黄、葡萄柚、深海鱼以及肝脏和肉类等。长期从事脑力劳动的人和学生不妨经常选用。

（6）其他影响因素

精神不振;易疲劳;免疫功能低;性功能减退;生活兴趣不高;关节或肌肉痛;怕冷、怕风、怕热、怕事、怕烦;孤僻;固执。

4.诊断方法

（1）分子生物学标记物监测

（2）认知心理学量表评估

（3）影像学诊断

①结构影像学

②功能影像学

5. 预防措施

用生物钟

研究证明,合理的利用生物钟,掌握最佳学习时间,能有效提高工作效率和学习效率。

一天中什么时候人的记忆力最好呢? 什么时候才是最佳学习时间呢? 据生理学家研究,人的大脑在一天中有一定的活动规律:

6~8 点:机体休息完毕并进入兴奋状态,肝脏已将体内的毒素全部排净,头脑清醒,大脑记忆力强,此时进入第一次最佳记忆期。

8~9 点:神经兴奋性提高,记忆仍保持最佳状态,心脏开足马力工作,精力旺盛,大脑具有严谨、周密的思考能力,可以安排难度大的攻坚内容。

10~11 点:身心处于积极状态,热情将持续到午饭时间,人体处于第一次最佳状态。此时为内向性格者创造力最旺盛时刻,任何工作都能胜任,此时虚度实在可惜。

12 点:人体的全部精力都调动起来。全身总动员,此时需进餐,人体对酒精仍敏感。午餐时一桌酒席后,下午半天的工作会受到重大影响。

13~14 点:午饭后,精神困倦,白天第一阶段的兴奋期已过,精力消退,进入 24h 周期中的第二低潮阶段。此时反应迟缓,有些疲劳,宜适当休息,最好午睡 30 min 到一小时。

15~16 点:身体重新改善,感觉器官此时尤其敏感,精神抖擞。试验表明,此时长期记忆效果非常好,可以合理安排一些需"永久记忆"的内容记忆。工作能力逐渐恢复,是外向性格者分析和创造最旺盛的时刻,可以持续数小时。

17~18 点:工作效率更高,机体的体力和耐力达一天中的最高峰时期。试验显示,这段时间是完成复杂计算和比较消耗脑力的作业的好时期。

19~20 点:体内能量消耗,情绪不稳,应休息。

20~21 点:大脑又开始活跃,反应迅速,记忆力特别好,直到临睡前为一天中最佳的记忆时期(也是最高效的)。

22~24 点：睡意降临，人体准备休息，细胞修复工作开始。

两个途径

1."吃"，是的，吃也可以提高记忆力，这也是科学家们建议的，吃一些富含磷脂的食物可以补充大脑记忆所需，比如鱼头，核桃、花生等植物的籽或核，还有蜂花粉、蜂皇浆等保健品也有一些辅助功效。

2."练"，好的记忆力都是练出来的，包括世界级的记忆大师们也都是靠后天训练培养出来的超级记忆力。一般来说比较有效的训练方法有三个：

（1）速读法（又叫全脑速读记忆）：速读法是在快速阅读的基础上进行记忆训练，实际上，快速阅读和记忆训练是同时进行也是相辅相成的，别以为阅读速度快了记忆就差了，因为这里靠的不是左脑意识的逻辑记忆，而是右脑潜意识的图像记忆，后者比前者强 100 万倍。

（2）图像法（又叫联结记忆术）：图像法也是运用右脑的图像记忆功能，发挥右脑想象力来联结不同图像之间的关系，从而变成一个让人记忆深刻的故事来实现超大容量的记忆。

（3）导图法（又叫思维导图）：思维导图是一个伟大的发明，不仅在记忆上可以让你大脑里的资料系统化、图像化，还可以帮助你思考分析问题，统筹规划。

编故事法

1.编故事法步骤：

（1）减法：提取关键词。

（2）乘法：想象，把关键词变成图像，关键是清晰，细节。

方法：① 谐音；② 相关；③ 单字联想；④ 拆分联想；⑤ 动作。

（3）加法：把想象的图像进行连接，就是编故事，关键是夸张、动画、有序。

（4）定位：把要记的和你想的联系一起。

（5）复习。

2.实例：

十个要记的词：

假设,支持,反对,评价,自下而上,推理,逻辑,前提,结论,思维变迁

(1)乘法,抽象词转换

① 假设——假舌(谐音)——假的舌头

　　或者:假设——彩票(相关)——假设我中了500万

　　假设——假货(单字联想)——盗版光盘

　　假设——假+设(拆分联想)——假的设备

　　假设——假射——(动作)假装射球

② 支持——稚齿——小牙齿(谐音)

③ 反对——双手摇动(相关)

④ 评价——放苹果的架子(谐音+拆分联想)

⑤ 自下而上——走楼梯(动作)

⑥ 推理——推梨(谐音)

⑦ 逻辑——箩筐(谐音+单字联想)

⑧ 前提——提钱(谐音+动作)

⑨ 结论——结轮(谐音)——树上结的不是果实是轮子

⑩ 思维变迁——思维变钱(谐音)——一人变魔术,思考一下,头脑中就变出
　　钱来

(2)加法,联想编故事

　　一条假的舌头舔着稚齿,稚齿咬了一下摇动的双手,摇动双手的人后退碰到放苹果的架子,那人继续后退,自下而上走上楼梯,在楼梯尽头推梨,梨滚啊滚,滚到箩筐里,从箩筐里飞出钱来,提钱的人走着碰到树上结的轮子上,头脑发晕,思考一下,头脑中就变成钱来。

　　关键:图像清晰,动作夸张,感觉真实,地点改变,突出关键词转换的图像,其他作为背景。

(3)在脑中放电影

　　第一遍沉醉于电影,第二遍注意关键词的还原(左脑发达的人,可以用图像闪现的方法)。

(4)定位

　　把这个故事开头的假舌头放在你熟悉的东西上进行联想定位,为了下一次你需要的时候能回忆起来。方法有:思维导图整理法、定桩法、地点法等。

（5）用零碎时间回想电影（复习），内化为技能，成为习惯。

逻辑推理

对于大部分正常人来说，记忆力好的人逻辑推理能力就差，逻辑推理能力好的人记忆力就差。这就是大部分文科学得好的人理科不通窍，理科学得好的人，文科的东西记不住的原因（但也不排除个别天才的存在）。

新方法

如何提高记忆力：精神运动康复疗法。

如何提高记忆力：记忆术（魔术记忆、图像记忆、奇象记忆）。

如何提高记忆力：全脑速读记忆。

如何提高记忆力：思维导图。

如何提高记忆力：超级学习法。

如何提高记忆力：影像阅读法。

如何提高记忆力：巴洛克音乐。

如何提高记忆力：莫扎特效应。

如何提高记忆力：阿尔法脑波。

如何提高记忆力：潜意识（催眠）。

如何提高记忆力：吸引力法则。

食品相关

人的大脑中有无数个神经细胞在不停地进行着繁重的活动。科学研究证实，饮食不仅是维持生命的必需品，而且在大脑正常运转中也发挥着十分重要的作用。有些食物有助于发展人的智力，使人的思维更加敏捷，精力更为集中，甚至能够激发人的创造力和想象力。

营养保健专家研究发现，一些有助于补脑健智的食品，并非昂贵难觅，而恰恰是廉价又普通之物，日常生活中随处可见。以下几种食品就对大脑十分有益，脑力劳动者、在校学生不妨经常选食。

(1)蜂蜜

据英国《每日邮报》报道,一项最新研究显示,蜂蜜有助于延缓衰老,减轻焦虑。在饮食中加入蜂蜜,用于试验的老鼠的记忆力提高,焦虑症状得到缓解。

新西兰怀卡托大学的林恩·科普里斯和尼卡拉·斯塔克通过老鼠进行了这项试验。他们分别在老鼠的食物中掺入 10% 的蜂蜜、8% 的蔗糖、不掺入任何糖类,持续喂养了一年。在试验开始时,这些老鼠刚出生 2 个月。科学家每隔 3 个月对这些老鼠进行一次有目的的焦虑和空间记忆测试,得出评估结果。他们发现,用蜂蜜喂养的老鼠走出复杂的迷宫的次数是普通老鼠的两倍,位居第 2 的是用蔗糖喂养的老鼠,这显示出它们的焦虑症状较轻。经蜂蜜和蔗糖喂养的两种老鼠在一定程度上显示出了更好的空间记忆能力。

药膳配方:西洋参 30 g,洋槐花蜂蜜 400 g。

制作程序:西洋参切片,浸泡于蜂蜜中,一周后取蜂蜜冲水喝。

服用方法:经常服用。

药膳功效:补脑健身,提高记忆力。此方法也可以用温牛奶加蜂蜜,牛奶配蜂蜜也可以提高记忆力。

(2)牛奶

牛奶是一种近乎完美的营养品,它富含蛋白质、钙,及大脑所必需的氨基酸。牛奶中的钙最易被人吸收,是脑代谢不可缺少的重要物质。此外,它还含对神经细胞十分有益的维生素 B1 等元素。如果因用脑过度而失眠时,睡前一杯热牛奶有助入睡。

(3)鸡蛋

大脑活动功能、记忆力强弱与大脑中乙酰胆碱含量密切相关。实验证明,吃鸡蛋的妙处在于:当蛋黄中所含丰富的卵磷脂被酶分解后,能产生出丰富的乙酰胆碱,进入血液后会很快到达脑组织中,可增强记忆力。国外研究证实,每天吃 1 枚鸡蛋就可以向机体供给足够的胆碱,对保护大脑,提高记忆力大有好处。有部分过敏体质的人对鸡蛋过敏,吃煮鸡蛋会出现头晕、头胀现象,这类人食用其他蛋类也不错。

(4)鱼类

它们可以向大脑提供优质蛋白质和钙,淡水鱼所含的脂肪酸多为不饱和脂肪酸,不会引起血管硬化,对脑动脉血管无危害,相反,还能保护脑血管,对大脑细胞活动有促进作用。

（5）味精

味精的主要成分是谷氨酸钠，它在胃酸的作用下可转化为谷氨酸。谷氨酸是参加人体脑代谢的唯一氨基酸，能促进智力发育，维持和改进大脑机能。经常摄入适量味精，对改善智力不足及记忆力障碍有帮助。由于味精会使脑内乙酰胆碱增加，因而对神经衰弱症也有一定疗效。

（6）花生

花生富含卵磷脂和脑磷脂，它是神经系统所需要的重要物质，能延缓脑功能衰退，抑制血小板凝集，防止脑血栓形成。实验证实，常食花生可改善血液循环、增强记忆、延缓衰老，是名副其实的"长生果"。

（7）小米

小米中所含的维生素 B_1 和 B_2 分别比大米高 1.5 倍和 1 倍，其蛋白质中含较多的色氨酸和蛋氨酸。临床观察发现，吃小米有防止衰老的作用。如果平时常吃点小米粥、小米饭，将益于脑的保健。

（8）玉米

玉米胚中富含亚油酸等多种不饱和脂肪酸，有保护脑血管和降血脂作用。尤其是玉米中谷氨酸含量较高，能帮助促进脑细胞代谢，常吃些玉米尤其是鲜玉米，具有健脑作用。

（9）黄花菜

人们常说，黄花菜是"忘忧草"，能"安神解郁"。注意黄花菜不宜生吃或单炒，以免中毒，以干品和煮熟吃为好。金针菜（黄花菜）对于神经过度疲劳的人来说，应适量食用，以防治神经衰弱和失眠。

（10）辣椒

辣椒中维生素 C 含量居各蔬菜之首，胡萝卜素和维生素含量也很丰富。辣椒所含的辣椒碱能刺激味觉、增加食欲、促进大脑血液循环。20 世纪有人发现，辣椒的"辣"味还是刺激人体内追求事业成功的激素，使人精力充沛，思维活跃。辣椒以生吃效果更好。

（11）菠菜

菠菜虽廉价而不起眼，但它属健脑蔬菜。由于菠菜中含有丰富的维生素 A、C、B_1 和 B_2，是脑细胞代谢的"最佳供给者"之一。此外，它还含有大量叶绿素，也具有健脑益智作用。

（12）橘子

橘子含有大量维生素 A、B_1 和 C，属典型的碱性食物，可以消除大量酸性食物对神经系统造成的危害。考试期间适量吃些橘子，能使人精力充沛。此外，柠檬、广柑、柚子等也有类似功效，可代替橘子。

（13）菠萝

菠萝含有很多维生素 C 和微量元素锰，而且热量少，常吃有生津、提神的作用，有人称它是能够提高人记忆力的水果。菠萝是一些音乐家、歌星和演员最喜欢的水果，因为他们要背诵大量的乐谱、歌词和台词。菠萝对人体口腔黏膜有很大的刺激作用，最好用盐水浸泡一段时间再食用，或者和米饭一起煮熟做成菠萝饭也不错。

（14）大豆及其制品

大豆含大脑所需的优质蛋白和 8 种人体必需的氨基酸，能增强脑血管的机能，抑制胆固醇在体内的积累，预防心血管病。

（15）芝麻与核桃

这两种食品，均有补气、强筋、健脑功效。现代研究发现，这两种物质营养非常丰富，特别是不饱和脂肪酸含量很高。因此，常吃它们可为大脑提供充足的亚油酸、亚麻酸等分子较小的不饱和脂肪酸，以排除血管中的杂质，提高脑的功能。另外，核桃中含有大量的维生素，对于治疗神经衰弱、失眠症，松弛脑神经的紧张状态，消除大脑疲劳效果很好。

（16）龙眼与红枣

龙眼含有磷脂和胆碱，有助于神经功能的传导。红枣能健脾开胃，理气解郁，对防治神经衰弱有明显疗效。

（17）各种脑髓食物

各种动物的脑子都含大量脑磷脂和卵磷脂，是人脑的滋补佳品。但为防止有寄生虫，一定要煮到熟透才能吃。

营养素

（1）磷脂酰胆碱：信息接收站的强化者

构建并储存记忆力的主要化学物质是乙酰胆碱。缺乏乙酰胆碱通常是记忆力衰退的原因之一。这种记忆分子衍生于食物中的一种营养物质——磷脂酰胆碱。

摄入卵磷脂可以重新构造大脑，改善其功能。同样，补充大量卵磷脂也可以提高成年人的记忆力。佛罗里达国际大学的佛罗伦萨·萨福德的实验有力地证实了这一点。他给 41 位 50~80 岁成年人每天服用 500mg 卵磷脂，持续 5 个星期。结果发现，这些成年人的记忆力都有了不同程度的提高。

（2）DMAE：天然的大脑激励物质

DMAE（主要来源于沙丁鱼）也是形成胆碱的原料，它可以很容易从血液进入脑细胞中，加速大脑合成乙酰胆碱。DMAE 可以减轻焦虑、改善注意力、提高学习能力，并可以适当地刺激大脑。

（3）磷脂酰丝氨酸：高度接纳信息的"雷达"

神经递质传递信息的能力取决于是否具有一个能够高度发挥作用的受体站。信息受体主要由磷脂、必需脂肪酸和蛋白质构建而成。其中，起决定作用的磷脂就是磷脂酰丝氨酸，简称 PS。磷脂酰丝氨酸能够提高记忆力的奥妙可能在于它有助于脑细胞之间的彼此交流和联系。

（4）焦谷氨酸：交流大师

提高记忆力和大脑功能的一种关键化学物质就是焦谷氨酸。医学专家发现，大脑和脑脊液里含有大量焦谷氨酸，于是人们开始研究这是否是一种大脑中的重要营养物质。结果发现，焦谷氨酸能够加强大脑左右半球之间的信息交流。

（5）谷氨酰胺：神奇的大脑能量物质

乙酰胆碱是有关记忆力最重要的物质，许多神经递质也起着不可忽视的作用。有些神经递质可以加速大脑处理问题的进程，还有些可以避免大脑信息过量，谷氨酰胺是大脑用来建造、平衡神经递质的物质，因此，补充谷氨酸盐可以有效地提高记忆力。

精神运动康复诊疗实践

精神运动康复（PMT）起源于法国，迄今已有 70 多年历史。Giselle Soubiran 女士于 20 世纪中叶首先提出。精神运动康复学基于精神分析学、哲学、神经解剖学、神经生理学、认知神经心理学等多学科的融合，与精神病学和老年医学联系尤为紧密。它从神经心理学的视角，揭示了从幼儿期到成人期的神经心理发育过程特点，并将哲学中的身体意象和身体图示融合进入神经心理学，结合神经解剖学，以全新的视角更高的理论体系阐释了精神运动功能障碍的病因机制，从综合的层面对患者进行非药物治疗。

认知功能障碍是老年人的常见问题，也是阿尔茨海默病晚期患者住进老年医疗机构的主要原因。然而，针对性的进行某些适当的活动和练习，则可以延缓认知能力的降低。在阿尔兹海默病患者中，认知障碍也会影响我们安排事务、推理、调整自己在时空中定向的能力等，通过训练记忆力、时间障碍等可以得到修复，这些是特别复杂的功能，会受到神经、情绪损伤或情绪障碍的影响，但是大量的实践研究证明特定的训练和干预是有效的。

我们在医院和护理院开展了精神运动康复在阿尔茨海默病患者的干预，有一些体会，写出来和大家一起分享。后面的文章也许可以帮助您认识认知障碍，或者有助于您给您的患病亲人提议合适的活动，这些涉及不同的记忆，无论是事件记忆，或是语义记忆。您将在文章里面看到在日常生活中使用的记忆策略（图 3-13）。

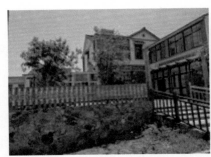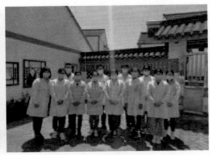

图3-13　精神运动康复走进最美谷里（自摄）

刺激阿尔茨海默病的认知功能，可让大脑更好地抵御年龄导致的损伤。某些流行病研究表明，认知活动的强度与预防阿尔茨海默病之间存在着关联。即使罹患了该疾病，人们也观察到在病人之间存在疾病的发展差异。

如果您继续拥有丰富的社交生活，如果人们能轻松地跟您交谈，如果您拥有认知训练活动，如果您每天至少行走 30 min，那么您将与那些将自己封闭在家中，限制自己活动的患者相比拥有更好的生活质重和较大的寿命差异。

最新研究表明，1265 名法国受试者进行为期 12 年的前瞻性队列研究，旨在确定由心血管危险因素引起的痴呆和认知障碍的风险。Cox 比例风险模型被用来估计痴呆症的累积风险，并根据性别、教育程度和 ApoE4 基因型进行调整。结果发现在65岁以上的法国老年人中，低步速（Gaid Speed，GS）和低精神心理运动速度（Psychomotor Speed，PS）与阿尔茨海默病和血管性痴呆的发病风险独立相关。

也有研究发现，认知训练可以提高老年人步态速度，老年人群单纯运动治疗肌少症效果不佳，需要躯体运动与精神认知锻炼同时干预才可能见效。因此，请将认知训练与精神运动体操或者精神运动行走结合起来。

具体技术包括：精神运动障碍评估和精神运动障碍干预治疗。

在评估记忆力方面，简易智力状态检查量表（MMSE）可以说是非常适合的。

MMSE里有记忆力测试专项，首先告诉被测试者您将问几个问题来检查他/她的记忆力，然后清楚缓慢地说出3个相互无关的东西的名称（如皮球、国旗、树木，大约1秒钟说一个），说完所有的3个名称之后，要求被测试者重复它们。被测试者的得分取决于他们首次重复的答案（答对1个得1分，最多得3分）。如果他们没能完全记住，你可以重复，但重复的次数不能超过5次。如果5次后他们仍未记住所有的3个名称，那么对于回忆能力的检查就没有意义了。

实践中我们可以用三个词语的记忆测试和画钟实验快速筛查出认知功能障碍的患者，然后可以进一步用MOCA量表和老年综合评估进行详细评估，这样可以高效快速筛选出高危人群（图3-14）。

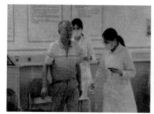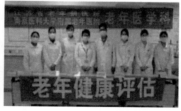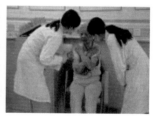

图3-14　精神运动障碍评估（自摄）

精神运动障碍干预治疗阶段

1、帮助他制定计划，进行思考，适应新情况——执行功能

什么是规划和推理？

规划和推理属于大脑的执行功能，用来完成复杂的活动任务，比如预定火车票、管理花销、安排时间、出发旅游、面对困难等。这些功能区域处在大脑前庭位置，它们也带动其他的认知功能，如注意力、智力、视觉空间功能、识别周围不同物体、语言能力（言语或非言语的）不同的记忆、动作以及处理信息的速度。依靠这些功能，我们才能去适应新的情况。

规划指的是设立不同的步骤，直到目标实现。所以大脑要采取有效的策略，预判并优先相关的行动。规划分为两个方面：

—— 对于正在进行的活动，有方法地规划；

—— 提前安排时间，为活动或者会面做准备。

推理既建立在我们的知识上（语义记忆），也建立在我们的感受上（情绪记忆）。推理让我们根据所处环境表现出合理的行为。

您知道吗？

大脑皮层主要功能：躯体运动功能、躯体感觉功能、语言功能、视觉功能、听觉功能、联合功能。大脑皮层分为额叶、顶叶、枕叶和颞叶四个部分。枕叶：位于脑后中心部位的下方，是视觉刺激的主要中心，因此被称为视觉皮层。枕叶专职视觉功能的中枢；颞叶是记忆功能的重要区域，同时又是专司听觉、味觉、嗅觉的中枢；额叶掌管人之判断、思考、人格、动机及意志，所以与人格、情操、创造、内省有关；顶叶接受并处理各种感觉信息，如痛、冷、热、压力、物体形状、大小、质材等各种感觉的综合分析区，所以与人的空间辨识（身体图式）、空间感受（身体意象）、艺术理解与鉴赏、语言功能等有关。

大多数人脑内左半球占主导。左半球管理语言文字（口头和书面）、阅读、计算、思维、抽象概念、规划和推理能力。而右半球负责"非语言"的功能，包括空间定位和导向、视觉信息的处理和记忆，以及对于形状的识别。人的心理过程是非常复杂的功能系统活动，这些过程不可能独立地定位于脑的狭小而局限的部位，而只能在协同工作着的脑器官各组成要素的参与下实现。

特别说明

当患者出现规划和推理障碍时，医学上称执行系统障碍或者执行缺失综合征。该症状导致患者在应对新情况时出现障碍，对社会、家庭、日常活动方面感到不适应。

精神运动康复治疗师的建议

规划障碍

有规划障碍的患者很难在行动中保持目标，在预判或者对未来进行计划时会出现困难。

保持目标

阿尔茨海默病或者相关并发症引发注意力障碍，尤其在容易分散注意力的情况下出现。如果患者注意力被分散，没有集中在预定的目标上，也没有在记忆中再去找回这个信息。回到家之后，如果家人或者陪护人员提起这件事，他可能会意识到自己忘记干了什么。

建议：

要认清现状，接受事实；

反复提醒，哪怕多花一些时间；

避免指出患者的失败；

患者重复刚才的活动，让他再回忆一下这些行为的目的。

预判或者对未来时间进行计划

安排自己的时间，是一项十分复杂的活动，许多功能因为阿尔茨海默病而改变退化，比如注意力、记忆、考虑环境因素（天气、情绪、时间或地点的改变、空间定位、路线选择）。在这项活动中，安排的能力是频繁而又集中的，所以许多患者需要外界帮助才能安排好现在和／或者将来的时间。

建议：

帮患者记下约好的事情；

尽量让患者自己处理记事本上的事情；

确定其中最难的一个或者几个活动，帮助患者解决。

采用最适合策略的障碍

同时进行两个活动需要很好地集中注意能力，阿尔茨海默患者，其注意力减退，适应性产生障碍，使得他们只能依次进行几项活动。后果是每个动作比以往更花时间，家属要接受并让患者自己完成。

建议：

将活动步骤分解，最大限度让患者独立完成；

家属以陪护的角色，改变以往习惯；

不要着急，慢慢完成。

开始执行活动的障碍

该障碍存在于两个阶段：开始执行一项活动时或者在活动进行计程中（由于环境发生改变）。患者能完整详细地描述一系列活动，而不去实际执行的现象很常见。

该症状可以与行为障碍有关,更确切地讲,是对于开始执行日常活动的一种懒惰表现,当患者忘了自己没有去做某一个活动时会变得懒惰。

建议:

对于某项活动,帮助患者开个头,接下去由他自己完成。

活动过程中,由于环境发生改变

比如患者去菜场这项活动,是她的习惯行为。临时突发情况如路上碰到熟人聊天对她来说很困难,对某些患者来说甚至无法处理,适应能力很困难,它需要前文提到的各项功能:灵活性、注意力、记忆力。

建议:深呼吸,切记不要着急!不要让患者感到受挫。处理突发事件不是一件简单的事情,患者不可能毫无障碍地就能适应新状况,安抚他的情绪。

在患者慌张或遇到困难时,积极出面帮助。

接受这一事实,才能渐渐适应新情况。家属衡量了危险和患者的自理能力后,带来的帮助越恰当,越能够弥补障碍,让患者保持自主。

分解步骤,接受患者花更多时间,犯一些错误,不要因此悲观,这些是保持乐观积极的关键。

推理障碍:

推理需要良好的理解力、注意力以及工作记忆来掌控信息。推理离不开信息。

建议:

——出门走走,见见别人,保留社交生活这样能保持良好精神状态。

——且遇到障碍,尽早采用对应策略。这样既能维持原有机能又能刺激推理能力。

——同样花一些时间来从事刺激记忆、推理、逻辑的活动。尽量找时间短的练习,而且要针对患者的长处,根据他所保留的机能,找有趣的活动进行训练。

——保证周围环境安静,避免嘈杂,让患者安心。

手指操:

双手同时完成不同的任务,左手1,右手3,然后左手剪刀,右手石头,要同时完成(图3-15)。

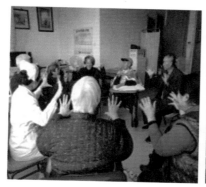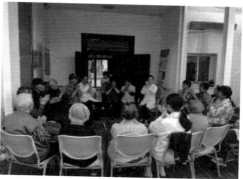

图3-15 在医院和护理院对患者进行手指操训练（自摄）

动作模仿：先展示一个动作，然后让患者重复相同的动作（图 3-16）。

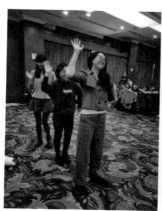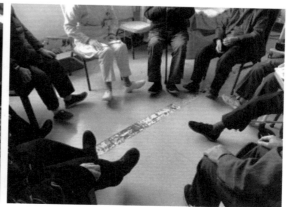

图3-16 动作模仿培训及在AD患者中的实践（自摄）

如果患者拒绝进行游戏活动，很多时候是因为不想面对困难。可以选取日常生活场景，进行情景演绎，方便训练，从而激发患者兴趣。

根据遇到的不同困难，您可以采取以下措施：

——通过提示：对话采取提问方式，提供几个选择，引导患者意识到正确的处理方式。例如，患者在时间定位上存在障碍，正好你们有吃早茶的习惯。可以问患者："你看早上7点了，现在是洗个脸，还是吃早茶，还是洗一下碗筷？"问题中给出可供选择的答案非常重要，这样患者不会因为听不懂问题而产生焦虑。

——通过手势比画或者思维诱导，帮助患者开展行为或推理。例如，在厨房里，患者看到桌子上放着的丝瓜,不知道应该做什么。把丝瓜和刨刀递给他,用来削丝瓜皮,如果患者还是不知所措,把第一步做给他看。

——让患者进行模仿,并尽量避免指出他失败的地方。这样患者就能找到正确的行为方式,以上这个事例,也可以和患者面对面,一起削丝瓜,一旦他意识到该做什么了,让他单独完成。

——在整个过程中起陪伴支持的作用。你停止动作了,患者也停了下来,你再继续削,两个人直到把这个练习做完。

您采取的帮护手段需要在日常实践中不断适应和改进,帮护要恰到好处,不要急功近利,让患者尽可能长时间保持独立非常重要。

2、训练空间定向、记忆和组织能力

时间是一个无限和均质的介质,包含所有生物和事物。时间有两个特点:连续性和顺序性。时间让我们可以建立起事件发生次序、过去、现在和未来的概念。节奏是一个身体、听觉或视觉现象的周期性重复。空间定向是在我们身体定向的基础上形成的。

当这些以自我为中心的标记变得不确定时,您的亲人会依赖物品和它们在环境中的位置,从而继续确定自己的方位。在红色商店的拐角处转弯,在有两个垃圾桶的柱子处穿过马路……就这样,这些物品成为标记,让人可以保持一定独立性。

当您的亲人不再能够分辨左右时,应考虑使用这些标记。

时空定向障碍是识别自己所在时间和空间的障碍。

从阿尔茨海默病的中期开始,患者就会出现定向障碍。通常时间障碍最先出现,然后对空间的定向和结构化受到了很大的影响。不应忘了感觉器官在感受时空信息中的重要作用,它们随着人的衰老而变弱,从而接收的基本信息变少而且信息被扭曲。这要求持续地努力重建时空信息,以便继续理解周围环境并调整自己的行为。

精神运动康复治疗师的建议

下面是一些建议和练习,它们帮助您的亲人保持时间和空间标记。

在您的家里,通过功能对住宅区域进行区分,通过用途对物品进行区分。当您的亲人丧失了他的空间标记时,应避免改变家里的环境,因为改变会令人焦虑并增加激越行为。请使用每天撕一页的日历、报时座钟。

在晚上,有时候病人在家中难以确认自己的位置,而且他不喜欢黑暗的区域。阿尔茨海默病患者总是自发地走向明亮的地方,在关键的地方放上小夜灯,这可让您的亲人更加容易分辨出自己身在何处（比如，放一个在洗手间入口，或者卧室入口）。

某些活动可以直接刺激时间和空间机能。

——整理照片：经常给患者看以前的老照片，并帮助其回忆以前的时光，回顾家族事件发生的顺序。您可以按照主题来整理照片，主题在这里就像时间轴。然后，取出一张展示了亲人生活中重要事件的照片，请他将照片放在正确的位置上。

——扣扣子：建议尽量延长使用需要扣扣子的衣服的时间，这项活动能用到时间和空间里的特定动作序列，以及精细运动机能。

——园艺：在阳台栽种一些绿色植物，春夏秋冬可以更换不同品种，在园艺活动中，时间始终存在季节、光照、萌芽时间…做一本园艺记录簿、一个时间轴、一个播种日历等等，这些都非常好；关于空间，土地的分配、盆栽与移种、工具的使用…每个动作都能让他重拾空间能力，例如，"你就在那里挖"，"你再往上面盖一点土"，"应再挖深一些，因为根很长"……注意用具有时空特点的词语来描述完成的活动。最后，不要忘了园艺被认为是最能减轻焦虑的体力活动之一。

——讲讲家庭的故事或假期，并在公路地图上找到相关的地点。辨认地点、距离、城市之间的关系……这些能刺激情节性记忆（个人经历的事件）和他所运用的时空能力。

——播放患者以前喜欢听的音乐，以激起患者对旧时光的回忆，如老人喜欢"激情燃烧的岁月"，喜欢红色歌曲，可以用那个时代的的唱片机、画像等刺激其回忆（图3-17）。

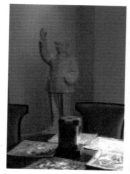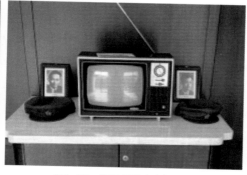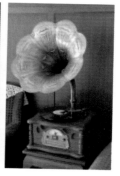

图3-17　怀旧系列（自摄）

空间感训练：感知自己的身体，与空间的关系，完善身体图式和身体意识。

身体图式被定义为空间中人体的表达。它是在人体大脑顶叶中展开，伴随人的生命一起发展。它可能会受到运动，情感或神经三方因素的共同影响。

这是精神运动康复学的基本概念，因为精神运动的发展是从这种对身体的认识发展而来的，对身体的认知与其他所有精神运动功能相结合。

例如，为了充分了解自己的身体，儿童会经过感官探索以及通过与他人的关系进行探索（图3-18）。

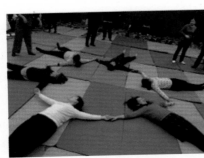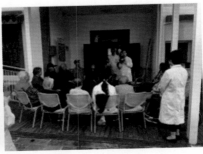

图3-18　空间感训练（自摄）

3. 帮助他锻炼语义记忆——语言记忆

语义记忆是什么

语义记忆通常被称为"知识记忆"。它决定了一个人对世界、对他人的认知，与个人经历和学习背景无关。（例如，中国的首都是哪里？毛泽东是谁？）

语义记忆是按照不同的概念级别来组织和分层的。该记忆也是一个心理词库，给我们周围的事物赋予某种意义。

您知道吗？

需指出的是，对阿尔茨海默病患者而言，语义记忆比情节记忆更容易被记住。在这类患者身上，相对于近期获取的知识，语义记忆对从前的知识记得更清楚，而且记得时间更长。最常见的情况是，疾病影响了对词语的提取使用，造成了人们所说的"找不到词"。

特别说明

与年龄有关的神经退行性疾病严重影响患者的注意力和记忆力，这些疾病还导致注意力对干扰非常敏感，这里的干扰指的是所有会干扰注意力的因素（噪声、疲劳、信息过多等)。

精神运动康复治疗师的建议

一些简单的调整将增强训练的有效性。我们建议在安静的环境里训练,事先休息好,并选择在一天注意力最好的时间段(比如早晨)进行。

此外,重复练习内容对巩固需要记忆的信息非常关键。就像在黑板上用粉笔做记号一样,画的次数越多信息在记忆里越牢固,这将改善记忆的提取。

信息处理级别:

如果您对信息的处理涉及越多的分析、阐释、比较和转化,您获得的效果就越好。

例如:尽可能多得说出下列词语:用于做家务的工具名称(如吸尘器、拖把、扫帚等),与春天有关的词语(如樱花、二月兰等),与水有关的词语(如大河、浴室、泉水等),以 N 开头的词语(如南京,南通,男人等)。

注意力训练:让患者环视房间然后回答,房间里有什么家具? 最大的物体是什么? 红色的物体有几件? 年代最老的物体是什么?

看字识别颜色:看字说出颜色,而不是这个字是什么(图 3-19)。

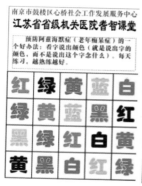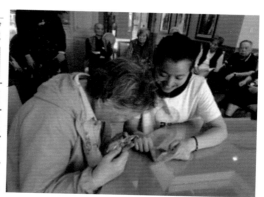

图3-19　看字识色训练(自摄)

您应注意,集中注意力是十分消耗精力和令人疲劳的,所以,请时不时休息一下,不要做太多的练习,同时需注意,趣味性是保持和开发记忆力的最好动力。

记忆是什么

记忆是一张庞大的互相关联的信息网,这张网在人的一生中逐渐形成和演变,记忆形成了人的历史和身份。因此,身份和记忆密不可分,人和人的记忆组成了他所生活的社会文化，"记忆"的能力让人可以在当下辨认出自己，规划未来，身份决定了每个人获取知识和技能的方式。

在这个获取知识的过程中，各种感觉（触觉、视觉、听觉、嗅觉、味觉以及身体的知觉、平衡能力、情绪……）发挥着举足轻重的作用。

记忆有三个不可分割的阶段：

—编码，指的是接收和分析信息。

—贮存，指的是巩固信息，因此是将信息放在长期记忆里。

—提取，指的是可以访问信息并回想起信息。

您知道吗？

我们每个人的记忆能力是有差异的。这个能力取决于多个因素

—遗传因素：某些人天生就擅长记住更多的信息，因此天生擅长获取新知识。

—文化因素：社会文化环境对提供的信息的丰富性起着重要作用。

—生活方式：饮食不佳、睡眠不足、过量饮酒或吸食毒品会影响记忆力。

—情绪状态：比如压力、疲劳、受伤会干扰注意力和醒觉度，从而令人容易健忘。

一般建议

—拥有良好的睡眠，有助于更好地记忆。

—不要同时做几件事。

—对于希望记住的事情，关注并产生兴趣。

—建立关联、归类、整理、思考，即处理信息。

—对于需记住的内容，将其分为几个部分，分别记忆。

—脑海中建立图像。

—与已知信息建立关联。

—使用帮助记忆的符号

—使用有利于信息提取的线索。

—在脑中复述信息。

—做体育运动或锻炼身体。

什么是情节记忆

情节记忆是对事件的记忆。这是个体在特定时空里经历的事件（比如，上一餐你吃的食物），该记忆让我们可以陈述最近或更远些时候曾发生的事情，对这些事件的记忆取决于它们所发生的环境，特别是它们的情感维度。

您知道吗?

记住购物清单没任何意义,为了省心,最好是将购物单写下来,从而可以更好地关注其他事情。记忆涉及大脑的其他能力,大脑的所有区域都是相互关联的,记忆力并非像我们曾认为的那样,训练不会改善记忆力,实际上,使用技巧和策略,以及对信息进行处理,却可以改善它,而且,越早使用这些技巧,效果持续的时间越长,因此,训练记忆力同时,也要训练其他的认知机能:语言、注意力、推理、判断。

特别说明

对于各种与年龄有关的神经退行性疾病(如阿尔茨海默病、帕金森病……),受损的记忆是不同的,会影响不同层次的信息处理。

对于阿尔茨海默病,记忆困难在信息的编码阶段,阻碍获取新知识;阿尔茨海默病将逐渐悄无声息地影响记忆力,它导致编码逐渐变得困难,因此导致对事件的记忆困难。

从而,严重影响患者的自理能力和对日常生活的管理能力,这是早期健忘症的症状。而对于帕金森病,则是信息的提取受到了干扰,影响回忆。

这一区别给我们提供了一条有用的线索,帮助我们更好地选择用来促进记忆和回忆过程的练习与技巧。

精神运动康复治疗师的建议

一些简单的调整将促进训练的有效性。我们建议在安静的环境里训练,事先休息好,并选择在一天注意力最好的时候(比如早晨)进行。此外,反复重复记过的信息,这对巩固这些信息很重要。

信息处理级别:

如果您对信息的处理涉及越多的分析、阐释、比较和转化,您获得的效果就越好。

例如:回想并说出:你的冰箱里有什么?在户外散步时你看到了什么?你所在省份的省会?你住在哪个街道?昨天晚饭吃得什么?

病例分享

还记得我们前面提到的刘大姐吗?和她住在一起的母亲王奶奶确诊了阿尔茨海默病,她非常伤心和苦恼。因为没有医院愿意收治,王奶奶的情况越来越严重,出现走路不稳,平时大都需要被人搀扶,还跌倒了好几次,跌倒以后不敢走路,坐在轮椅上,记忆力衰退,吐字不清楚,后来辗转来到我们科室进行康复训练。

经过我们医生评估后发现患者感觉能力下降,对身体的感知能力下降。

她跌倒后,走路更加不便,记忆力下降,言语交流变慢。

对空间感知力不佳,会有不适或头晕,恐惧,沮丧……。

详细地询问了患者跌倒时的情况,她跌倒后很可能会对其造成心理创伤,跌倒会加剧她的焦虑感,使她丧失了自信心。

我们必须设法使王奶奶站起来,否则她将出现压疮、肌少症,走向衰弱死亡。

精神运动康复治疗师的建议

(1)建议其坐着锻炼

上身运动:头部,手臂,躯干,以了解运动中的身体

下半身的运动:抬起膝盖,传递物体或按摩脚底,在地面上拍打脚,向地面弯腰查看放置在地面上的物体(我们可以让他描述一下,让她叙述看到了什么),看着脚并移动脚部(抬起脚尖,脚跟)

可以以轻松愉快的方式来倾听并且与王奶奶交流,并且可以让她说出自己的感受或者向她提一些问题。

(2)根据她所坐的位置,要求她站起来,在保证其安全的情况下进行观察(保持在她旁边或前面),如果座椅有扶手,请她使用扶手站立。否则,也可以让她靠在我们的手或手臂上,不要抓握和限制她,相对的,让她自主运动。

如果需要她作出努力,则必须适时适度的运动,开始时并不一定要起身行走,可以先进行"垂直化"锻炼,这样她就可以再次感觉身体的重量和平衡。

可以在保证其安全的情况下陪伴她做单脚支撑身体重量的练习。

家人的陪伴

因为王奶奶一直和女儿在一起生活,建议刘大姐可以陪在患者身边,让她有安全感,开始时建议患者向前移动,康复师始终让自己的身体跟随患者的身体:保持自己的节奏,不要过分紧握(因为会使她的活动自由度降低)。一边运动一边询问她我们在做什么,让患者表达自己的感受,并让康复师和病人的身体之间保持和谐的状态。

在与患者一起训练的时候,和患者保持良好的关系,让患者保持镇定和放松是非常重要的,在此过程中保持亲切的交流、关怀和倾听会使患者平静下来,要让患者感到安心,使她愿意再次参加训练。

精神运动康复疗法是一种整体性疗法,它可以使身心融为一个整体。

4. 治疗性碰触、放松疗法

治疗性碰触、放松疗法对焦虑和睡眠障碍非常有效。

焦虑是阿尔兹海默病患者最早的症状之一。

在整个患病周期中经常会表现出来焦虑,其他表现根据疾病演变阶段而不同,在疾病开始时焦虑就会显现出来,在疾病中期,焦虑会通过重复性问问题和精神性躁动体现出来。在疾病后期,焦虑更多地会通过身体表达出来。患者会四处闲逛,表现出异常的运动行为,如移动家具。

(1)放松疗法:为减轻病人的焦虑感,需要寻找一种精神运动康复治疗中的放松疗法来唤起他的程序记忆。

程序记忆是一种长期记忆,可以说是自动的,并且可以通过人自发运动来获得,这些活动是她一生都进行的活动。这可能与他的职业或爱好有关,例如,一个热爱跳舞的人如果你建议他跳跳舞,可以让他得到放松。有一个患者,是南京艺术学院的老教授,他是著名的二胡演奏家,即使已经退休20年了,他还经常拉二胡,当他出现焦虑时,拉二胡可以让他放松,情绪也变得愉悦起来。能唤起程序记忆的活动,会让患者放松,可能需要通过不断的试验和试错中获得,但我们可以从中学习总结,因为这是个非常复杂的过程。

(2)治疗性碰触:除了放松疗法,对于焦虑的患者,以及在阿尔兹海默病患者的生命最终阶段,患者不能用语言表达身体对痛、冷、热、压力、物体形状、大小、材质不同等各种知觉,可以采取治疗性碰触、包裹性按摩、注视、声音放松疗法来进行情感的沟通。

此外,对于睡眠障碍的阿尔兹海默病患者,也可以采用放松疗法和治疗性碰触。

我们治疗过程中发现,睡眠障碍在阿尔兹海默病患者中也非常普遍,在正常的衰老中,睡眠时间会减少。睡眠障碍可能会导致患有阿尔茨海默氏病的患者产生多种问题:心脏问题,肺部问题,焦虑症,抑郁症,失禁症,失去基准感。

除上述治疗方法外,还需要做到:

白天:建立日间锻炼的规则,建立基准,

—提议在白天进行的活动(步行,患者感兴趣的活动)以保持患者清醒的状态。

—建议利用外界光线帮助保持昼夜节律(昼夜),可使用模仿日光(光疗)。

精神运动康复学可以帮助您进行体育锻炼,以提高身体意识,鼓励外出活动;如果患者有焦虑或沮丧,则应提供一些娱乐活动和一些积极放松的活动。

当然,这些活动必须适时进行,以免使患者感到疲倦。当患者出现困倦的时候应该给予理解,但是如果患者出现困顿的时间太长,则有必要将其唤醒(确保轻轻唤醒患者)。

夜晚:

让其处于睡觉的状态(例如穿着睡衣),因为患者对周围环境比较敏感,这样能适应夜间睡眠状态。

夜间当患者醒来时,让他们在昏暗,安静的地方放松,可以给与陪伴,使他们明白这是夜晚。

如果可能,可以与患者进行对话,治疗性碰触、包裹式按摩后,听取患者的讲述并让其感受到自己的身体,而康复师无需做出判断,在精神运动治疗中,要考虑患者各方面的问题:身体行为,情绪等(图 3-20)。

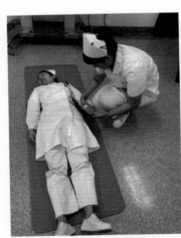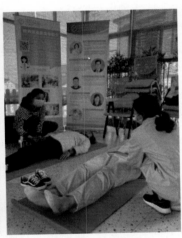

图3-20　给护理人员和照护人员培训包裹性按摩（自摄）

5. 精神运动康复联合虚拟现实技术

精神运动康复不仅应用在 AD 领域,2016 年 Marivan K 等运用精神运动康复联合虚拟现实训练,干预老年人跌倒创伤后应激障碍效果显著。在身体图示障碍、身体意象障碍的患者中,通过虚拟现实训练手眼耳足的感统整合能力,通过精神运动康复进行抚触、目光的推移、声音的抑扬顿挫、身体运动倾向、空间距离重建个体的内在身体意识。

　　采用精神康复治疗加游戏相结合的训练模式能够帮助患者分散来自训练难度的注意力,帮助患者激发潜能,促使他们更加积极主动参加训练,从而探索更多的可能性。目前正在逐渐完善,并且用于上肢关节活动范围、躯干稳定、本体感觉与认知、姿势控制、注意力分配、手眼协调能力和全身关节活动度等方面训练取得可喜的效果。

附录：教具

适用于精神运动康复疗法的教具很多, 甚至是身边随手可得的任何物体, 教师可以根据训练课程的需要, 自选一些相关的教具, 这里介绍几种常用的适于认知障碍患者作业的教具。

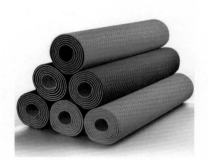

Tapis de relaxation/yoga mat
瑜伽垫

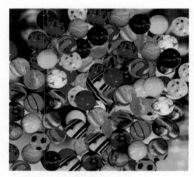

Balle rebondissante
弹跳球

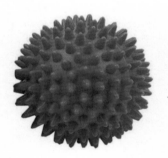

Balle à picot
刺猬按摩球

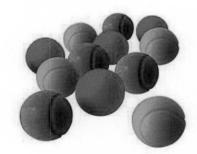

Balle rebondissante
弹跳球

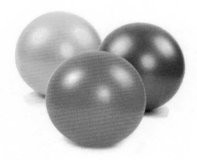

Instruments
发声工具

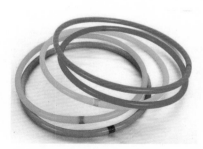

Cerceau
呼啦圈

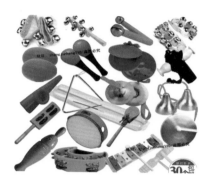

Instruments
发声工具

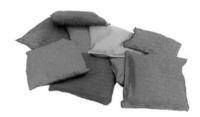

Sacs lestés
沙袋

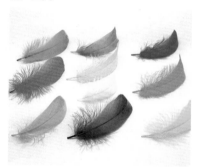

Plumes
羽毛

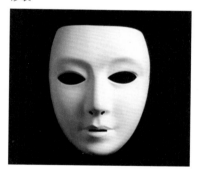

Masques neutres
白面具

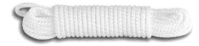

Cordes
绳索

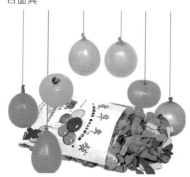

Ballons de baudruche à gonfler
气球

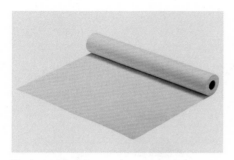

Rouleau de papier
卷轴白纸

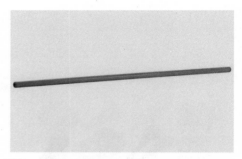

Bâton en plastique ou bambou
塑料或者竹制细棍

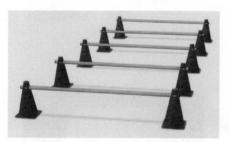

Plots et barres de parcours
标志桶及障碍物标志杆

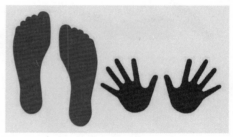

Marquage au sol
地标

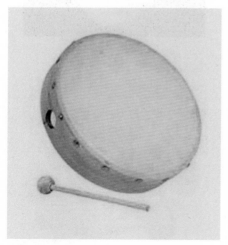

Tambourin de rythme
节奏鼓

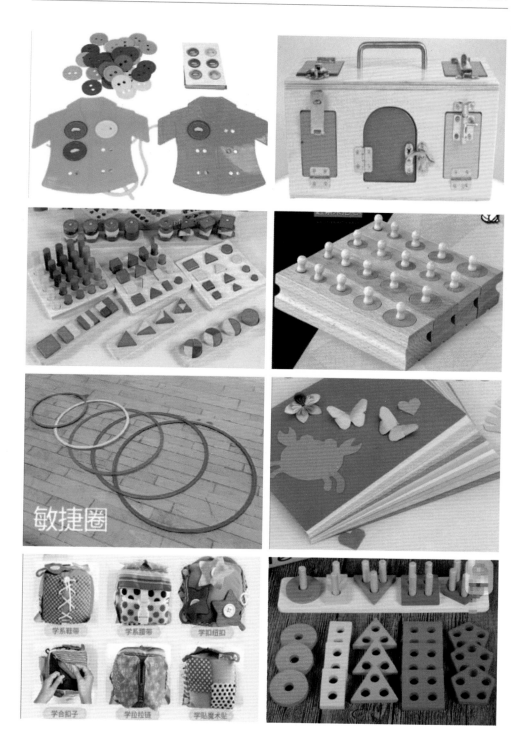

学系鞋带　　学系腰带　　学扣纽扣

学合扣子　　学拉拉链　　学贴魔术贴

敏捷圈

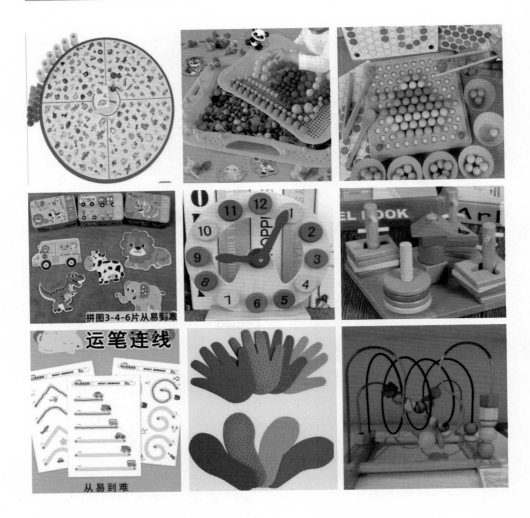

参考文献

参考文献

[1]   多隆 R,帕罗 F. 心理学词典 [M]. 巴黎 : 全法学院出版社 , 1998.

[2]   袁青 . 靳瑞针灸传真 [M]. 北京 : 人民卫生出版社 , 2006.

[3]   贺普仁 , 孙敬青 , 薛立文 . 针灸宝库丛书 : 灸具灸法 [M]. 北京 : 科学技术文献出版社 , 2009.

[4]   帕特里夏 M 戴维斯 . 循序渐进 : 偏瘫患者的全面康复治疗 [M]. 2 版 . 北京 : 华夏出版社 , 2014.

[5]   吴欣娟 . 护理管理工具与方法 [M]. 北京 : 人民卫生出版社 , 2015.

[6]   李小鹰 . 老年医学 [M]. 北京 : 人民卫生出版社 ,2015.

[7]   拉塞尔 , 吴卫红 , 陆华保 , 等 . 粗大运动功能测量 (GMFM-66 和 GMFM-88) 使用手册 [M]. 北京 : 华夏出版社 , 2015.

[8]   纪树荣 . 运动疗法技术 [M]. 2 版 . 北京 : 华夏出版社 ,2016.

[9]   Franck PITTERI, Christophe LEFEVRE. 阿尔茨海默病精神运动康复照护指导手册 [M]. 北京 : 中国社会出版社 , 2017.

[10]   皮红英 , 张立力 . 中国老年医疗照护 [M]. 北京 : 人民卫生出版社 , 2017.

[11]   沈霞 , 李雪斌 . 神经病学 (全国普通高等教育临床医学专业 5+3 "十三五" 规划教材)[M]. 2 版 . 南京 : 江苏科学技术出版社 ,2018: 232-261.

[12]   卓大宏 . 中国康复医学 [M]. 北京 : 华夏出版社 , 2003.

[13]   景静 . 记忆训练对遗忘型轻度认知障碍老年人记忆力的影响 [D]. 北京 : 北京协和医学院 ,2013.

[14]   闫冰 . 维生素 D 与阿尔茨海默病相关性 Meta 分析 [D]. 长春 : 吉林大学 ,2018.

[15]   夏圣梅 , 孙洪波 , 杨凤民 , 等 . 高压氧对脑卒中后认知功能障碍疗效观察 [J]. 中国老年学杂志 ,2004, 24(8): 707-708.

[16]   李经伦 , 邹俊涛 , 刘长征 . 高压氧对帕金森小鼠模型脑递质及认知障碍的影响 [J]. 脑与神经疾病杂志 ,2005, 13(3): 196-199.

[17]   张玉兰 , 艾杰妮 . 老年慢性硬膜下血肿痴呆患者的临床分析与护理 [J]. 护理学报 , 2006, 13(6): 32-33.

[18]   史惟 , 陈冬冬 . 粗大运动功能测试量表在脑性瘫痪中的应用研究进展 [J]. 中华儿科杂志 , 2006, 44(7): 550-552.

[19] 中国防治认知功能障碍专家共识专家组.中国防治认知功能障碍专家共识 [J]. 中华内科杂志, 2006, 45(2): 171–173.

[20] 庞伟, 蒋与刚.营养因素与认知功能衰退和痴呆 [J]. 国外医学(卫生学分册), 2008, 35(2): 111–113.

[21] 张涛、王舒楠、黄燕、等.高压氧治疗后血管性痴呆大鼠海马区神经发生及血液供应的变化 [J]. 解放军医学杂志, 2009, 34(5): 554–557.

[22] 李冰、李娟、牛亚楠.遗忘型轻度认知损伤的记忆训练 [J]. 中国老年学杂志, 2010, 30(19): 2866–2868.

[23] 朱才丰、杨骏、费爱华、等.艾灸督脉组穴治疗轻度认知功能障碍疗效观察 [J]. 上海针灸杂志, 2010, 29(11): 695–697.

[24] 朱宏、董克礼、吴岳、等.针刺对阿尔茨海默病患者异构前列腺素的影响 [J]. 中国针灸, 2010, 30(1): 18–21.

[25] 边步菊.安理申治疗酒精中毒性痴呆 10 例临床分析 [J]. 中国煤炭工业医学杂志, 2011, 14(2): 241–242.

[26] 周宏图、周红、严丽荣、等.高压氧对老年痴呆模型小鼠抗痴呆作用的实验研究 [J]. 中华航海医学与高气压医学杂志, 2011, 18(5): 288–291.

[27] 马桂华.靳三针配穴结合针刺手法治疗老年痴呆症的临床研究 [D]. 广州: 广州中医药大学, 2011, 33.

[28] 张晓琳.电针对老年性痴呆大鼠记忆功能影响的实验研究 [D]. 新疆: 新疆医科大学, 2011: 27–28.

[29] 张莉.认知训练对老年轻度认知障碍的影响观察 [J]. 中外医学研究, 2012, 10(24): 71.

[30] 王念、邢雪梅、全亚萍.慢性酒精中毒性脑病诊治及分析 [J]. 中国实用神经疾病杂志, 2013, 16(22): 40–41.

[31] 朱红强、周茜、陈敬银、等.神经系统副肿瘤综合征 [J]. 中国实用神经疾病杂志, 2013, 16(16): 87–90.

[32] 苗懿德.衰老与老年痴呆症 [J]. 中华临床医师杂志(电子版), 2013, 7(9): 3692–3693.

[33] 刘永丹、于海娜、朴钟源、等.高压氧治疗对血管性认知功能障碍患者的抑郁及焦虑状态的影响 [J]. 中国医药科学杂志, 2014, 4(7): 14–16.

[34] 卢少萍，徐永能，任晓晓，等．出院家庭康复计划在老年卧床病人居家康复中的应用 [J]．护理研究，2014, 28(11): 3965-3968.

[35] 周田田，崔红梅，牛娟，等．同型半胱氨酸、叶酸、维生素 B12 与痴呆精神行为症状的研究进展 [J]．中国老年保健医学，2015, 13(1): 89-91.

[36] 许智红，卢少萍，徐永能，等．家庭跟进式护理对老年卧床患者日常生活能力的影响 [J]．护理学报，2015, 22(21): 67-70.

[37] 中国康复医学会儿童康复专业委员会，中国残疾人康复协会小儿脑性瘫痪康复专业委员会，《中国脑性瘫痪康复指南》编委会，等．中国脑性瘫痪康复指南(2015)：第一部分 [J]．中国康复医学杂志，2015,30(7): 747-754.

[38] 刘晓丽，蒋延文，张捷，等．长期家庭氧疗联合肺康复训练对慢阻肺合并呼吸衰竭患者的疗效观察 [J]．临床肺科杂志，2016, 21(5): 850-853.

[39] 胡细玲，凌聪，吴金萍，等．规范康复训练对呼吸衰竭患者日常生活活动能力及生活质量的影响 [J]．护理学杂志，2016, 31(17): 87-89.

[40] 李玉．呼吸衰竭患者肺部感染的病原菌分析 [J]．中国实用医刊，2016, 43 (11): 98-99.

[41] 谭会领．长期腹式呼吸训练对慢性阻塞性肺疾病康复期患者的干预效果观察 [J]．临床合理用药杂志，2016, 9(17): 94-95.

[42] 王泠．2014 版国际《压疮预防和治疗：临床实践指南》解读 [J]．中国护理管理，2016, 16(5): 577-580.

[43] 黄巧，徐永能，卢少萍，等．家庭康复指导对老年卧床患者照顾者照顾水平影响的研究 [J]．循证医学，2017, 17(02): 105-108,115.

[44] 黄诚衙．高压氧对脑外伤后认知功能障碍患者认知功能的影响分析 [J]．新疆医学，2017,47(2): 154-156.

[45] 李青．缅怀小组干预轻度认知障碍老年人认知能力的研究 [D]．武汉：华中科技大学，2017：48-50.

[46] 中国痴呆与认知障碍指南写作组，中国医师协会神经内科医师分会认知障碍疾病专业委员会．2018 中国痴呆与认知障碍诊治指南（一）：痴呆及其分类诊断标准 [J]．中华医学杂志，2018, 98(13): 965-970.

[47] 中国痴呆与认知障碍指南写作组，中国医师协会神经内科医师分会认知障碍疾病专业委员会．2018 中国痴呆与认知障碍诊治指南（四）：认知障碍疾病的

辅助检查 [J]. 中华医学杂志 , 2018, 98(15): 1130–1142.

[48] 万炳军 , 杨梅 , 孙建军 . 竞技风险的神经科学 : 运动相关性轻型脑损伤与慢性创伤性脑病的研究进展 [J]. 体育学刊 , 2018, 5(1): 137–144.

[49] 乔雨晨 , 孟茜 , 赵洁 . 轻度认知障碍病人认知训练研究现状 [J]. 护理研究 , 2018, 32(4): 510–513.

[50] 段小东 , 胥方元 , 胥泽华 , 等 . 高压氧联合重复经颅磁刺激治疗脑梗死患者认知功能的疗效观察 [J]. 中国康复医学杂志 , 2018, 33(10): 1168–1172.

[51] 中国医师协会神经内科分会脑与脊髓损害专业委员会 .《慢性酒精中毒性脑病诊治中国专家共识》解读 [J]. 中华神经医学杂志 , 2019, 19(1): 1–4.

[52] 朱奕 , 吴晗 , 等 . 有氧训练对轻度认知障碍患者认知的干预作用进展 [J]. 中国康复医学杂志 , 2019, 34(4): 474–478.

[53] 王彤 , 朱奕 . 运动干预对认知障碍患者功能影响的研究进展 [J]. 中国康复医学杂志 , 2019, 34(4): 369–370

[54] 中国老年保健医学研究会 . 中国老年人跌倒风险评估专家共识 (草案) [J]. 中国老年保健学 , 2019, 17(4): 47–50.

[55] 郝朝伟 . 老年人维生素 D 缺乏对认知功能障碍影响的研究进展 [J]. 武警后勤学院学报 (医学版), 2019, 28(4): 82–84.

[56] Scialom P, Giromini F, Albaret J M. 精神运动康复学教材——基本概念 (中文版) [M]. 香港 : Three Dragons Edition and Promotion Ltd. 2015.

[57] Oppenheim AV, Shafer RW. Digital Signal Processing, Englewood Cliffs[M]. New Jersey: Prentice–Hall, 1975.

[58] Petit T L. Neuroanatomical and clinical neuropsychological. Changes in aging and senile dementia, In Craik FIM, Trehub S. (Eds.), Aging and Cognitive Processes [M]. New York: Plenum, 1982.

[59] Duke L, Haley W, Berquist T. Handbook of clinical behavior therapy with the elderly client (applied clinical psychology) [M]. New York: Plenum Press, 1991.

[60] Nunez P L. Toward a Physics of Neocortex. In Nunez PL. (Ed.), Neocortical Dynamics and Human EEG Rhythms [M]. New York: Oxford University Press, 1995.

[61] Budzynski T, Andrasik F. The Ponce de Leon project: Brain brightening. Report on pilot study[M]. Pensacola, Florida: Center for Behavioral Research University of

West Florida,1995.

[62]　Collura T F. Coherence Calculation and Quadrature Filtering[M]. Oakwood Village: BrainMaster Technologies, Inc, 2001.

[63]　Evans J R. Handbook of Neurofeedback: Dynamics and Clinical Applications[M]. New York：The Haworth Medical Press, 2007.

[64]　Thatcher RW. Hand Calculations of EEG Coherence, Phase Delays and Brain Connectivity[M]. St. Petersburg: Applied Neurosciences, Inc, 2007.

[65]　Fraser M W, RichmanJ M, Galinsky M J,et al. Intervention Research: Developing Social Programs[M]. Oxford：Oxford University Press, 2009.

[66]　Coben R, Evans J R. Neurofeedback and Neuromodulation Techniques and Applications[M]. London: Elsevier, 2011.

[67]　Giromini F, Monnier M. Giselle Soubiran, Des fondements a la recherché en psychomotricite（吉赛尔·苏比昂——精神运动康复学从创立到研究）[M]. Paris：De Boek Solal, 2014.

[68]　周不润．理解失忆－知乎 https://zhuanlan.zhihu.com/p/19937122

[69]　Understanding Memory Loss: What To Do When You Have Trouble Remembering[C]. National Institute on Aging, 2014. https://order.nia.nih.gov/sites/default/files/2018−02/Understanding−Memory−Loss.pdf

[70]　Matousek M, Volavka J, Roubicek J, et al. EEG frequency analysis related to age in normal adults[J]. Electroencephalography and Clinical Neurophysiology, 1967, 23(2): 162−167.

[71]　Giannitrapani D. EEG average frequency and intelligence[J]. Electroencephalography and Clinical Neurophyiology，1969, 27(5): 480−486.

[72]　Townsend R E, Luhin A, Naitoh P. Stabilization of alpha frequency by sinusoidally modulated light[J]. Electroencephalography and Clinical Neurophysiology,1975, 39(5): 515−518.

[73]　Hughes J R C, Cayaffa J J. The EEG in patients at different ages without organic cerebral disease[J]. Electroencephalography and Clinical Neurophysiology, 1977, 42(6): 776−784.

[74]　Buell S J, Coleman P D. Dendritic growth in the aged human brain and failure of

growth in senile dementia[J]. Science, 1979, 206 (4420) : 854–856.

[75] Obrist W D. Electroencephalographic changes in normal aging and dementia[J]. In: Friedrich Hoffmeister, Christian M ü ller (Eds.). Brain Function in Old Age. Bayer–Symposium book series, 1979 (7): 102–111.

[76] Romaniuk M, Romaniuk J G. Looking back: An analysis of reminiscence function and triggers[J]. Exp Exp Aging Res, 1981, 7(4): 477–89.

[77] Duffy F H, Albert M S, McAnulty G,et al. Age–related differences in brain electrical activity of healthy subjects[J]. Annals of Neurology, 1984, 16(4): 430–438.

[78] Kieshner H, Webb WG, Kelly MP. The naming disorder of dementia[J]. Neuropsychlogia, 1984, 22(1): 23–30.

[79] Brenner R P, Ulrich R F, Spiker D G, et al. Computerized EEG spectral analysis in elderly normal, demented, and depressed subjects[J]. Electroencephalography and Clinical Neurophysiology, 1986, 64(6): 483–492.

[80] Coleman P D, Flood D G. Neuron numbers and dendritic extent in normal aging and Alzheimer's disease[J]. Neurobiology of Aging, 1987, 8(6): 521–545.

[81] Fehmi L L, Sundor A. The Effects of Electrode Placement Upon EEG Biofeedback Training: The Monopolar–Bipolar Controversy[J]. International Journal of Psychosomatics, 1989, 36(1–4): 23–33.

[82] Breslau J, Starr A, Sicotte N, et al. Topographic EEG changes with normal aging and SDAT[J]. Electroencephalography and Clinical Neurophysiology, 1989, 72(4): 281–289.

[83] Craik F I, Morris L W, Morris R G, et al. Relations between source amnesia and frontal lobe functioning in older adults[J]. Psychology and Aging, 1990, 5(1): 148–151.

[84] Hjorth B. Principles for Transformation of Scalp EEG from Potential Field into Source Distribution[J]. Journal of Clinical Neurophysiology, 1991, 8(4): 391–396.

[85] Watt LM, Wong TP. A taxonomy of reminiscence and therapeutic implications[J]. J. Geront Social Work, 1991, 16(1–2): 37–57.

[86] Nakano T, Miyasaka M, Ohtaka T,et al. Longitudinal changes in computerized EEG and mental function of the aged: A nine–year follow–up study[J]. International

Psychogeriatrics, 1992, 4(1): 9–23.

[87] Petersen R C, Smith G, Kokmen E, et al. Memory function in normal aging[J]. Neurology, 1992, 42(2): 396–401.

[88] Cummings J L, Mega M, Gray K, et al. The Neuropsychiatric Inventory: comprehensive assessment of psychopathology in dementia[J]. Neurology, 1994, 44(12): 2308–2314.

[89] Ochs L. Method for evaluating and treating an individual with electroencephalographic disentrainment feedback[P]. United States Patent, 1994, 5365939.

[90] Kelman H R, Thomas C, Kennedy G J, et al. Cognitive impairment and mortality in older community residents[J]. American Journal of Public Health, 1994, 84(8): 1255–1260.

[91] Pascual-Marqui R D, Michel C M, Lehmann D. Low resolution electromagnetic tomography: a new method for localizing electrical activity in the brain[J]. International Journal of Psychophysiology, 1994, 18(1): 49–65.

[92] Prichep L S, John E R, Ferris S H, et al. Quantitative EEG correlates of cognitive deterioration in the elderly[J]. Neurobiol Aging, 1994, 15(1): 85–90.

[93] Rubin E, Sakiem H, Nobler M, et al. Brain imaging studies of antidepressant treatments[J]. Psychiatric Annals, 1994, 24(12): 653–658.

[94] Silberstein R B. Equipment for testing or measuring brain activity[P]. United States Patent, 1994, 5331969.

[95] Gilad M G, Gilad V H. Strain, stress, neurodegeneration and longevity[J]. Mechanisms of Aging and Development, 1995, 78(2): 75–83.

[96] Anokhin A, Vogel F. EEG alpha rhythm frequency and intelligence in normal adults[J]. Iutelligence, 1996, 23(1): 1–14.

[97] Budzynski T. Brain brightening: Can neurofeedback improve cognitive process? [J]. Biofeedback, 1996, 24(2): 14–17.

[98] Sterman M B. Physiological origins and functional correlates of EEG rhythmic activities implications for self-regulation[J]. Biofeedback and Self-regulation, 1996, 21(1): 3–33.

[99] DeGiorgio C M, Gott P S, Rabinowicz A L, et al. Neuron-specific enolaes, a marker

of acute neuronal injury, is increased in complex partial status epilepticus[J]. Epilepsia, 1996, 37(7): 606–609.

[100] Rosenfeld J P. EEG biofeedback of frontal alpha asymmetry in affective disorders[J]. Biofeedback, 1997, 25(1): 8–17.

[101] Lubar J F. Neocortical dynamics: implications for understanding the role of neurofeedback and related techniques for the enhancement of attention[J]. Applied Psychophysiology and Biofeedback, 1997, 22(2): 111–126.

[102] Baltes P B, Lindenberger U. Emergence of a powerful connection between sensory and cognitive functions across the adult life span: A new window to the study of cognitive aging? [J]Psychology and Aging, 1997, 12(1): 12–21.

[103] Nunez PL. Toward a Quantitative Description of Large Scale Neocortical Dynamic Function and EEG[J]. Behavioral and Brain Sciences, 2000, 23(3): 371–98; discussion 399–437.

[104] Budzynski T, Budzynski H. Reversing age–related cognitive decline: Use of neurofeedback and audio–visual stimulation[J]. Biofeedback, 2000, 28(1): 19–21.

[105] Carter J, Russell H, Vaughn W, et al. Method and apparatus for treating an individual using electroencephalographic and cerebral blood flow feedhack[P]. United States Patent, 1996, 6081743.

[106] Baehr E, Rosenfeld J P, Baehr R. Clinical use of an alpha asymmetry neurofeedback protocol in the treatment of mood disorders: Follow–up study one to five yearspost therapy[J]. Journal of Neurotherapy, 2001, 4(4): 11 – 18.

[107] Gage E H. Neurogenesis in the adult brain[J]. The Journal of Neuroscience, 2002, 22(3): 612–613.

[108] Parent J M. Injury–induced neurogenesis in the adult mammalian brain [J]. Neuroscientist, 2003, 9(4): 261–272.

[109] Egner T, Gruzelier J H. Ecological validity of neurofeedback: Modulation of slow wave EEG enhances musical performance[J]. Neuroreport, 2003, 14(9): 1121 – 1224.

[110] Kokaia Z, Lindvall O. Neurogenesis after ischaemic brain insults[J]. Current Opinion in Neurobiology, 2003, 13(1): 127–132.

[111] Levy B R. Mind matters: Cognitive and physical effects of aging self-stereotypes[J]. J Gerontol B Psychol Sci Soc Sci. ,2003, 58(4): P203-11.

[112] Congedo M. Tomographic neurofeedback: a new technique for the self-regulation of brain electrical activity[D]. PhD diss.,University of Tennessee, 2003. https://trace. tennessee.edu/utk_graddiss/5121

[113] Raymond J, Varney C, Parkinson L A, et al. The effects of alpha\theta neurofeedback on personality and mood[J]. Cognitive Brain Research, 2005, 23(2-3): 287 - 292.

[114] Thatcher R W, North D, Biver C. EEG and Intelligence: Univariate and Multivariate Comparisons Between EEG Coherence, EEG Phase Delay and Power[J]. Clinical Neurophysiology, 2005, 116(9): 2129-2141.

[115] Raymond J, Sajid I, Parkinson L A, et al. Biofeedback and dance performance: A preliminary investigation[J]. Applied Psychophysiology & Biofeedback, 2005, 30(1): 65 - 73.

[116] Hammond D C. Neurofeedback with anxiety and affective disorders[J]. Child & Adolescent Psychiatric Clinics of North America, 2005, 14(1): 105 - 123.

[117] Alshab A, Collura T F, Voltz M D. Predicting Alertness with EEG Processing in Patients Undergoing Deep Brain Stimulator Placement for Parkinson's Disease[P]. Proceedings of the American Society for Anesthesia Annual Meeting, 2005, 651385.

[118] Urso M L, Clarkson P M, Price T B. Immobilization effects in young and older adults[J]. European Journal of Applied Physiology, 2006, 96(5): 564-571.

[119] Cannon R, Lubar J F, Congedo M, et al. The effects of neurofeedback training in the cognitive division of the anterior cingulate gyrus[J]. Int J Neurosci, 2007, 117(3): 337-357.

[120] Fernandez T, Harmony T, Fernandez-Bouzas A, et al. Changes in EEG current sources induced by neurofeedback in learning disabled children. An exploratory study[J]. Applied Psychophysiology & Biofeedback, 2007, 32(3-4): 169 - 183.

[121] Surmeli T, Ertem A. EEG neurofeedback treatment of patients with Down Syndrome[J]. Journal of Neurotherapy, 2007, 11(1): 63 - 68.

[122] Walker J E, Kozlowski G P, Lawson R. A modular activation/coherence approach to evaluating clinical/QEEG correlations[J]. Journal of Neurotherapy, 2007, 11(1): 25-44.

[123] Mufson E J, Counts S E, Perez S E, et al. Cholinergic system during the progression of Alzheimer's disease: therapeutic implications [J]. Expert Rev Neurother, 2008, 8(11): 1703–1718.

[124] Greenaway M C, Hanna S M, Lepore S W, et al. A behavioral rehabilitation intervention for amnestic mild cognitive impairment[J]. American Journal of Alzheimers Disease Other Dementias, 2008, 23(5): 451–461.

[125] Holtmann M, Grasmann D, Cionek-Szpak E, et al. Specific effects of neurofeedbackon impulsivity in ADHD[J]. Kindheit und Entwicklung, 2009, 18(2): 95 – 104.

[126] Kouijzer M E J, de Moor J M H, Gerrits B J L, et al. Long–term effects of neurofeedback treatment in autism[J]. Research in Autism Spectrum Disorders, 2009, 3(2): 496 – 501.

[127] Breteler M H M, Arns M, Peters S, et al. Improvements in spelling after QEEG-based neurofeedback in dyslexia: A randomized controlled treatment study[J]. Applied Psychophysiology & Biofeedback, 2010, 35(1): 5 – 11.

[128] Thatcher R W. Validity and reliability of quantitative electroencephalography (qEEG) [J]. Journal of Neurotherapy, 2010, 14(2): 122 – 152.

[129] Surmeli T, Ertem A. Post-WISC – Rand TOVA improvement with QEEG guided neurofeedback training in mentally retarded: A clinical case series of behavioral problems[J]. Clinical EEG & Neuroscience, 2010, 41(1): 32 – 41.

[130] Walker J E. Using QEEG–guided neurofeedback for epilepsy versus standardized protocols: Enhanced effectiveness?[J]. Applied Psychophysiology & Biofeedback, 2010, 35(1): 29 – 30.

[131] Thompson L, Thompson M, Reid A. Neurofeedback outcomes in clients with Asperger's syndrome[J]. Applied Psychophysiology & Biofeedback, 2010, 35(1): 63 – 81.

[132] Choi S W, Chi S E, Chung S Y, et al. Is alpha wave neurofeedback effective with randomized clinical trials in depression? A pilot study[J]. Neuropsychobiology, 2011, 63(1): 43 – 51.

[133] Bentwich J, Dobronevsky E, Aichenbaum S, et al. Beneficial effect of repetitive

transcranial magnetic stimulation combined with cognitive training for the treatment of Alzheimer's disease: A proof of concept study[J]. J Neural Transm(Vienna), 2011,118(3): 463-471.

[134] Lyketsos C G,Carrillo M C, Ryan J M, et al. Neuropsychiatric symptoms in Alzheimer's disease[J]. Alzheimet's & Dementia,2011,7(5): 532-539.

[135] Lin Y, Chu H, Yang C Y, et al. Effectiveness of group music interventin aganist agitated behavior in lderly persons with dementia[J]. Int J Geriatr Psychiatry, 2011, 26(7): 670-678.

[136] Montine T J, Phelps C H, Beach T G, et al. National Institute on Aging-Alzheimer's Association guidelines for the neuropathologic assessment of Alzheimer's disease: a practical approach [J]. Acta Neuropathol, 2012, 123(1): 1-11.

[137] Simmons-Stern N R, Deason R G, Brandler B J, et al. Music-based memory enhencement in alzheimer's disease:promise and limitations[J]. Neuropsychologia, 2012, 50(14): 3295-3303.

[138] Ueda T, Suzukamo Y, Sato M, et al. Effects of music therapy on behavioral and psychological symptoms of dementia: a systematic review and meta-analysis[J]. Ageing Res Rev, 2013, 12(2): 628-641.

[139] Anderson M C, Hanslmayr S. Neural mechanisms of motivated forgetting[J]. Trends in cognitive sciences, 2014, 18(6): 279-292.

[140] Catarino A, Küpper C S, Werner-Seidler A, et al. Failing to Forget Inhibitory-Control Deficits Compromise Memory Suppression in Posttraumatic Stress Disorder[J]. Psychological science, 2015, 26(5): 604-616.

[141] You S C, Walsh CM, Chiodo L A, et al. Neuropsychiatric Symptoms Predict Functional Status in Alzheimer's Disease[J]. J Alzheimers Dis, 2015, 48(3): 863-869.

[142] Reuss D E, Mamatjan Y, Schrimpf D, et al. IDH mutant diffuse and anaplastic astrocytomas have similar age at presentation and little difference in survival: a grading problem for WHO[J]. Acta Neuropathol, 2015, 129(6): 867-873.

[143] Spalletta G, Long J D, Robinson R G, et al. Longitudinal Neuropsychiatric Predictors of Death in Alzheimer's Disease[J]. J Alzheimers Dis, 2015,

48(3)：627-636.

[144] EI Haj M, Antoine P, Nandrino J I, et al. Self-defining memories during exposure to music in Alzheimer's disease[J]. Int Psychogeriatr, 2015, 27(10): 1719-1730.

[145] Satoh M, Yuba T, Tabei K, et al. Music therapy using singing training improves psychomotor speed in patients with Alzheimer's Disease: A neuropsychological and fMRI study[J]. Dement Geriatr Cogn Dis Extra, 2015, 5(3): 296-308.

[146] Engelbregt H J, Keeser D, van Eijk L, et al. Short and long-term effects of sham-controlled prefrontal EEG-neurofeedback training in healthy subjects[J]. Clin. Neurophysiol, 2016, 127(4): 1931 - 1937.

[147] Edsberg L E, Black J M, Goldberg M, et al. Revised National Pressure Ulcer Advisory Panel Pressure Injury Staging System: Revised Pressure Injury Staging System[J]. J Wound Ostomy Continence Nurs, 2016, 43(6): 585-597.

[148] van Maanen A, Meijer A M, van der Heijden K B, et al. The effects of light therapy on sleep problems: a systematic review and meta-analysis [J]. Sleep Med Rev, 2016, 29: 52-62.

[149] Osman S E, Tischler V, Schneider J. 'Singing for the Brain': A qualiative study exploring the health and well-being benefits of singing for people with dementia and their carers[J]. Demenia(London), 2016, 15(6): 1326-1339.

[150] Gomez Gallego M, Gomez Garcia J. Music therapy and Alzheimer's disease: Cognitive, psychological, and behavioural effects[J]. Neurologia, 2017, 32(5): 300-308.

[151] Wémeau J L, Kopp P. Pendred syndrome [J]. Best Pract Res Clin Endocrinol Metab, 2017, 31(2): 213-224.

[152] Lin Y P, Iqbal U, Nguyen P A, et al. The concomitant association of Thyroid disorders and Myasthenia gravis [J]. Transl Neurosci, 2017, 8(1): 27-30.

[153] Lima Carvalho M F, de Medeiros J S, Valença M M. Headache in recent onset hypothyroidism: Prevalence, characteristics and outcome after treatment with levothyroxine[J]. Cephalalgia, 2017, 37(10): 938-946.

[154] Martin A T, Pinney S M, Xie C, et al. Headache disorders may be a risk factor for the development of new onset hypothyroidism [J]. Headache, 2017, 57(1): 21-30.

[155] Inners K E, Salf T K, Khalsa D S, et al. Medidation and music improve memory and cognitive function in adults with subjective cognitive decline: A pilot randomized controlled trial[J]. J Alzheimers Dis, 2017, 56(3): 899–916.

[156] Wanleenuwat P, Iwanowski P, Kozubski W. Alzheimer's dementia: pathogenesis and impact of cardiovascular risk factors on cognitive decline[J]. Postgrad Med, 2019, 131(7): 415–422.

[157] ClinicalTrials.gov (a database of privately and publicly funded clinical studies conducted around the world) https://clinicaltrials.gov/

[158] Theleritis C, Politis A, Siarkos K, et al. A review of neuroimaging findings of apathy in Alzheimer's disease[J]. Int Psychogeriatr. 2014, 26(2): 195–207.

[159] Kuate–Tegueu C, Avila–Funes JA, Simo N, et al. Association of Gait Speed, Psychomotor Speed, and Dementia. J Alzheimers Dis. 2017;60(2):585–592. doi:10.3233/JAD–170267.

[160] Steinmetz JP, Federspiel C. The effects of cognitive training on gait speed and stride variability in old adults: findings from a pilot study. Aging Clin Exp Res. 2014;26(6):635–643. doi:10.1007/s40520–014–0228–9.

[161] Marivan K, Boully C, Benveniste S, et al. Rehabilitation of the psychomotor consequences of falling in an elderly population: A pilot study to evaluate feasibility and tolerability of virtual reality training. Technol Health Care. 2016;24(2):169–175. doi:10.3233/THC–151114.

江苏省计划生育科学技术研究所自主科研项目（BM2018033）

精神运动康复诊疗技术在儿童和老年等人群中的应用研究（BM2018033-1）

造福家庭

造福社会

造福人类